わたし中学生から統合失調症やってます。

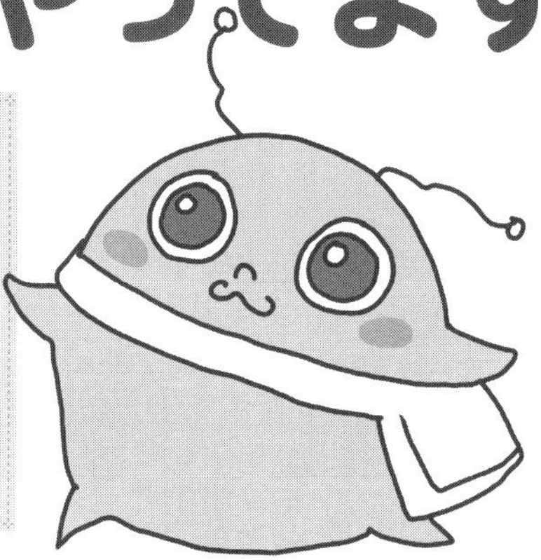

水色ともちゃんのつれづれ日記

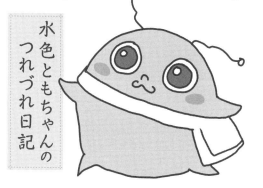

ともよ［著］

若宮病院児童精神科医長
成重竜一郎［解説］

合同出版

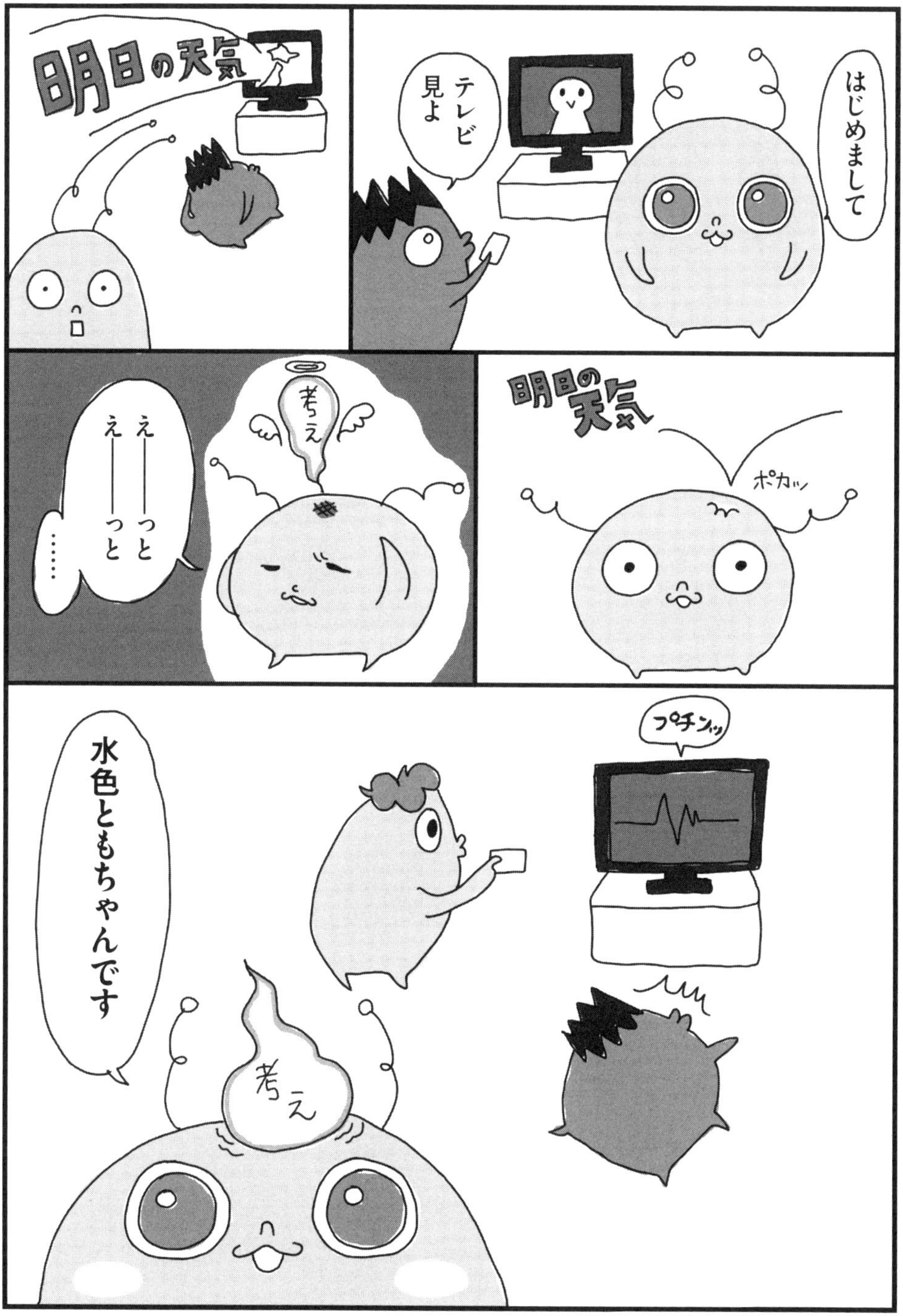
はじめまして
テレビ見よ
明日の天気
明日の天気
ポカッ
考え
えーーっと
えーーっと
……
プチンッ
水色ともちゃんです
考え

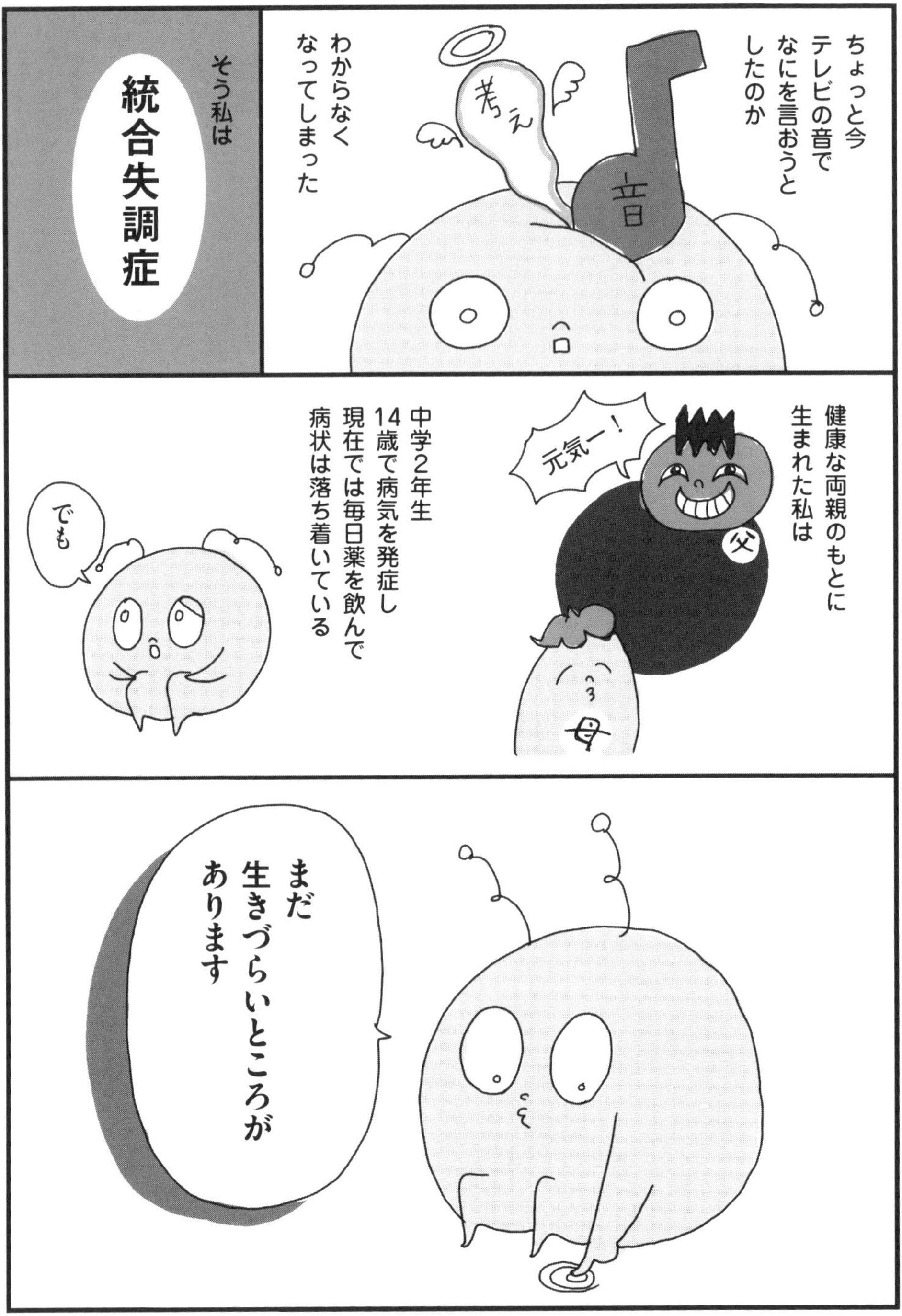
ちょっと今 テレビの音で なにを言おうと したのか
考え
音
わからなく なってしまった
そう私は
統合失調症
健康な両親のもとに 生まれた私は
元気ー！
父
母
中学2年生 14歳で病気を発症し 現在では毎日薬を飲んで 病状は落ち着いている
でも
まだ 生きづらいところが あります

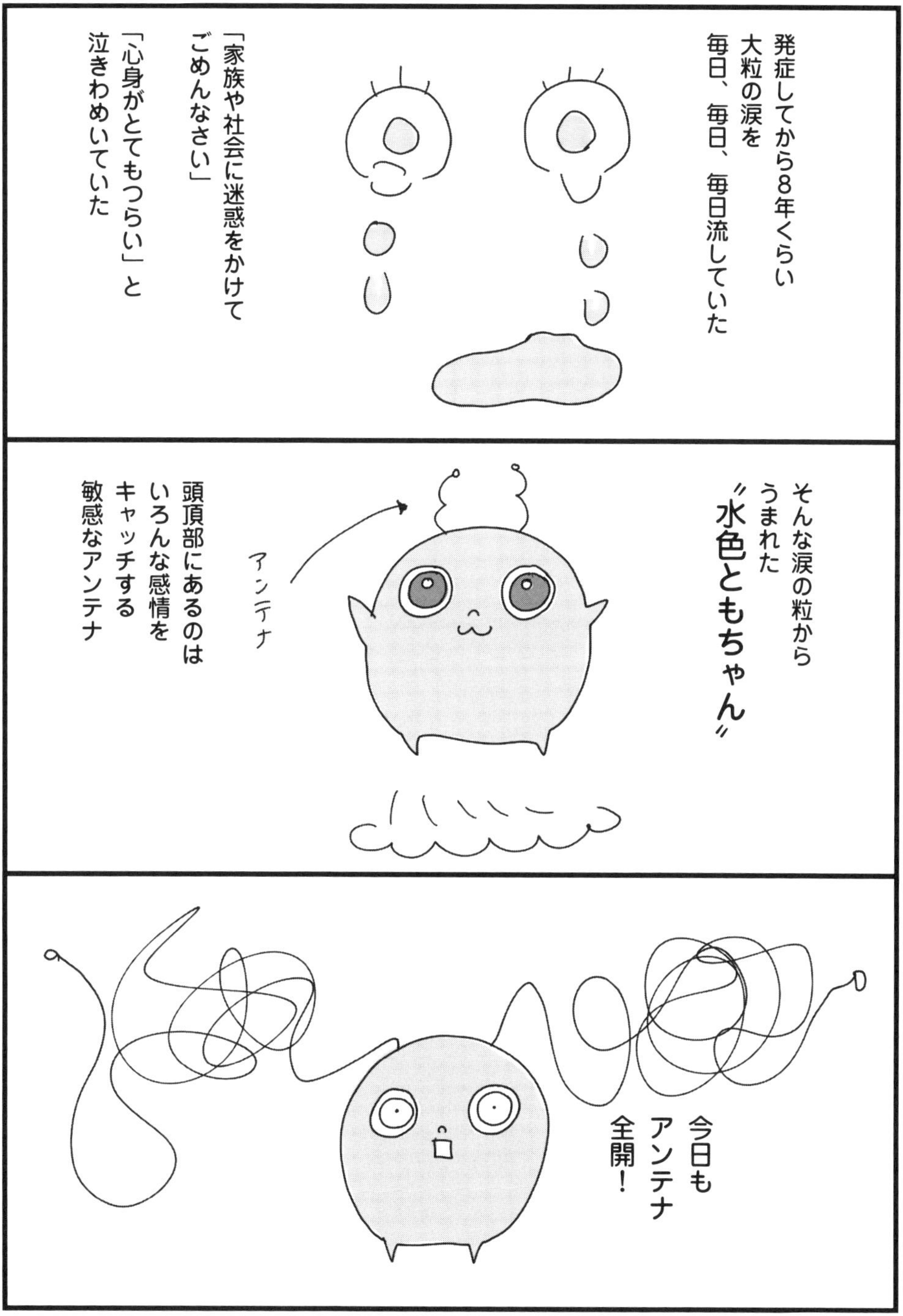
発症してから8年くらい
大粒の涙を
毎日、毎日、毎日流していた
「家族や社会に迷惑をかけて
ごめんなさい」
「心身がとてもつらい」と
泣きわめいていた
そんな涙の粒から
うまれた
〝水色ともちゃん〟
アンテナ
頭頂部にあるのは
いろんな感情を
キャッチする
敏感なアンテナ
今日も
アンテナ
全開！

◎もくじ

第3章

私の頭の中の風景 ——心と頭で感じるものが妄想を生む

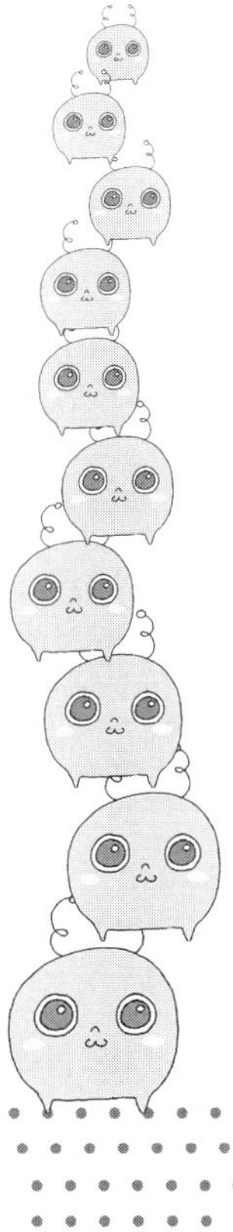

第4章 母との不安定な距離感
——デイケアに行ってみた

第5章 薬と治療のこと
——薬だけではよくなれない

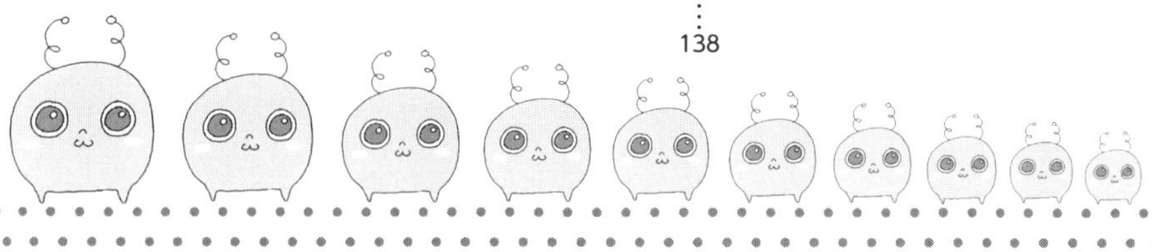

第6章

働かなくちゃ！
——社会に出てみる

エピローグ

主な登場人物

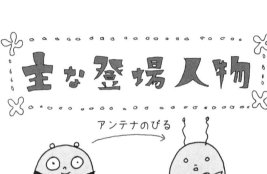

アンテナのびる

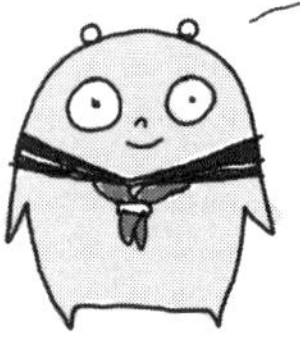

中学生（発症前）

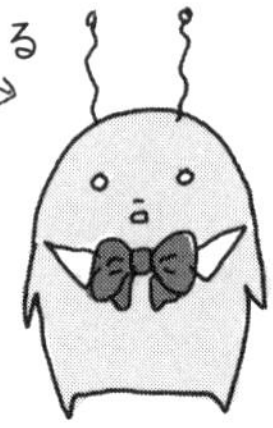

高校生（発症後）

あらゆる情報と刺激をキャッチするアンテナ

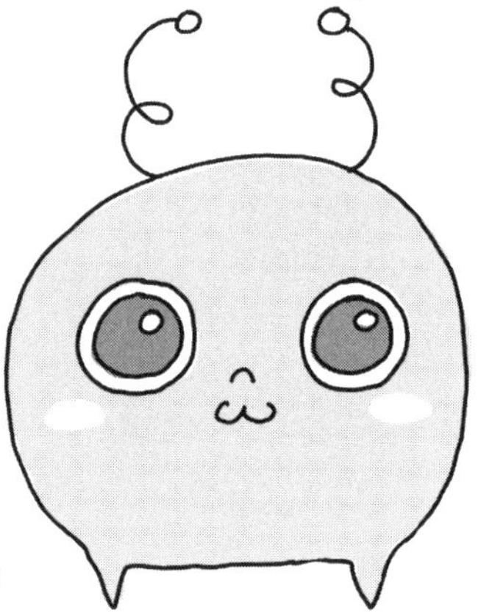

ともちゃん

主人公で統合失調症。自己肯定感がブラジルまで届きそうなくらい低い。

家族

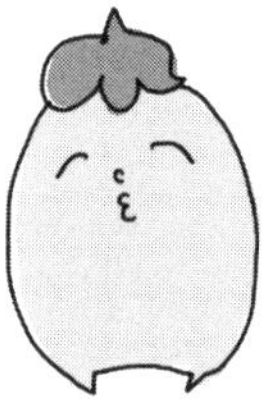

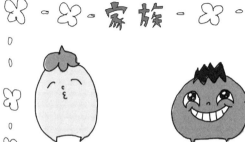

母

最大の理解者であり、ラスボスでもある。

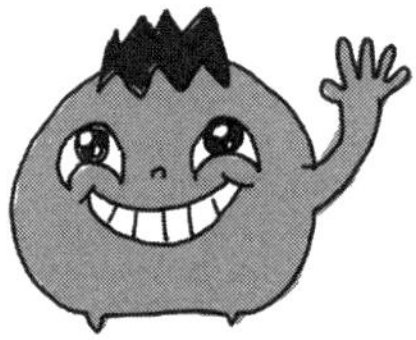

父

病気への理解があまりない。かなりガサツだが一応勤め人。

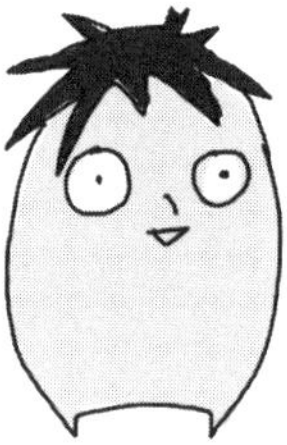

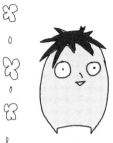

兄

テンションのままに生きる。その場しのぎがうまい。病気の理解度20%。

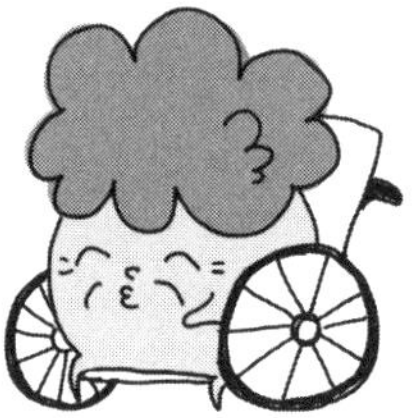

祖母

車椅子で生活。マニキュアが好き。精神疾患の意味がよくわからない。

医師

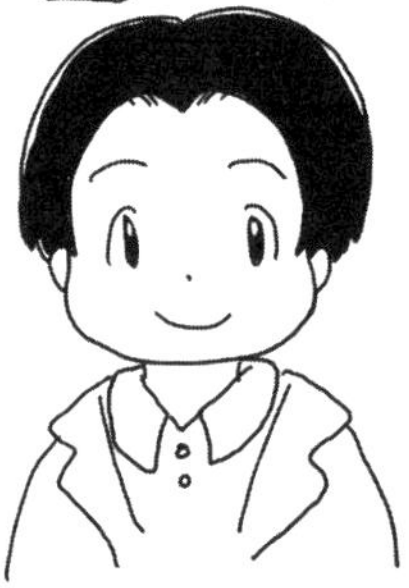

なありぃ（成重）先生

ともちゃんの担当医。専門は、子どもの心の病気や悩み。「やってごらん、信じてるよ」という攻めの治療者。

第1章 統合失調症のはじまり

——小学校6年生から高校入学まで

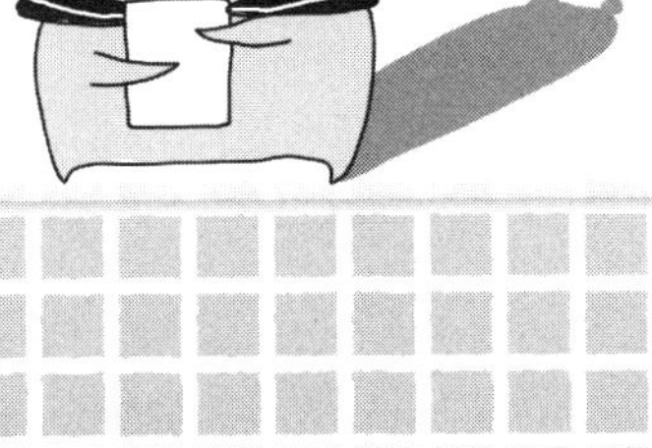

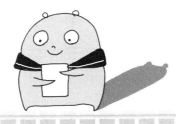

小学校6年生での引っ越し

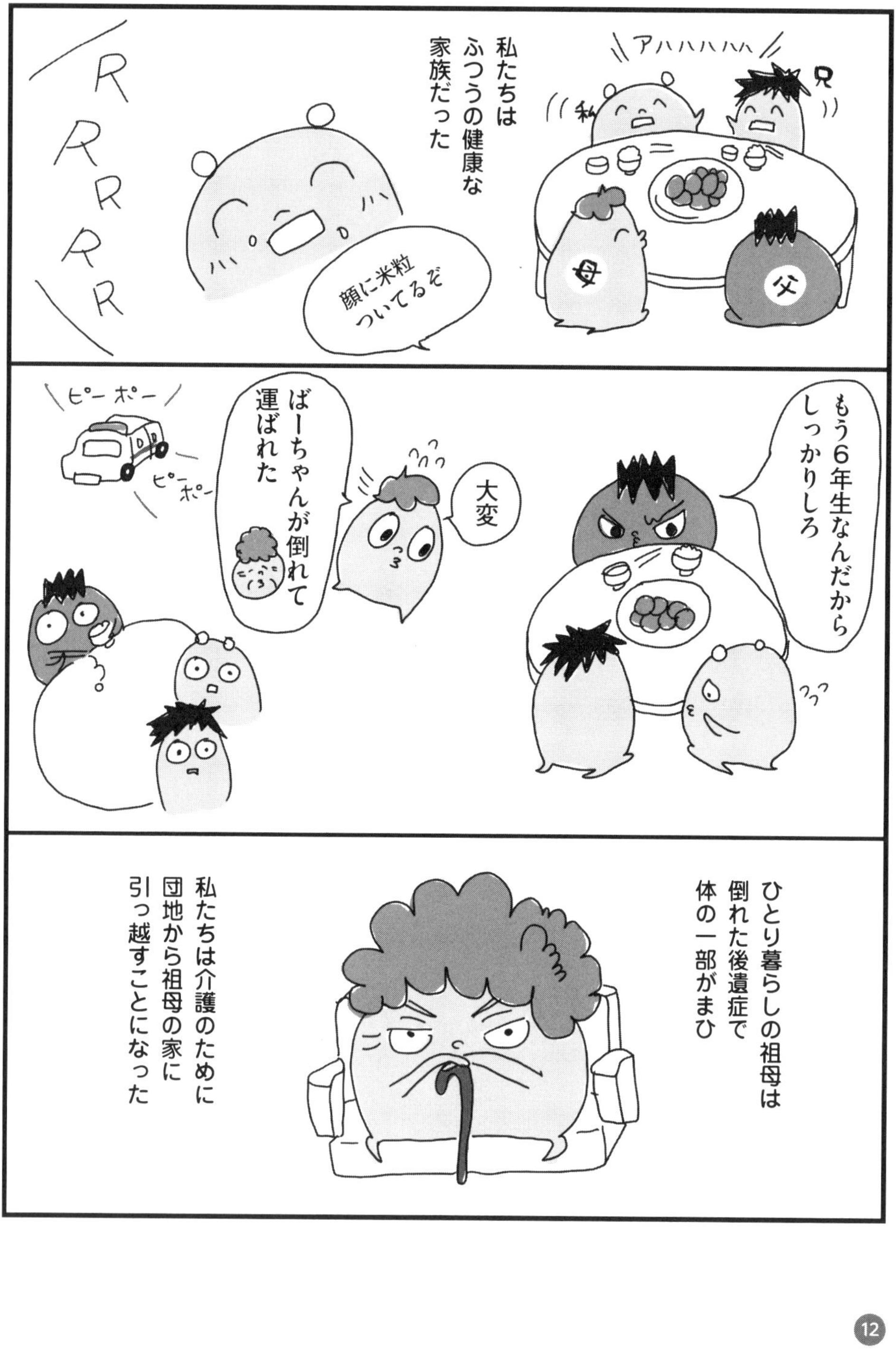
アハハハハハ
私
兄
母
父
私たちはふつうの健康な家族だった
顔に米粒ついてるぞ
RRRRR
もう6年生なんだからしっかりしろ
大変
ばーちゃんが倒れて運ばれた
ピーポー
ピーポー
ひとり暮らしの祖母は倒れた後遺症で体の一部がまひ
私たちは介護のために団地から祖母の家に引っ越すことになった

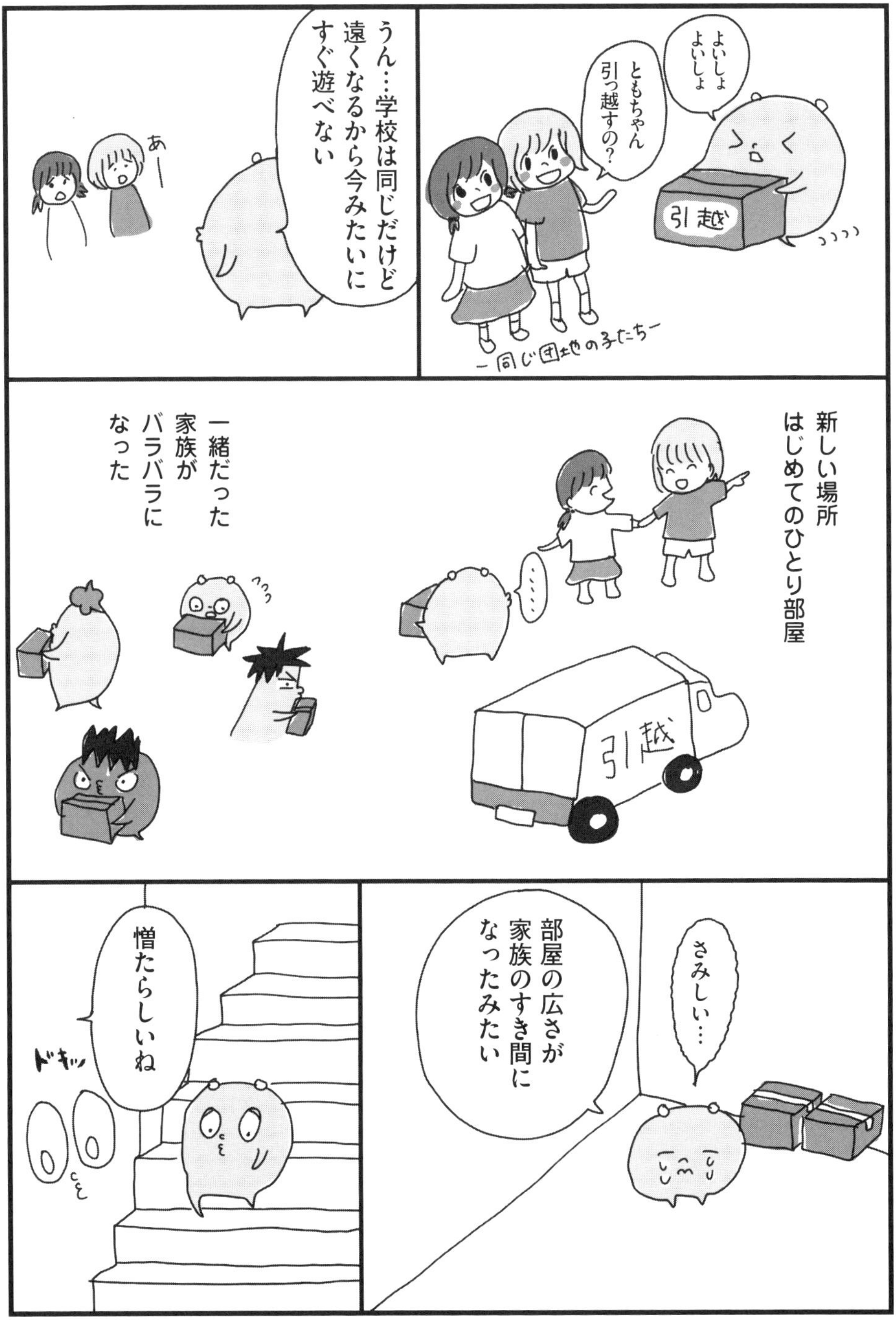
よいしょ よいしょ
ともちゃん引っ越すの？
引越
ー同じ団地の子たちー
うん…学校は同じだけど遠くなるから今みたいにすぐ遊べない
あー
新しい場所
はじめてのひとり部屋
……
引越
一緒だった家族がバラバラになった
さみしい…
部屋の広さが家族のすき間になったみたい
憎たらしいね
ドキッ

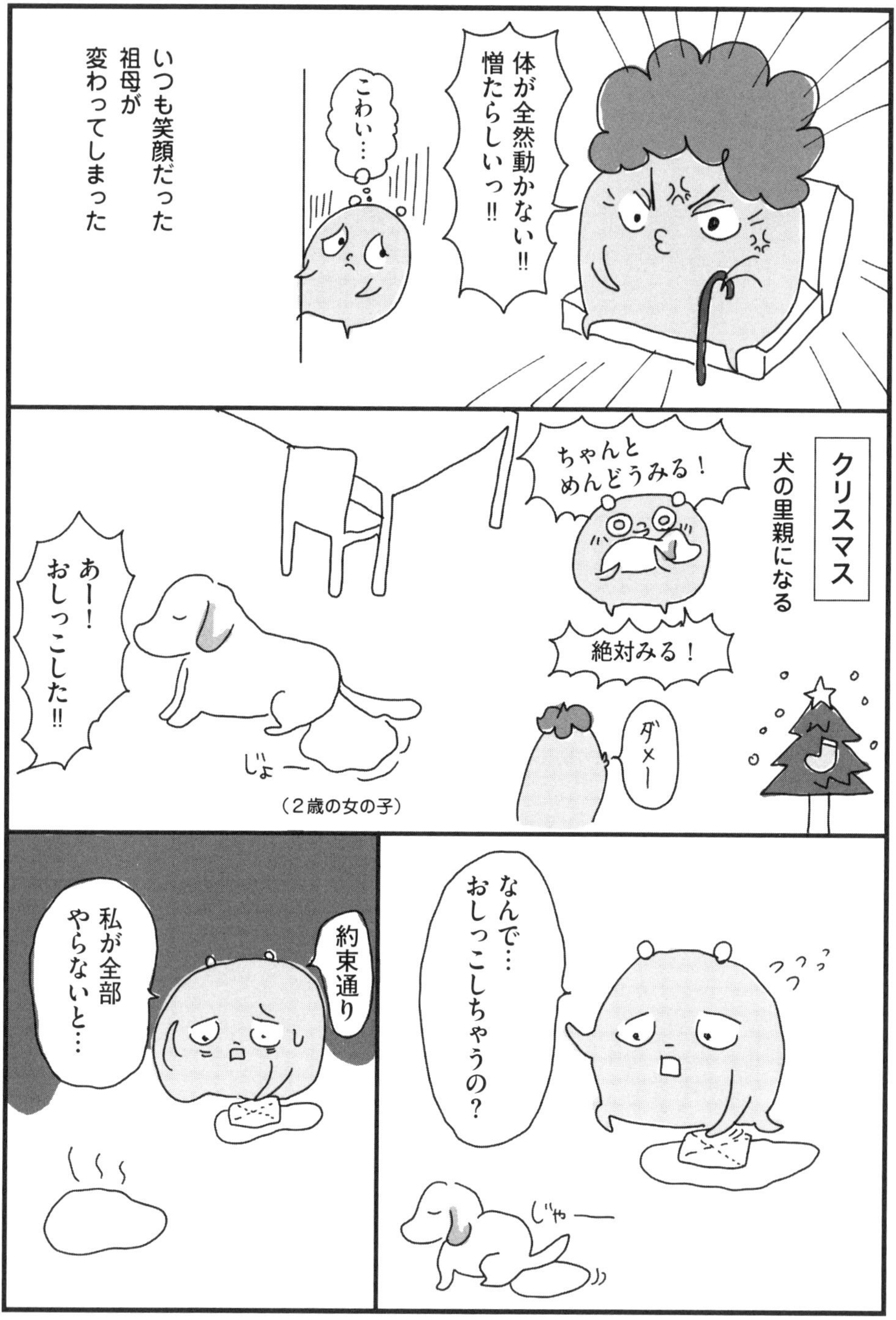
体が全然動かない!!
憎たらしいっ!!
こわい…
いつも笑顔だった
祖母が
変わってしまった
クリスマス
犬の里親になる
ちゃんと
めんどうみる！
絶対みる！
ダメー
あー！
おしっこした!!
じょー
（2歳の女の子）
なんで…
おしっこしちゃうの？
じゃー
約束通り
私が全部
やらないと…

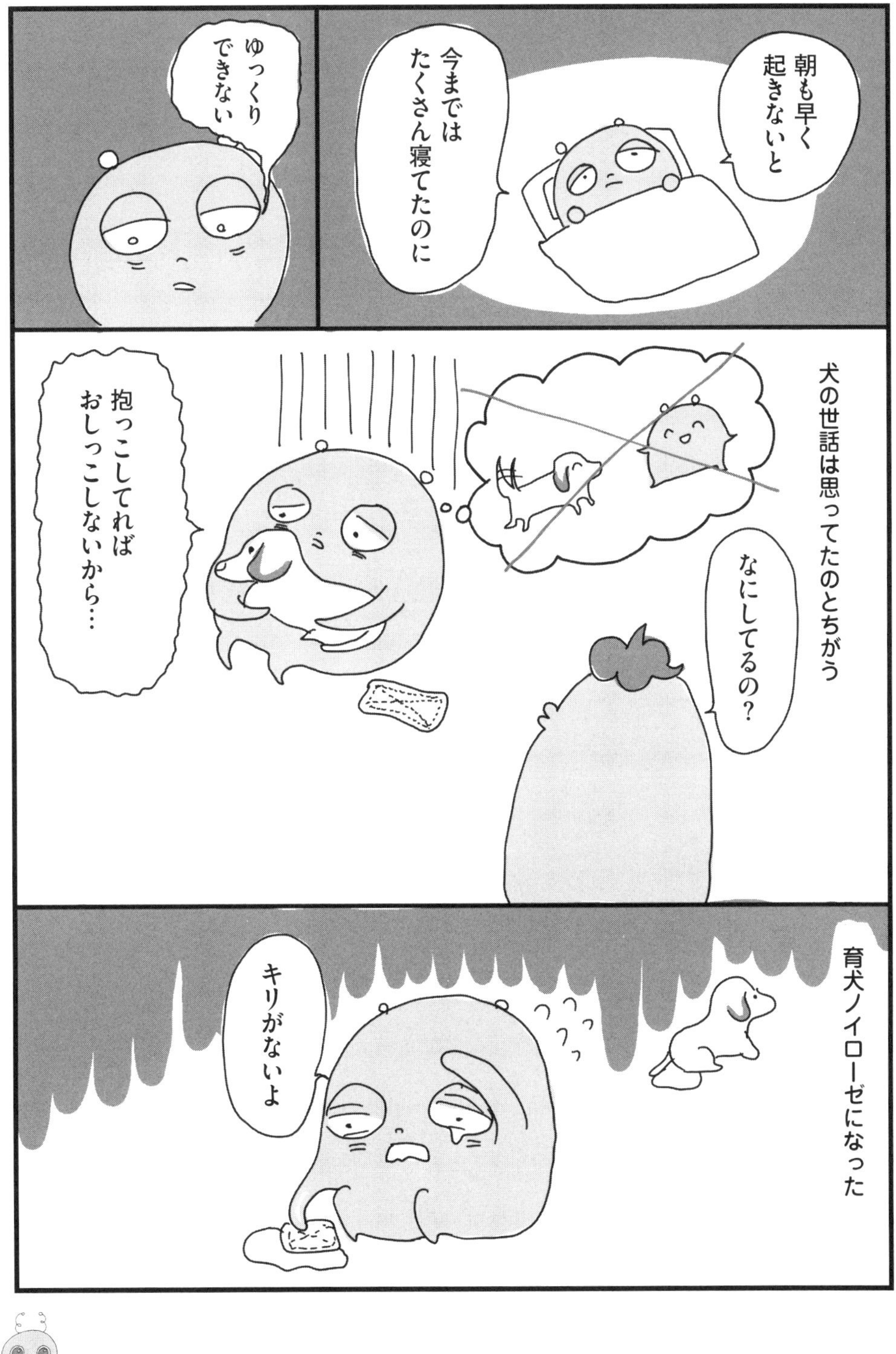
朝も早く起きないと
今まではたくさん寝てたのに
ゆっくりできない
犬の世話は思ってたのとちがう
なにしてるの?
抱っこしてればおしっこしないから…
育犬ノイローゼになった
キリがないよ

馴染めない中学校

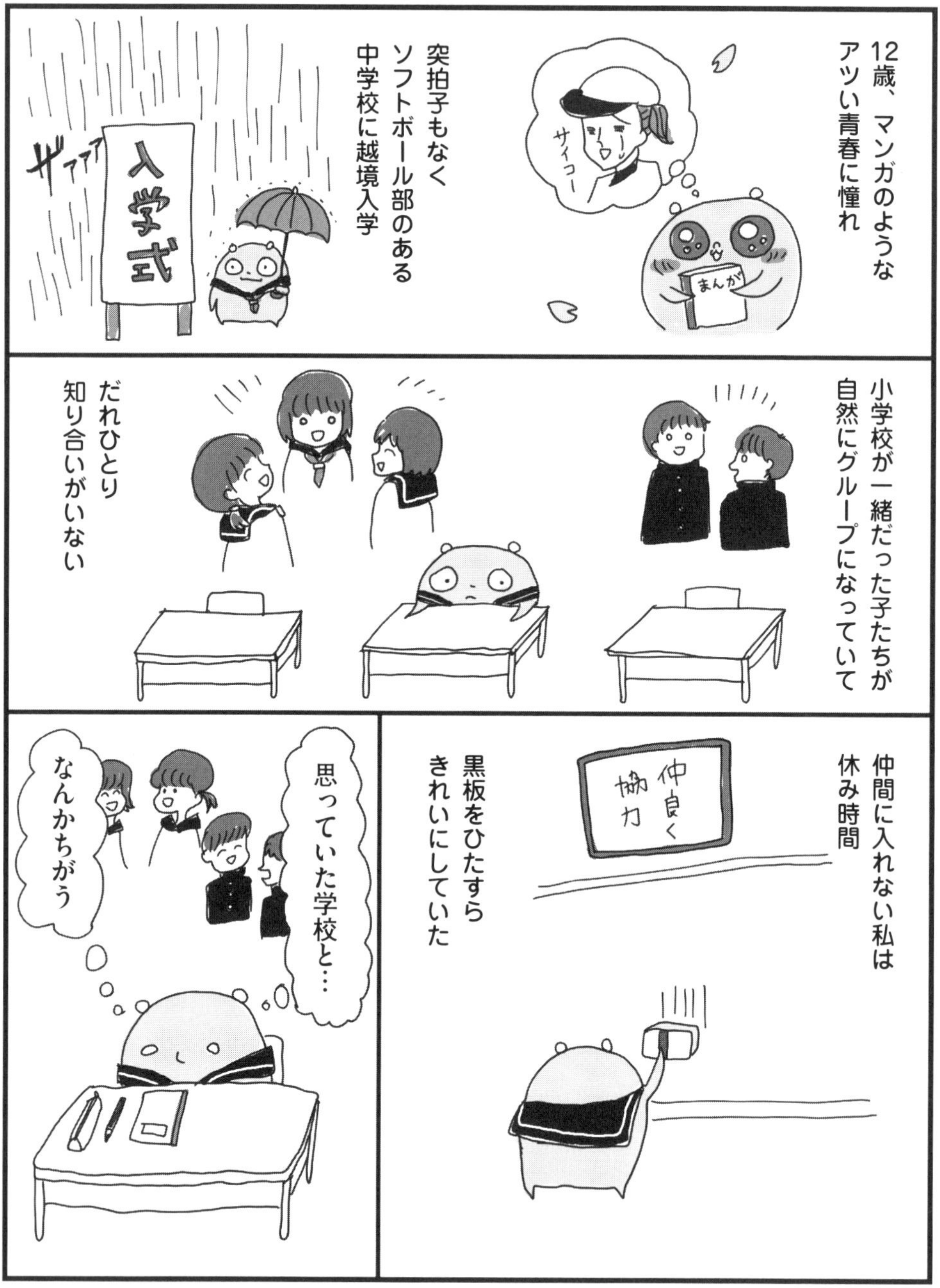
12歳、マンガのような
アツい青春に憧れ
サイコー
まんが
突拍子もなく
ソフトボール部のある
中学校に越境入学
ザァァァ
入学式
小学校が一緒だった子たちが
自然にグループになっていて
だれひとり
知り合いがいない
仲間に入れない私は
休み時間
仲良く
協力
黒板をひたすら
きれいにしていた
思っていた学校と…
なんかちがう

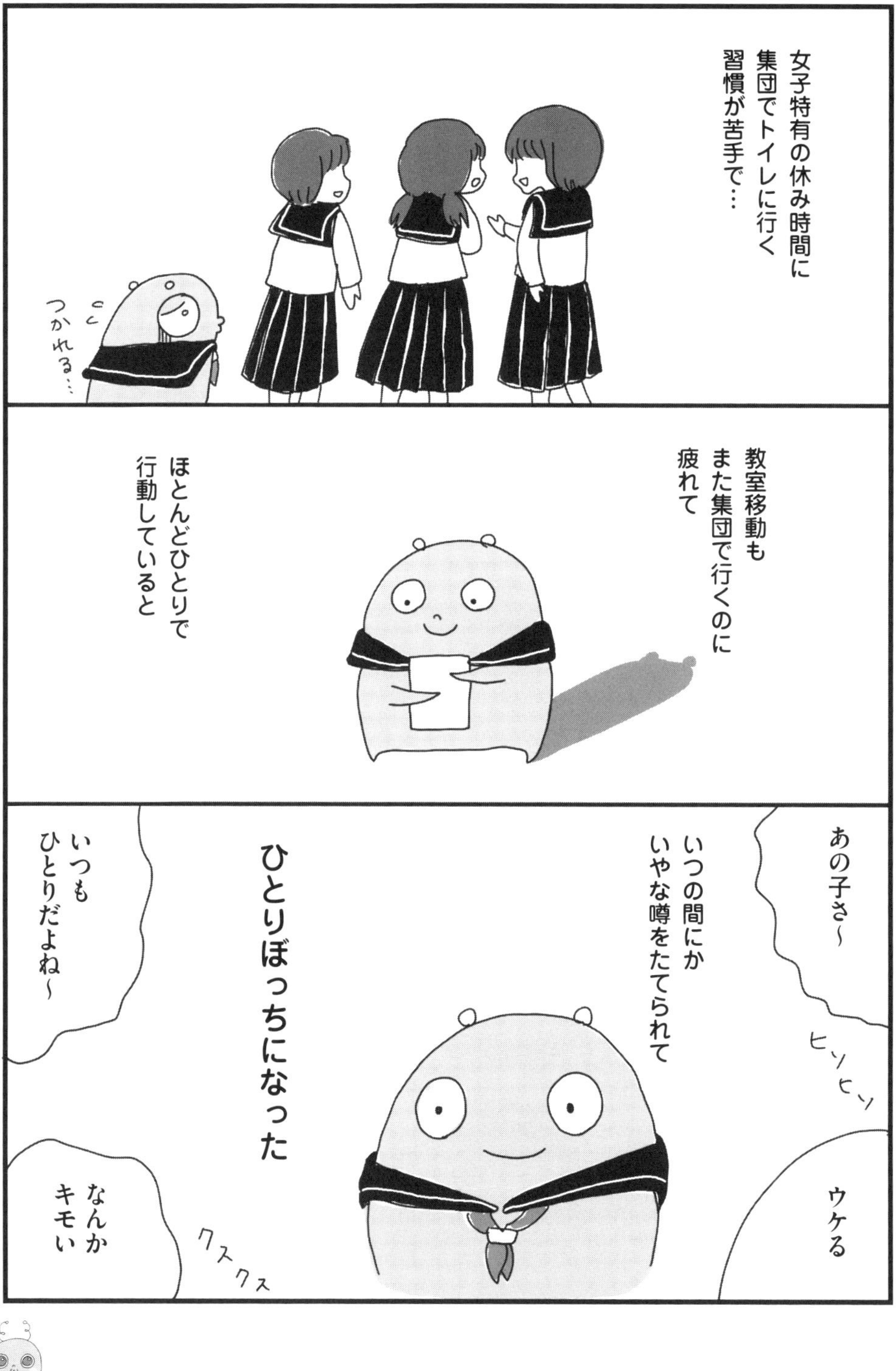
女子特有の休み時間に
集団でトイレに行く
習慣が苦手で…
つかれる…
教室移動も
また集団で行くのに
疲れて
ほとんどひとりで
行動していると
あの子さ～
いつの間にか
いやな噂をたてられて
ヒソヒソ
ひとりぼっちになった
いつも
ひとりだよね～
ウケる
なんか
キモい
クスクス

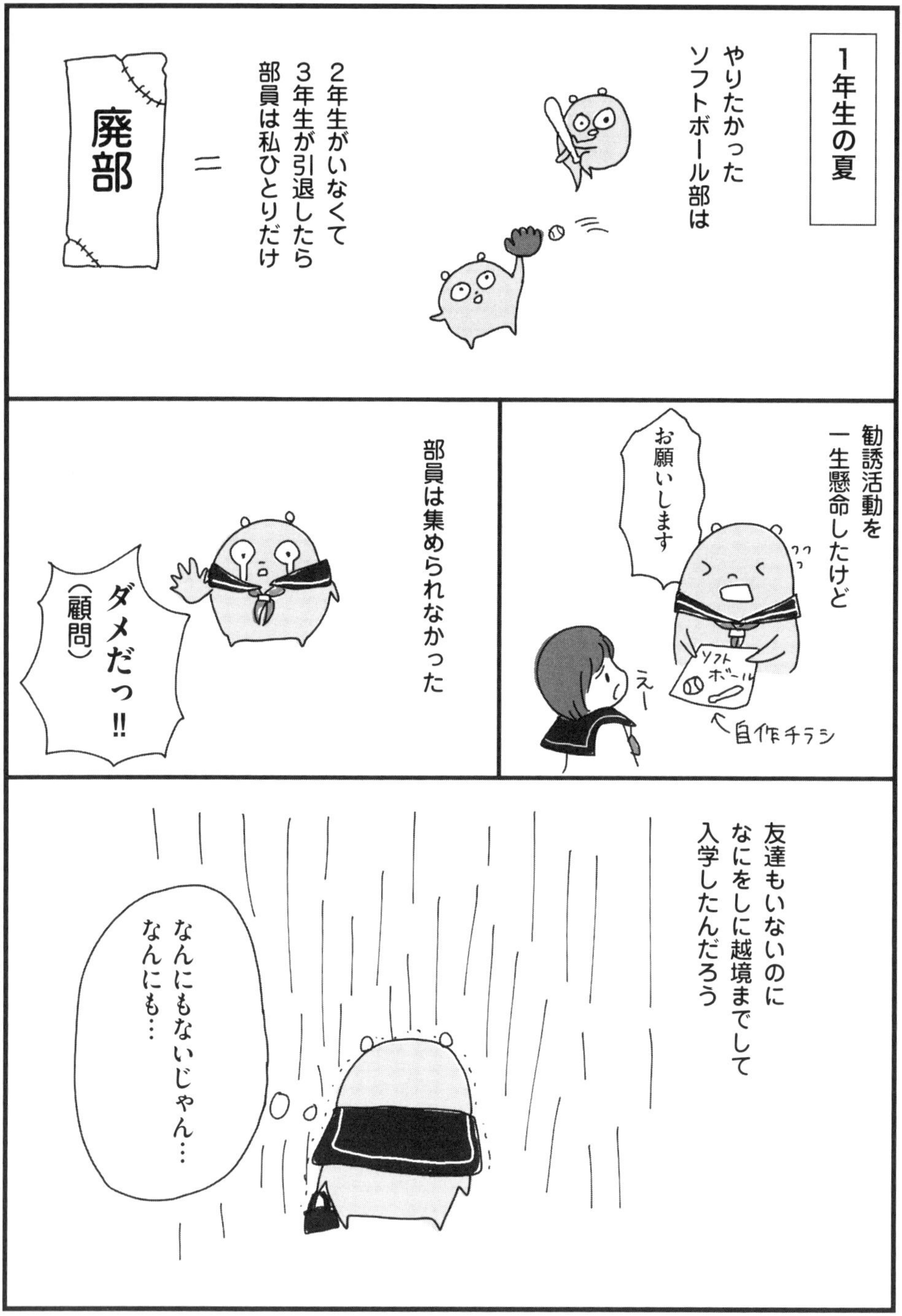
1年生の夏
やりたかった
ソフトボール部は
2年生がいなくて
3年生が引退したら
部員は私ひとりだけ
＝
廃部
勧誘活動を
一生懸命したけど
お願いします
ソフト
ボール
えー
自作チラシ
部員は集められなかった
ダメだっ!!
(顧問)
友達もいないのに
なにをしに越境までして
入学したんだろう
なんにもないじゃん…
なんにも…

根拠のない焦りと不安

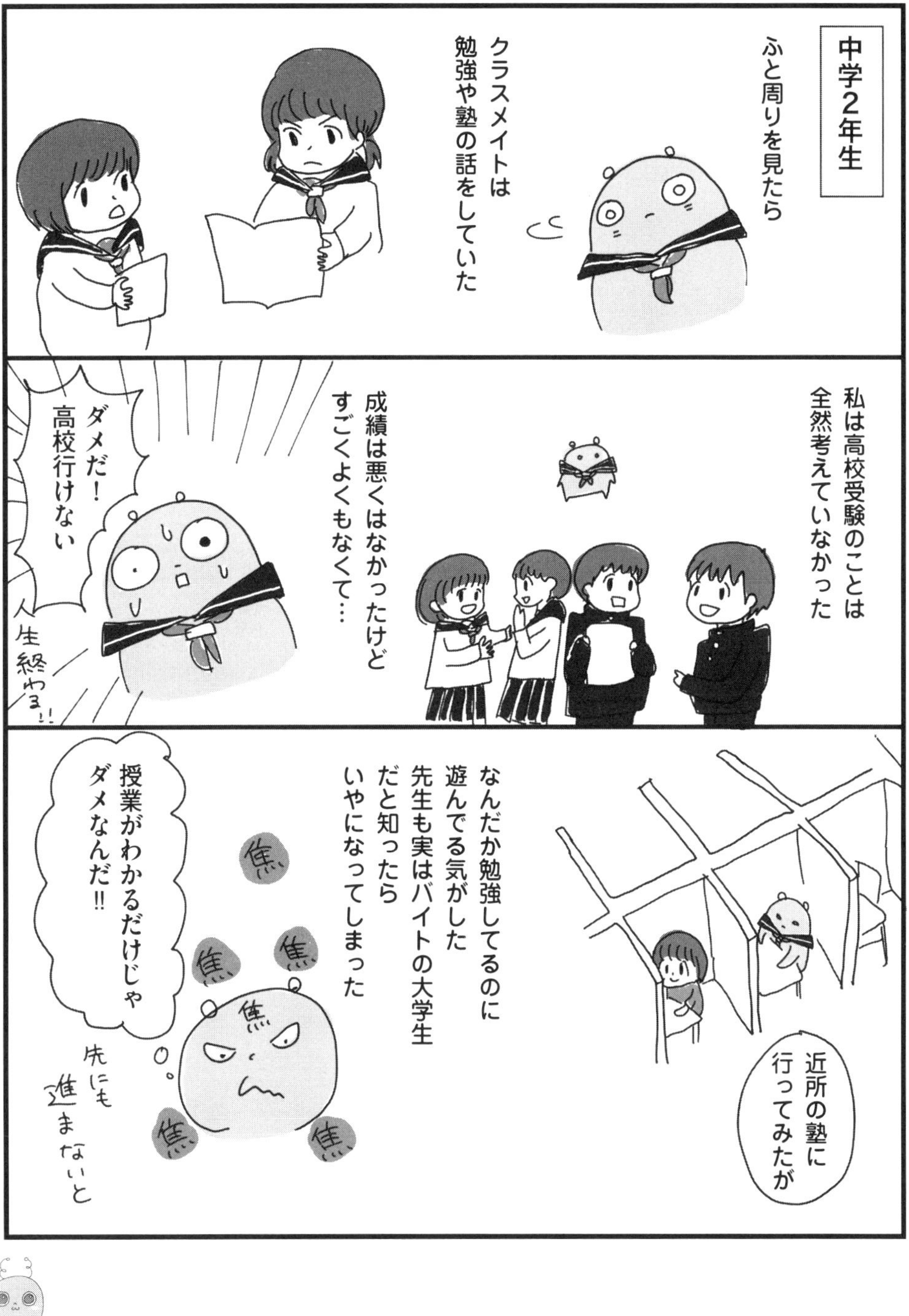
中学2年生
ふと周りを見たら
クラスメイトは勉強や塾の話をしていた
私は高校受験のことは全然考えていなかった
成績は悪くはなかったけどすごくよくもなくて…
ダメだ！高校行けない
人生終わる!!
近所の塾に行ってみたが
なんだか勉強してるのに遊んでる気がした
先生も実はバイトの大学生だと知ったら
いやになってしまった
授業がわかるだけじゃダメなんだ!!
先にも進まないと
焦
焦
焦
焦
焦
焦

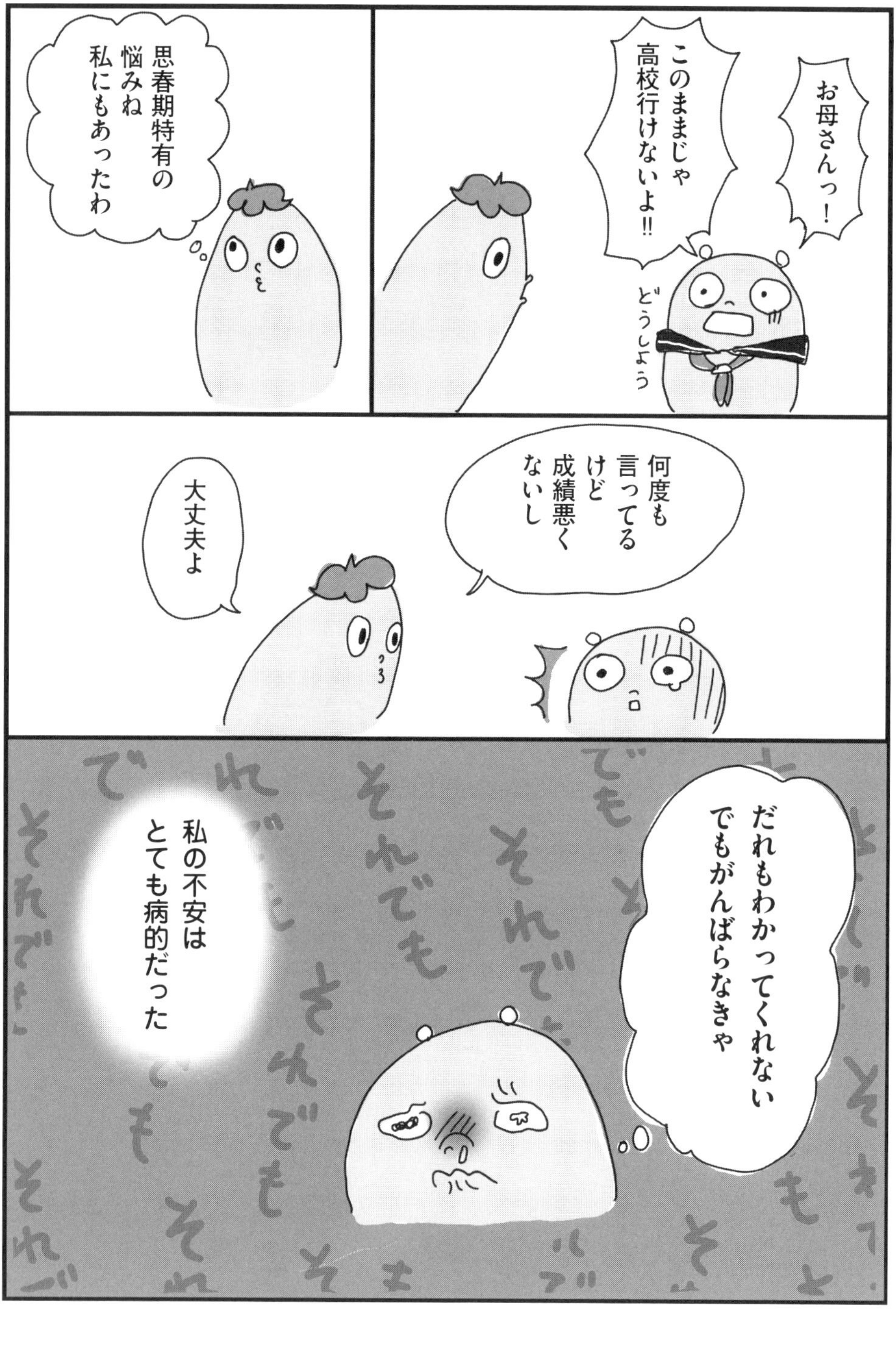
お母さんっ！
このままじゃ高校行けないよ!!
どうしよう
思春期特有の悩みね私にもあったわ
何度も言ってるけど成績悪くないし
大丈夫よ
だれもわかってくれないでもがんばらなきゃ
私の不安はとても病的だった

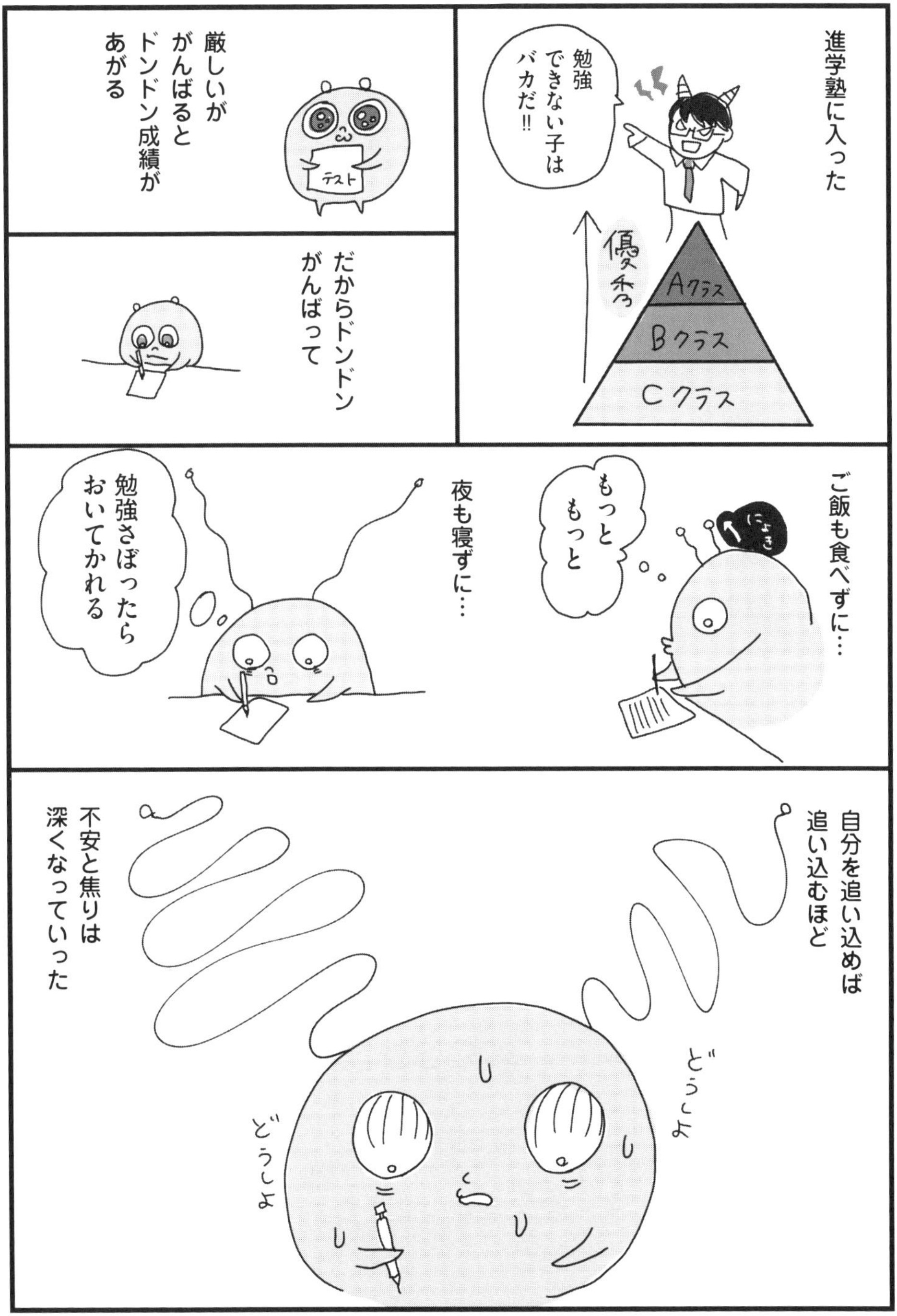
進学塾に入った
勉強できない子はバカだ!!
優秀
Aクラス
Bクラス
Cクラス
厳しいががんばるとドンドン成績があがる
テスト
だからドンドンがんばって
ご飯も食べずに…
もっともっと
にょき
夜も寝ずに…
勉強さぼったらおいてかれる
自分を追い込めば追い込むほど
不安と焦りは深くなっていった
どうしよ
どうしよ

感じる世界

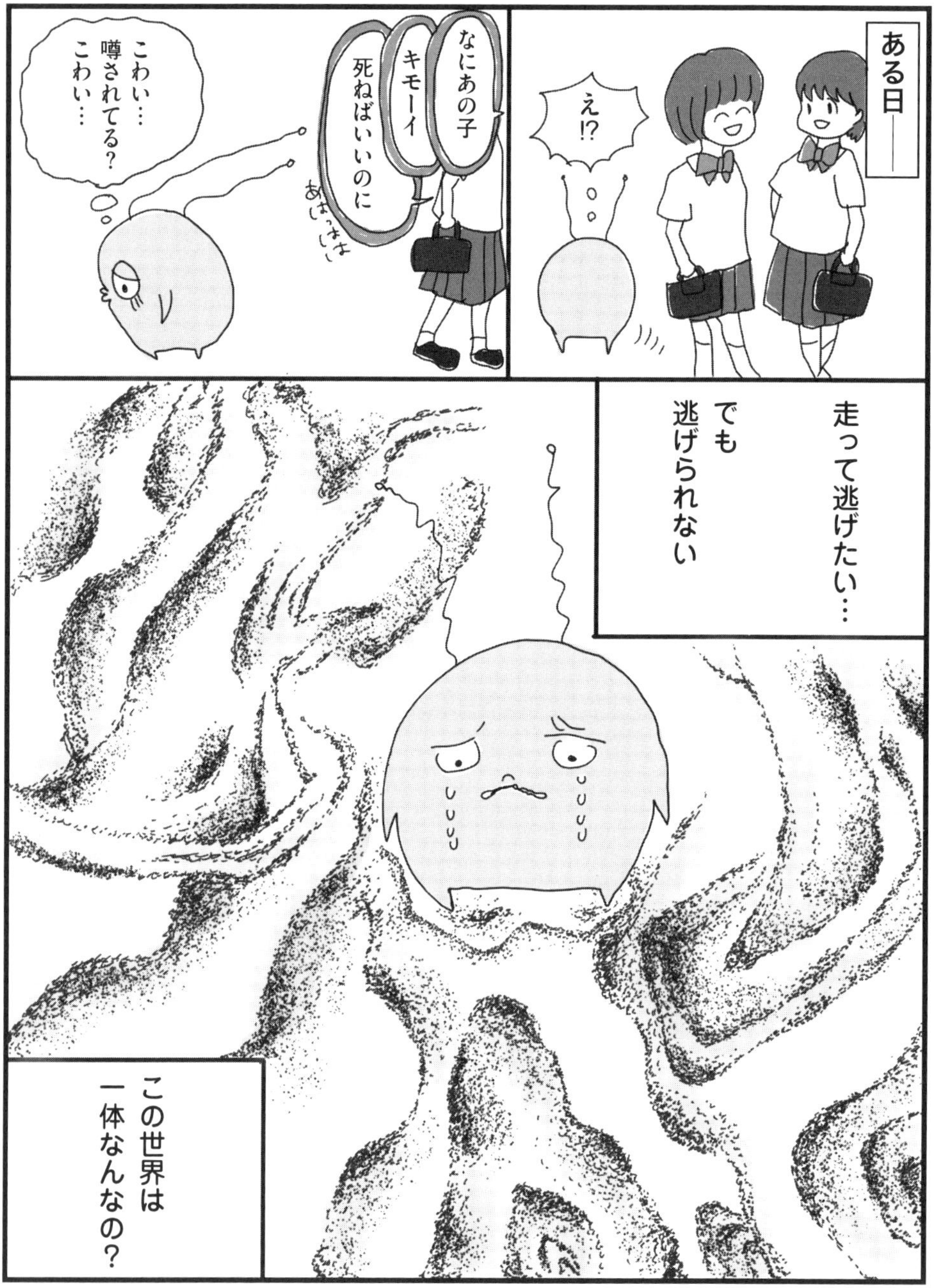
ある日――
え!?
なにあの子
キモーイ
死ねばいいのに
こわい…
噂されてる?
こわい…
走って逃げたい…
でも
逃げられない
この世界は
一体なんなの?

リストカット

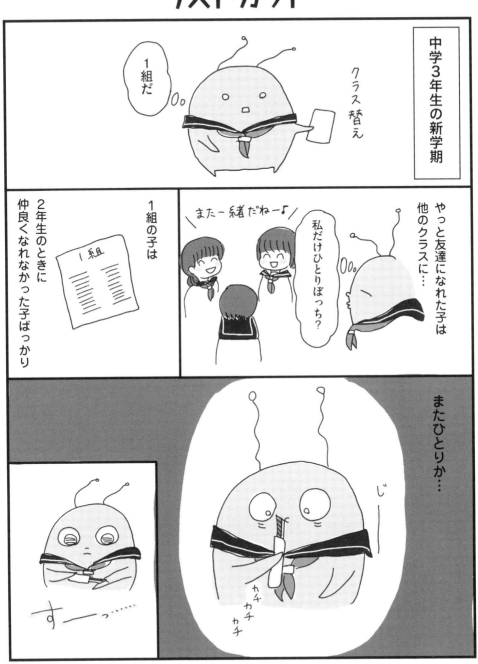

中学3年生の新学期
クラス替え
1組だ
やっと友達になれた子は他のクラスに…
またー緒だねー♪
私だけひとりぼっち?
1組の子は
2年生のときに仲良くなれなかった子ばっかり
1組
またひとりか…
じーー
カチ
カチ
カチ
すーっ……

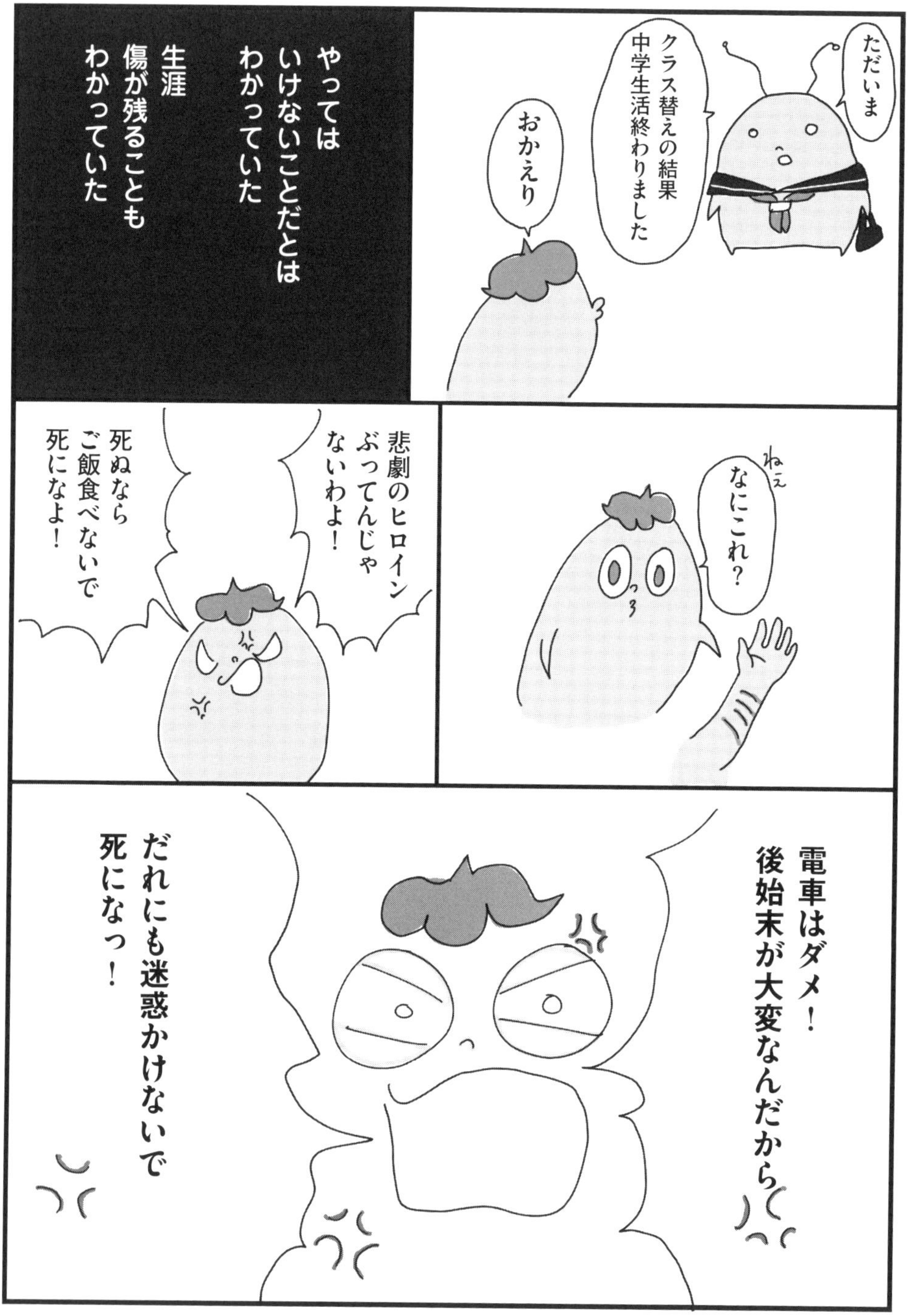
ただいま
クラス替えの結果
中学生活終わりました
おかえり
やっては
いけないことだとは
わかっていた
生涯
傷が残ることも
わかっていた
ねぇ
なにこれ？
悲劇のヒロイン
ぶってんじゃ
ないわよ！
死ぬなら
ご飯食べないで
死になよ！
電車はダメ！
後始末が大変なんだから
だれにも迷惑かけないで
死になっ！

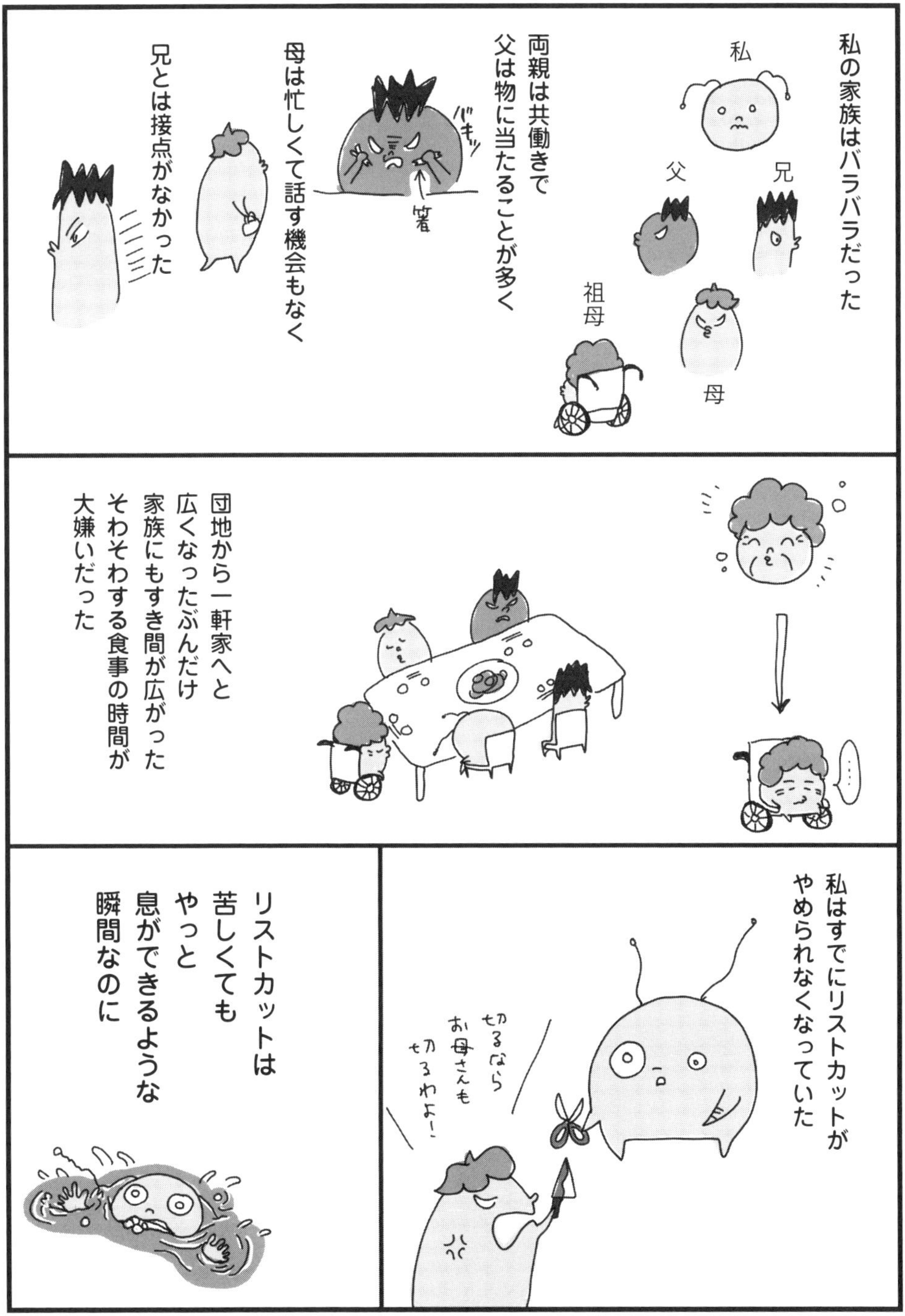
私の家族はバラバラだった
私
父
兄
母
祖母
両親は共働きで
父は物に当たることが多く
バキッ
箸
母は忙しくて話す機会もなく
兄とは接点がなかった
団地から一軒家へと
広くなったぶんだけ
家族にもすき間が広がった
そわそわする食事の時間が
大嫌いだった
……
私はすでにリストカットが
やめられなくなっていた
切るなら
お母さんも
切るわよ!
リストカットは
苦しくても
やっと
息ができるような
瞬間なのに

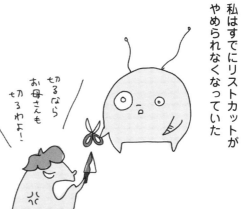

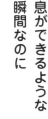

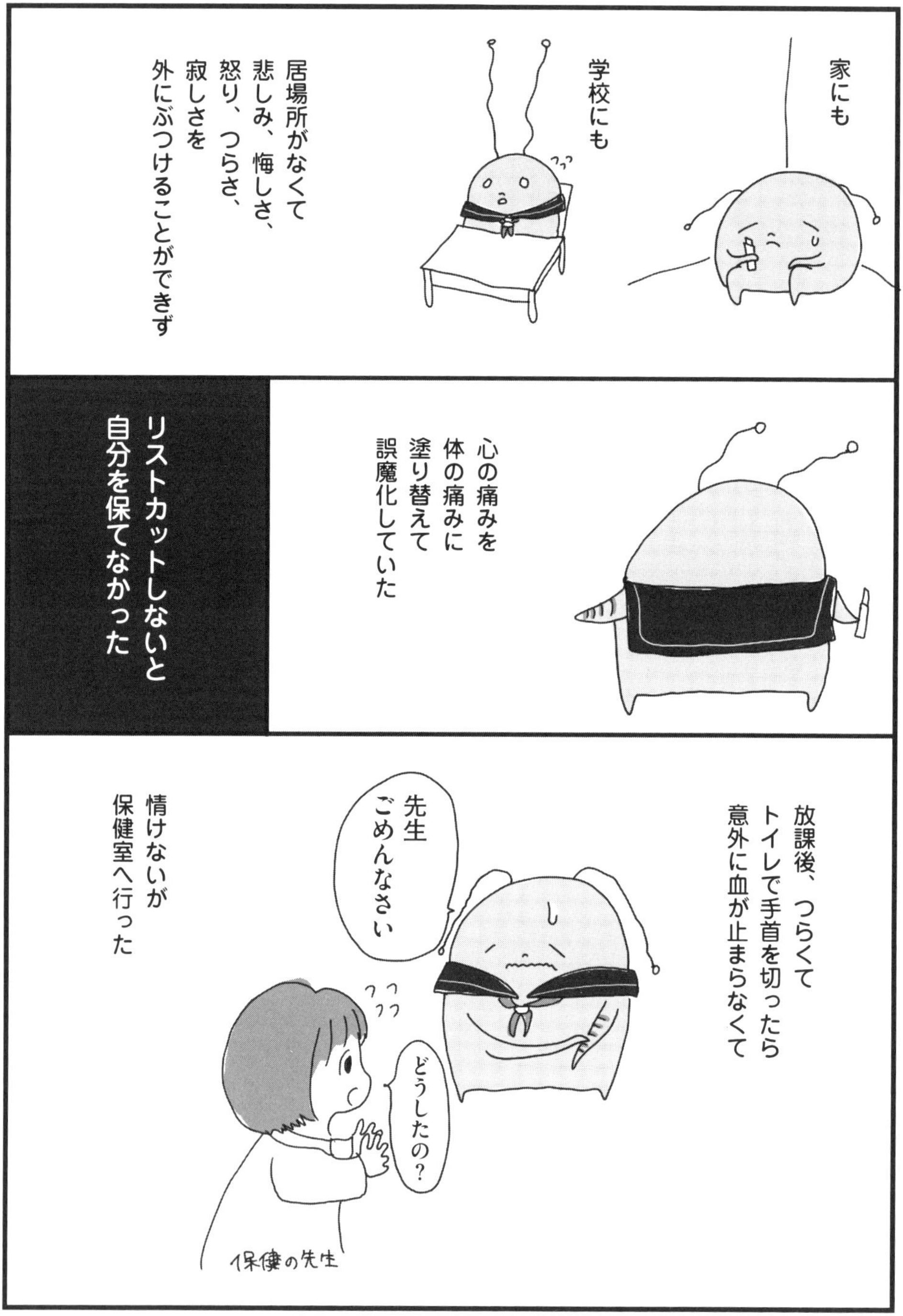
家にも
学校にも
居場所がなくて
悲しみ、悔しさ、
怒り、つらさ、
寂しさを
外にぶつけることができず
心の痛みを
体の痛みに
塗り替えて
誤魔化していた
リストカットしないと
自分を保てなかった
放課後、つらくて
トイレで手首を切ったら
意外に血が止まらなくて
先生
ごめんなさい
情けないが
保健室へ行った
どうしたの?
保健の先生

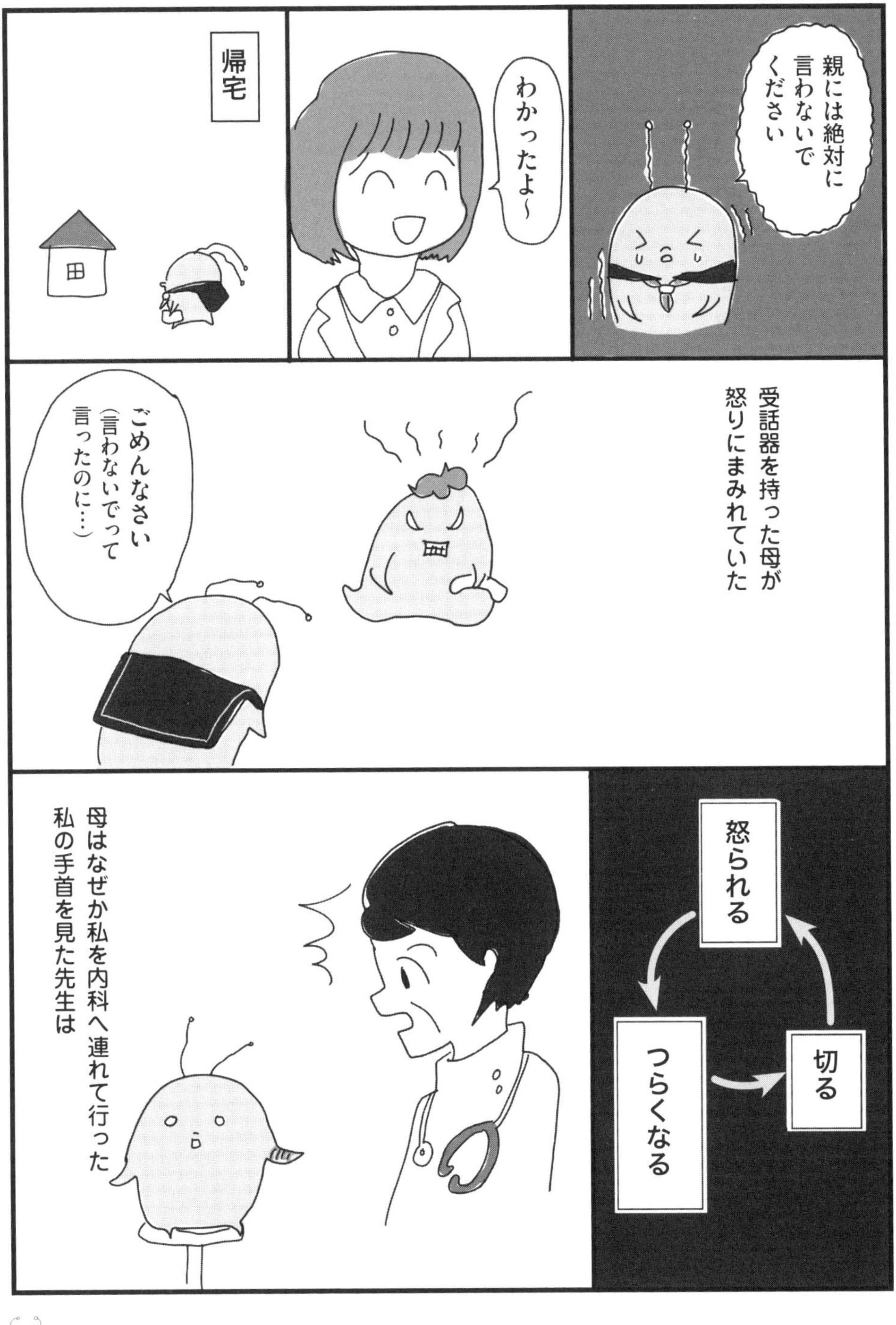
親には絶対に言わないでください
わかったよ〜
帰宅
受話器を持った母が怒りにまみれていた
ごめんなさい
(言わないでって言ったのに…)
怒られる
つらくなる
切る
母はなぜか私を内科へ連れて行った
私の手首を見た先生は

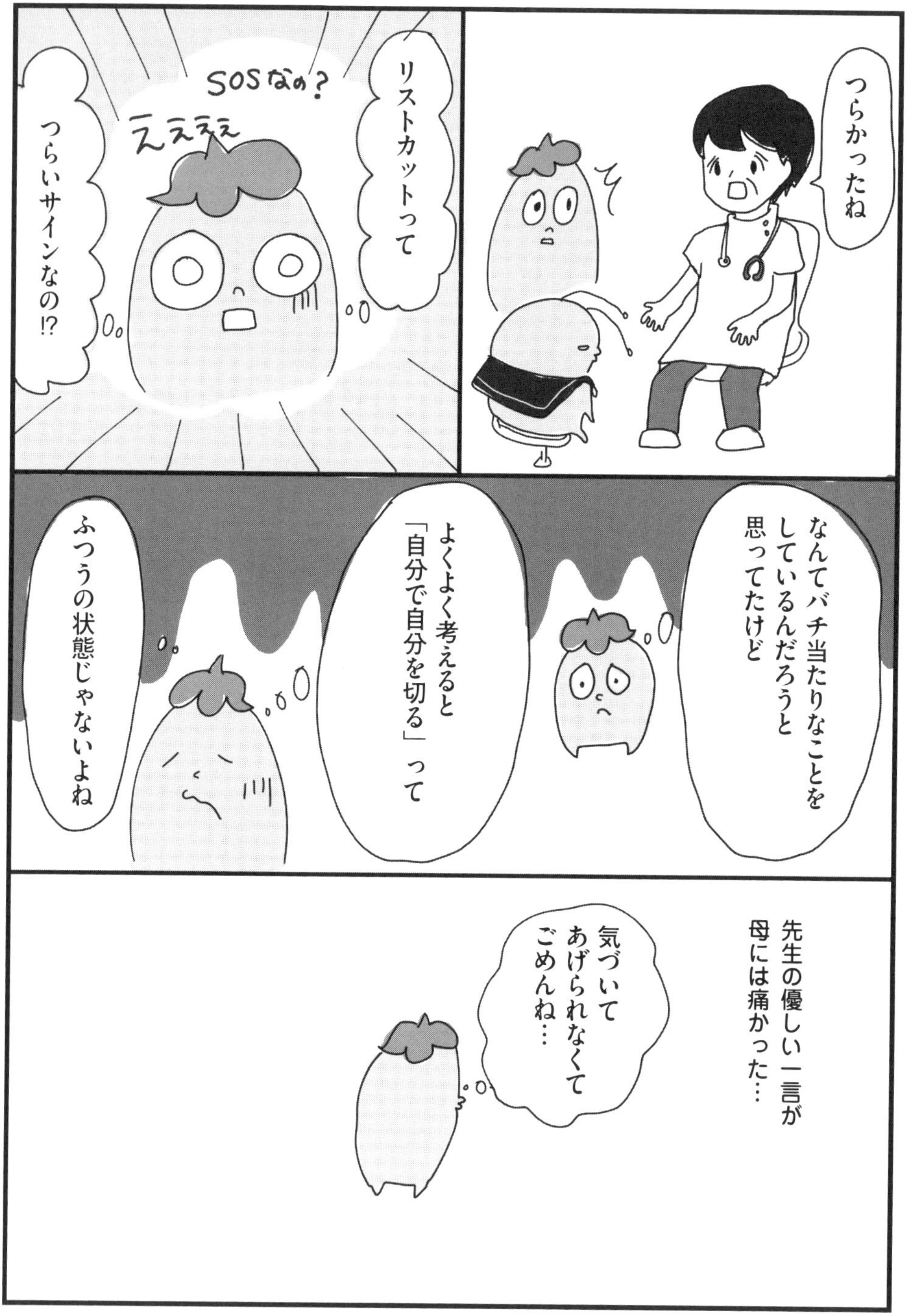

つらかったね
リストカットって
つらいサインなの!?
SOSなの?
えええぇ
なんてバチ当たりなことを
しているんだろうと
思ってたけど
よくよく考えると
「自分で自分を切る」って
ふつうの状態じゃないよね
先生の優しい一言が
母には痛かった…
気づいて
あげられなくて
ごめんね…

死に恋してる

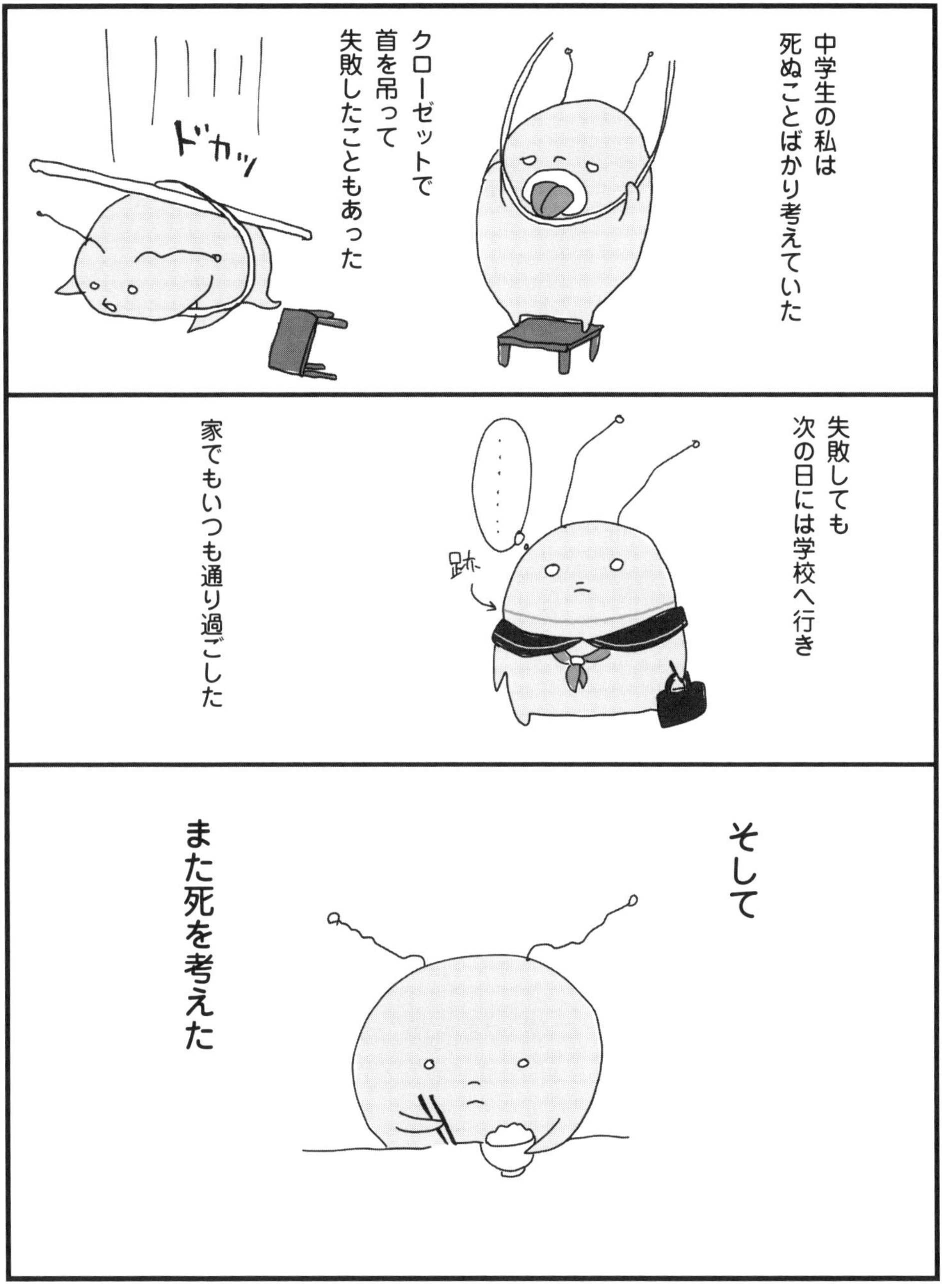

中学生の私は死ぬことばかり考えていた
クローゼットで首を吊って失敗したこともあった
ドカッ
失敗しても次の日には学校へ行き
……
跡
家でもいつも通り過ごした
そして
また死を考えた

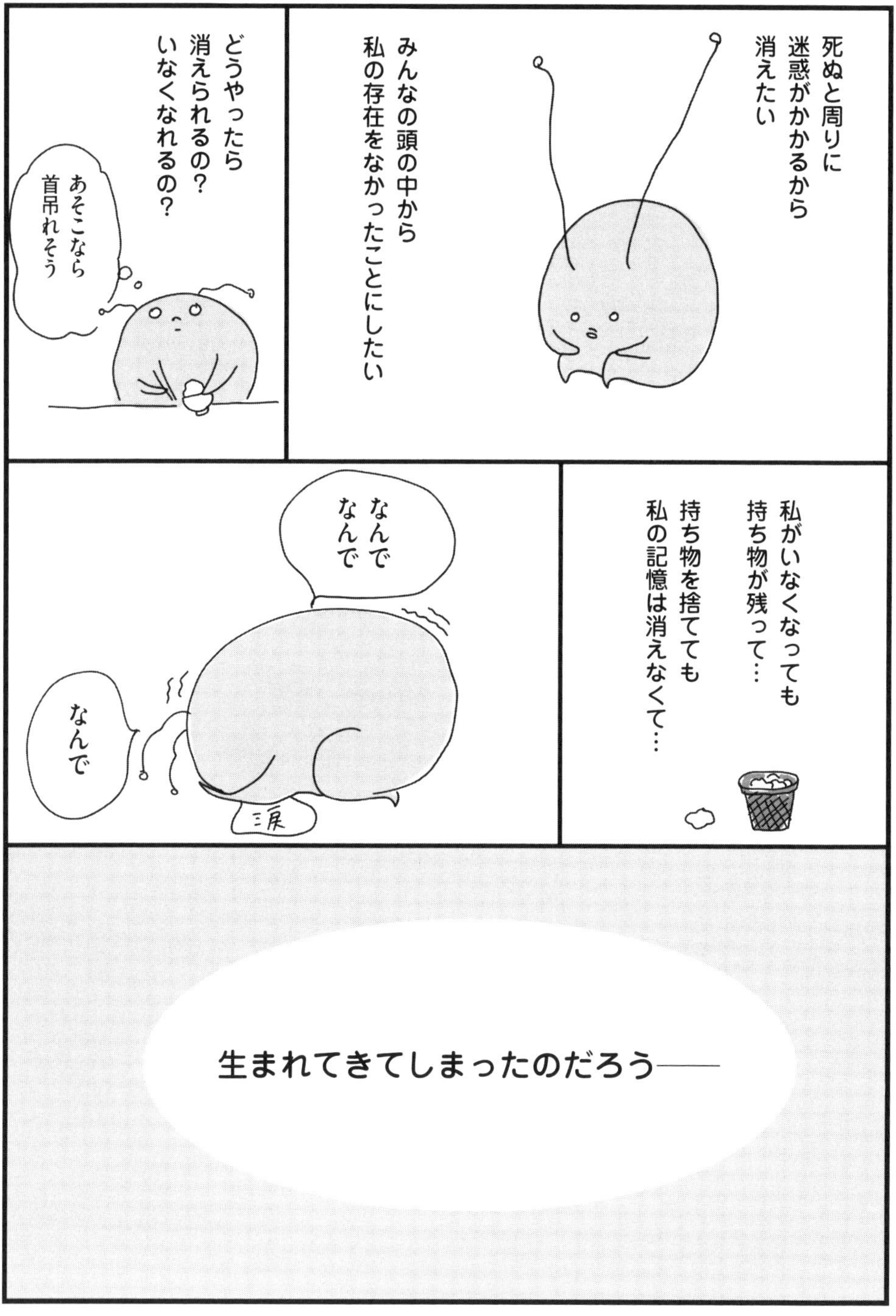
死ぬと周りに迷惑がかかるから消えたい
みんなの頭の中から私の存在をなかったことにしたい
どうやったら消えられるの？いなくなれるの？
あそこなら首吊れそう
私がいなくなっても持ち物が残って…
持ち物を捨てても私の記憶は消えなくて…
なんでなんで
なんで
涙
生まれてきてしまったのだろう——

不安のはじまり

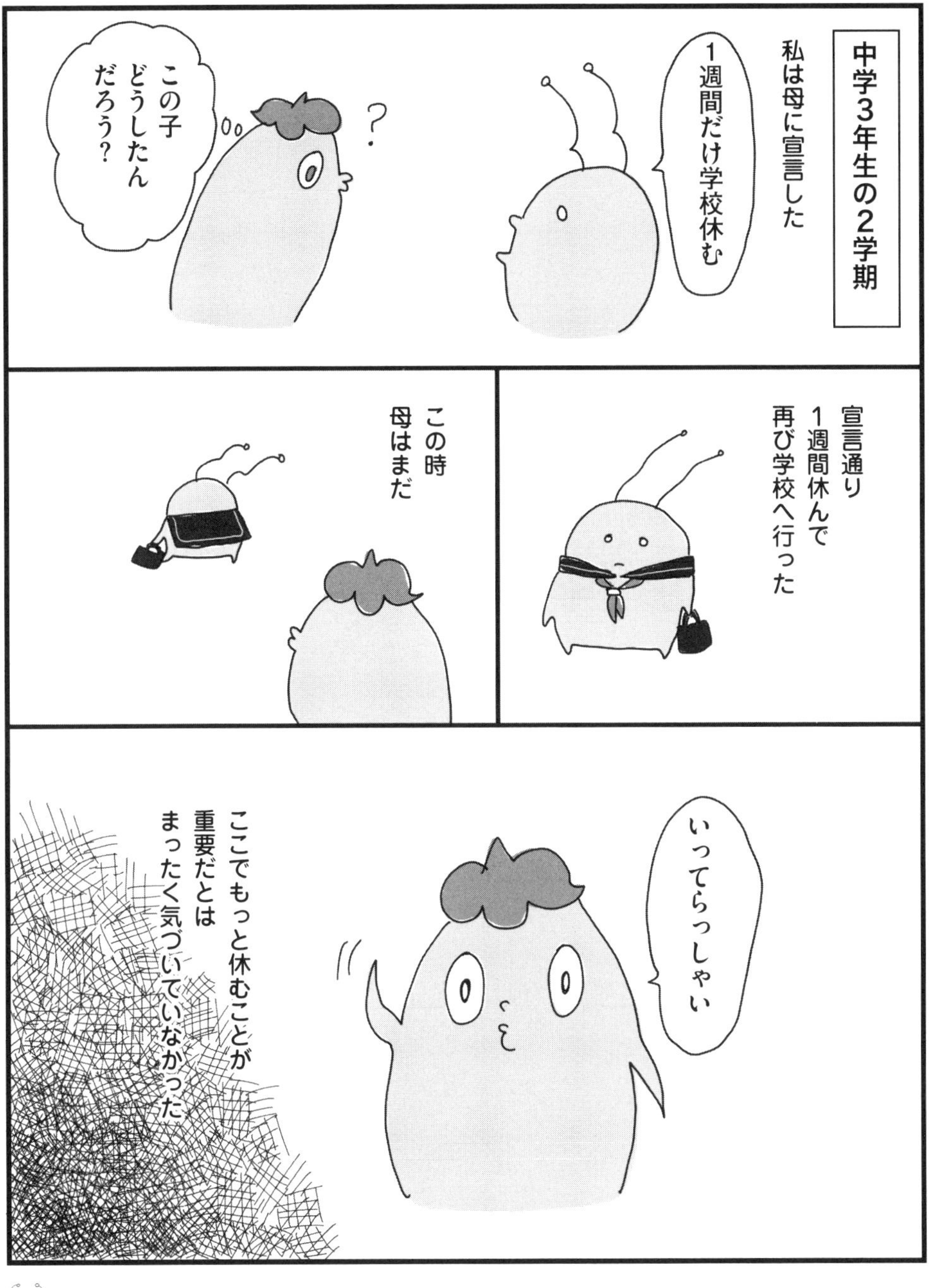
中学3年生の2学期
私は母に宣言した
1週間だけ学校休む
この子どうしたんだろう?
宣言通り1週間休んで再び学校へ行った
この時母はまだ
いってらっしゃい
ここでもっと休むことが重要だとはまったく気づいていなかった

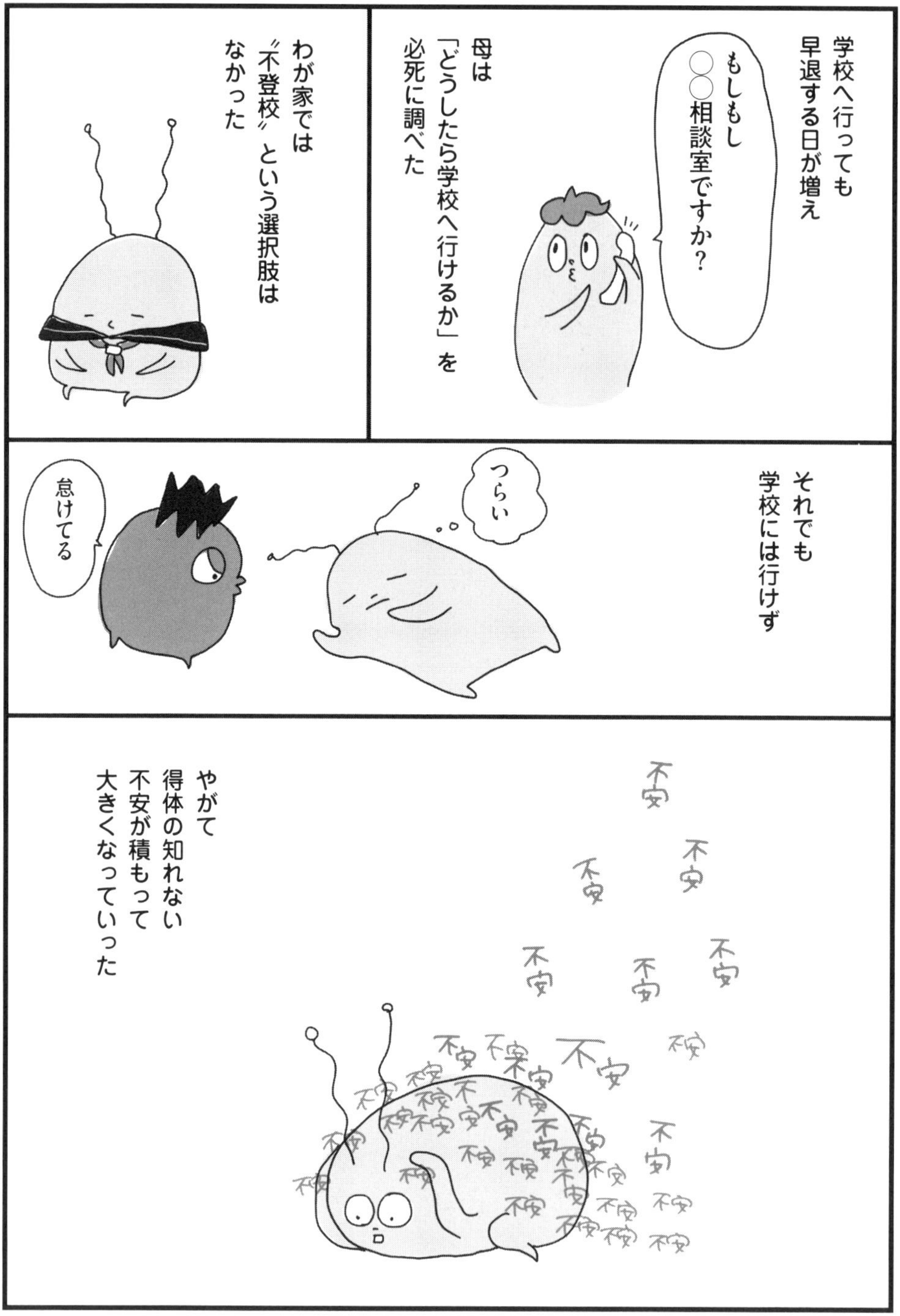
学校へ行っても
早退する日が増え
もしもし
○○相談室ですか？
母は
「どうしたら学校へ行けるか」を
必死に調べた
わが家では
〝不登校〟という選択肢は
なかった
それでも
学校には行けず
つらい
怠けてる
やがて
得体の知れない
不安が積もって
大きくなっていった
不安

治療を求めて

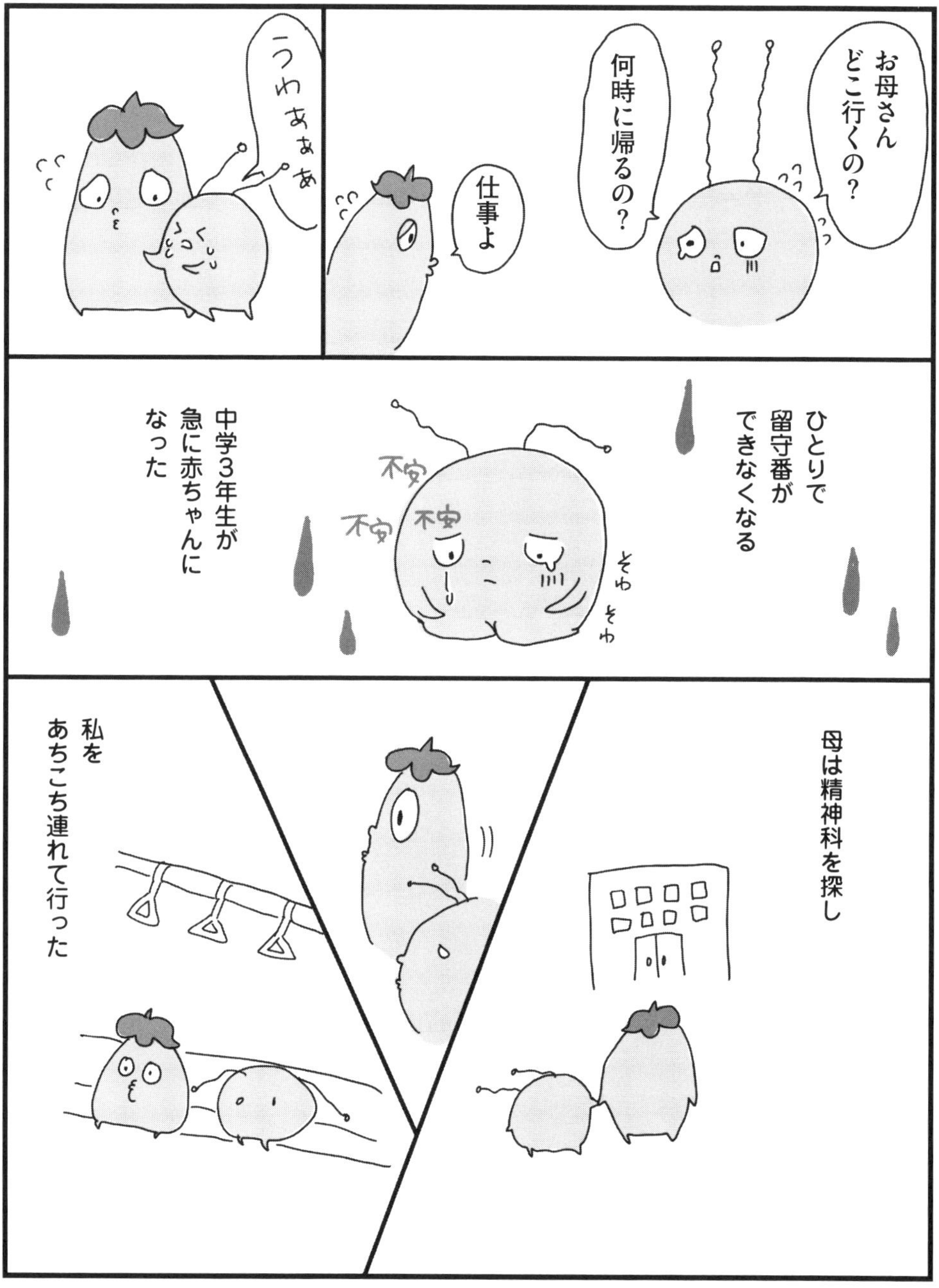

お母さん
どこ行くの？
何時に帰るの？
仕事よ
うわあああ
ひとりで
留守番が
できなくなる
不安
不安
不安
そわ
そわ
中学3年生が
急に赤ちゃんに
なった
母は精神科を探し
私を
あちこち連れて行った

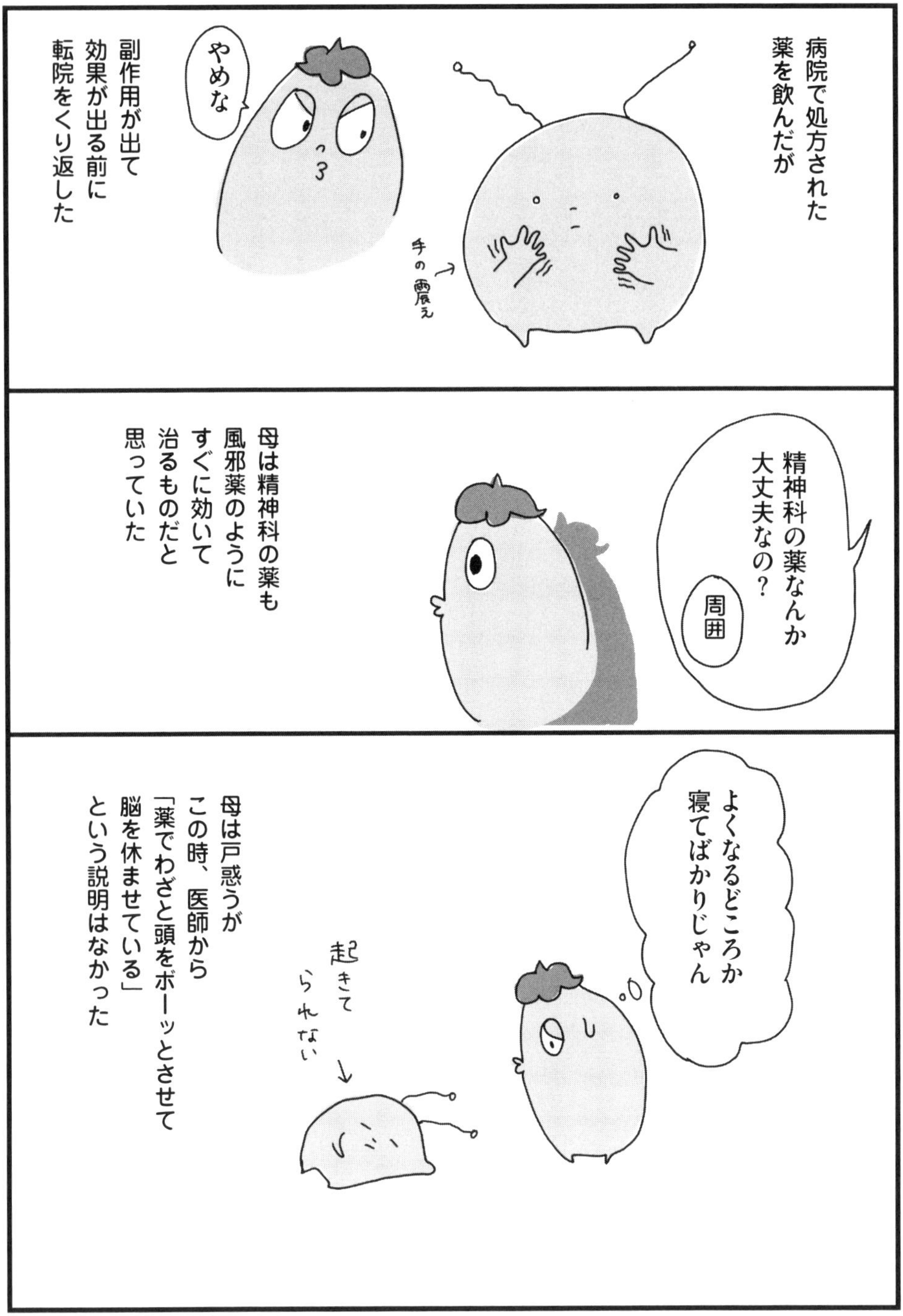
病院で処方された薬を飲んだが
手の震え
やめな
副作用が出て効果が出る前に転院をくり返した
精神科の薬なんか大丈夫なの？
周囲
母は精神科の薬も風邪薬のようにすぐに効いて治るものだと思っていた
よくなるどころか寝てばかりじゃん
起きてられない
母は戸惑うがこの時、医師から「薬でわざと頭をボーッとさせて脳を休ませている」という説明はなかった

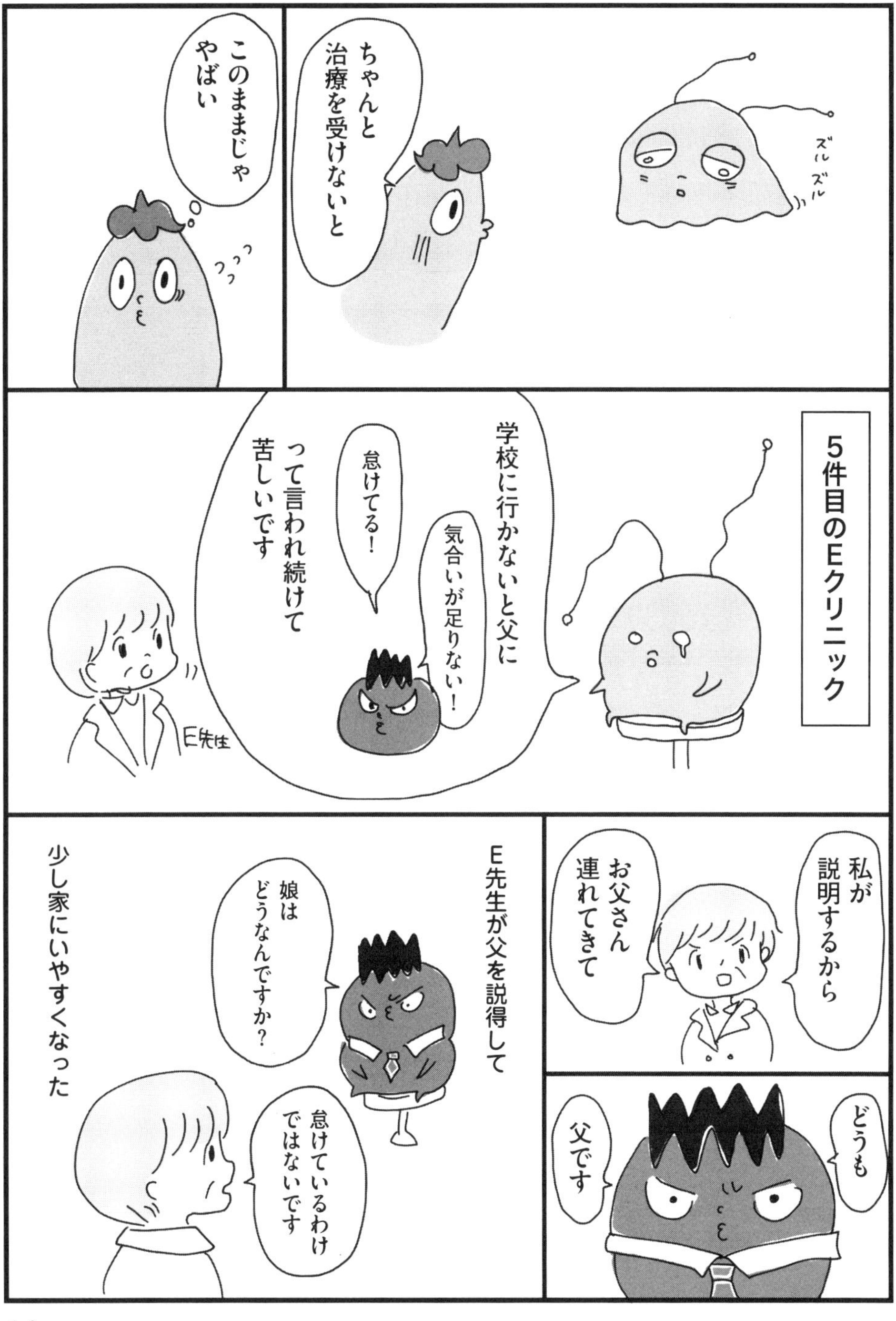
ズルズル
ちゃんと治療を受けないと
このままじゃやばい
5件目のEクリニック
学校に行かないと父に
気合いが足りない!
怠けてる!
って言われ続けて苦しいです
E先生
私が説明するから
お父さん連れてきて
どうも
父です
E先生が父を説得して
娘はどうなんですか?
怠けているわけではないです
少し家にいやすくなった

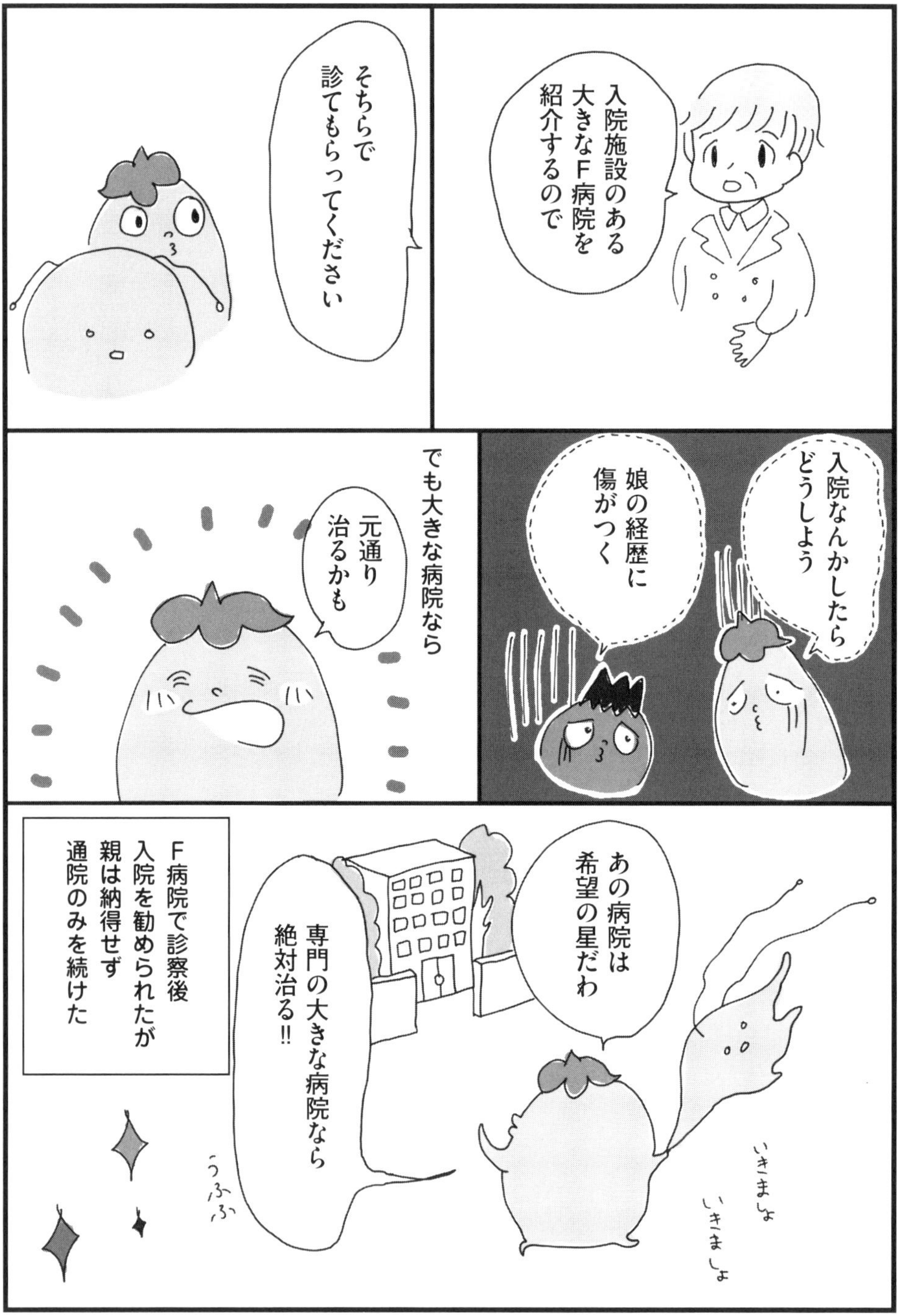
入院施設のある大きなF病院を紹介するので
そちらで診てもらってください
入院なんかしたらどうしよう
娘の経歴に傷がつく
でも大きな病院なら
元通り治るかも
あの病院は希望の星だわ
専門の大きな病院なら絶対治る!!
いきましょ
いきましょ
うふふ
F病院で診察後入院を勧められたが親は納得せず通院のみを続けた

高校生になる

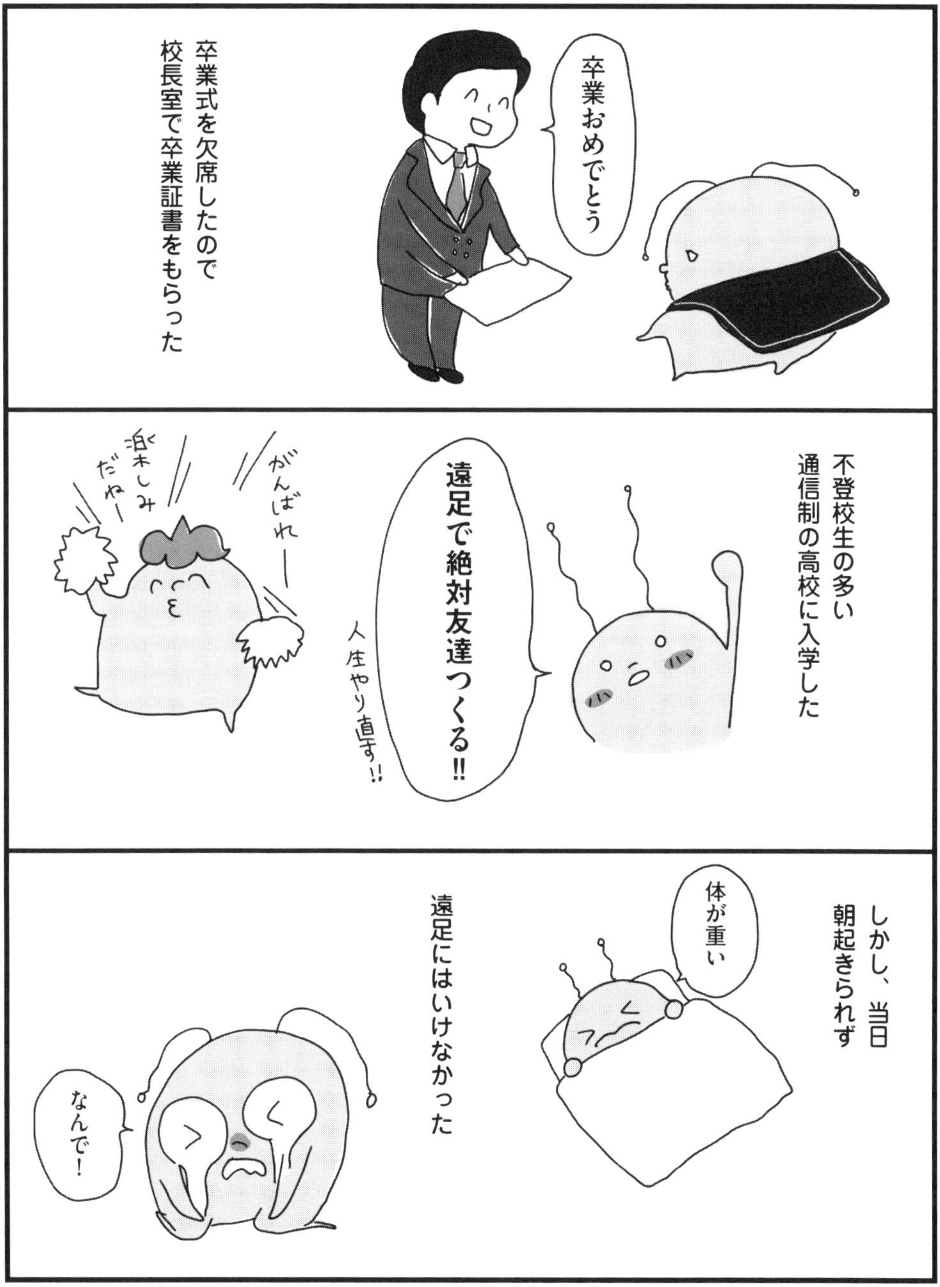
卒業式を欠席したので
校長室で卒業証書をもらった
卒業おめでとう
不登校生の多い
通信制の高校に入学した
遠足で絶対友達つくる!!
人生やり直す!!
がんばれー
楽しみだねー
しかし、当日
朝起きられず
体が重い
遠足にはいけなかった
なんで!

高校へ行っても緊張で授業中息ができない
休み時間にやっとトイレで呼吸を整える
ひー
ひー
みんなと休み時間の使い方が全然ちがう
テレビみた?
みた〜
壁の向こうは楽しそう…
ひー
ひー
入学して間もなく教室で起立・礼ができなくなり保健室に連れていかれた
高校生活終わった
涙がこみあげてきた

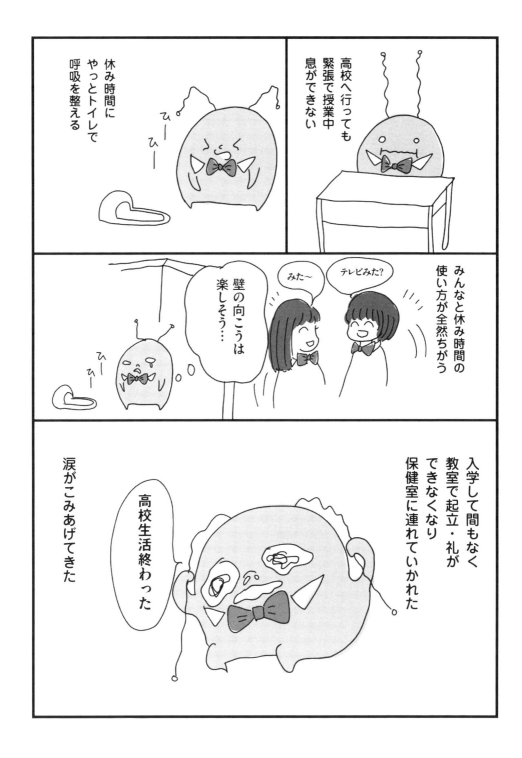

亜《あ》昏迷《こんめい》

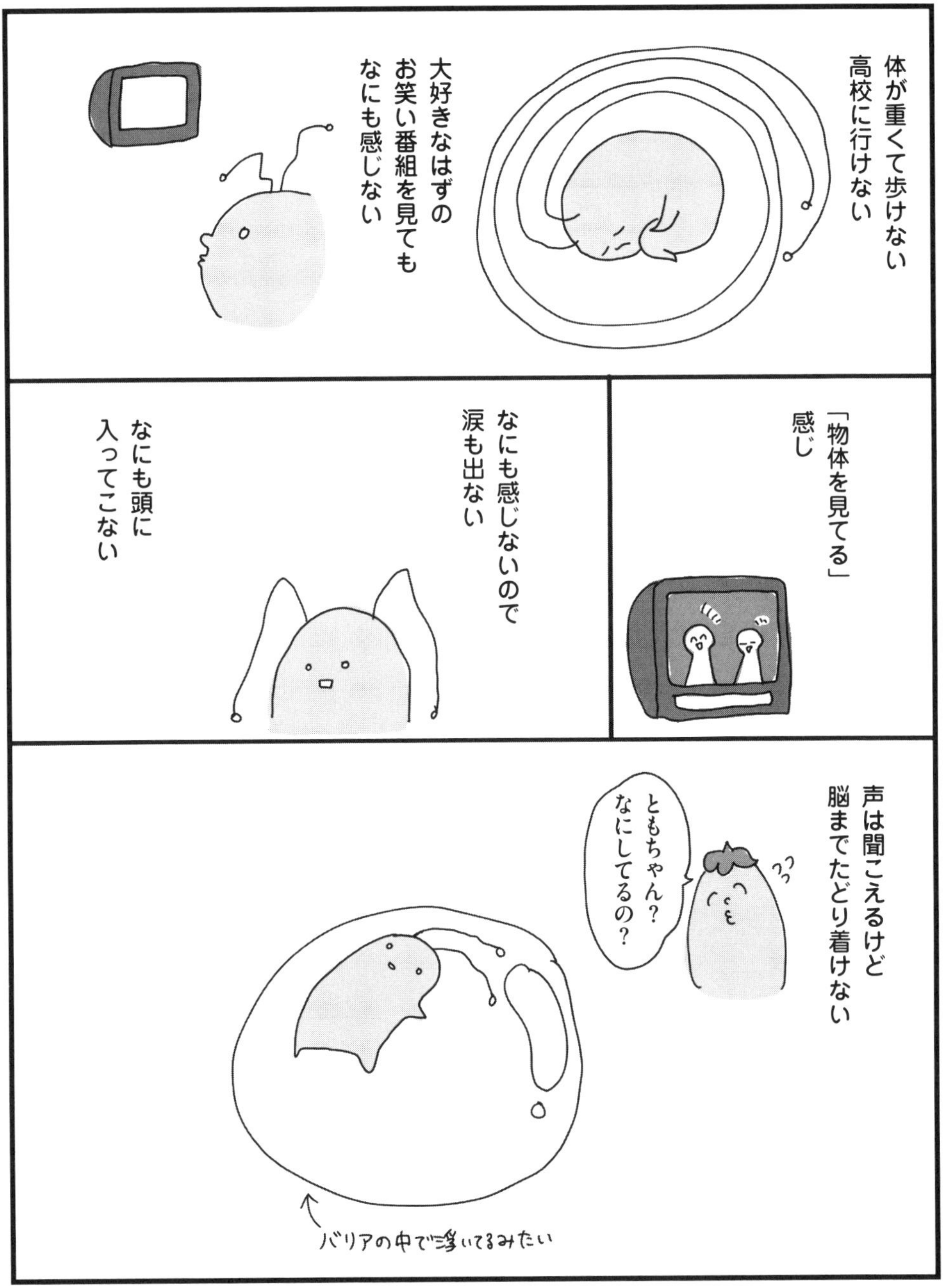
体が重くて歩けない
高校に行けない
大好きなはずの
お笑い番組を見ても
なにも感じない
「物体を見てる」
感じ
なにも感じないので
涙も出ない
なにも頭に
入ってこない
声は聞こえるけど
脳までたどり着けない
ともちゃん?
なにしてるの?
バリアの中で浮いてるみたい

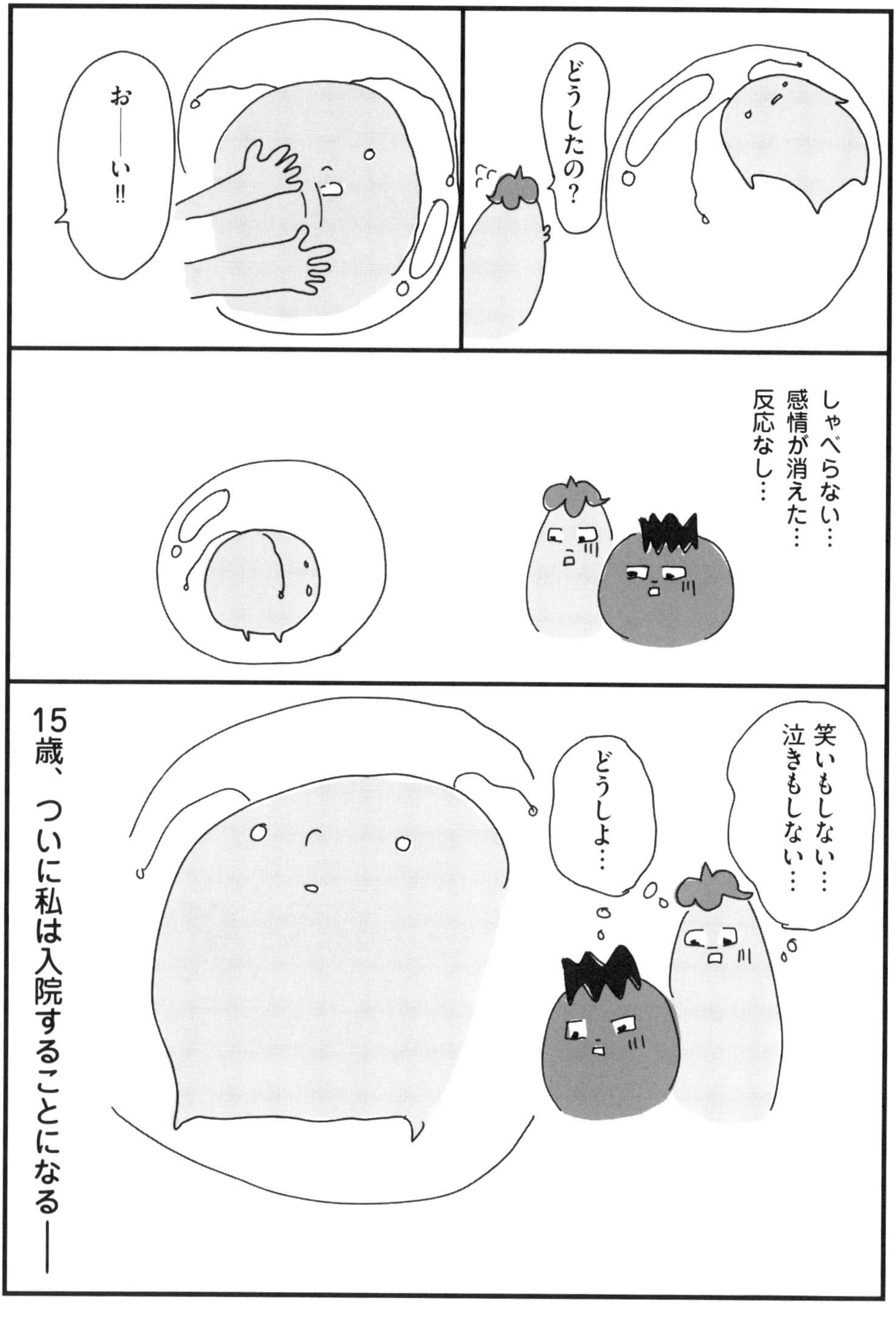
どうしたの？
おーーい!!
しゃべらない…
感情が消えた…
反応なし…
笑いもしない…
泣きもしない…
どうしよ…
15歳、ついに私は入院することになるーー

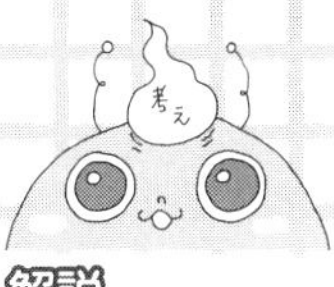

解説① 統合失調症とは?

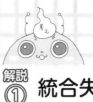

統合失調症は一言で言うと、「脳が感じすぎてしまう病気」です。

人の脳は、日々膨大な量の知覚情報や思考の流れを処理しています。通常であればそれらのほとんどは意識されず、必要なものだけを意識に上げて処理するよう自動的に調整されています。視界には入っていても気づかないということが起きるのはそのためです。

ところが、統合失調症にかかるとどういう理由かは不明ですが、このシステムの働きが悪くなり、普段であれば不要だとみなされ、意識に上らない知覚情報や思考の流れが、部分的に意識されるようになります。その際に、本来意識されないものが意識されてしまうことのつじつまを合わせようとして、脳が勝手な意味づけをしてしまうのが〝幻覚〟であり、〝妄想〟です。

脳の中で処理しなければならない情報が多すぎる状態が続くと、興奮しすぎによって脳が疲弊《ひへい》して（あるいは実際に傷つけられて）情報の処理やそれらに対する反応が徐々にできなくなってきます。そうなると、「集中できなくなる」「活動性が下がる」「感情の表出が乏しくなる」などの症状が出てきます。こうした統合失調症になったことによって何かができなくなっていくという後遺症的な症状を「陰性《いんせい》症状」と呼んでいます。

いま、精神科医が使っている最新の診断基準（DSM-5）で統合失調症と診断するためには、①妄想、②幻覚、③まとまりのない発語、④ひどくまとまりのない、または緊張病性の行動、⑤陰性症状、という5種類の症状のうち、2種類以上（そのうち

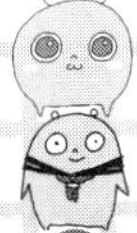

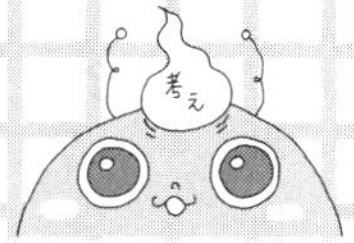

解説① 統合失調症とは?

1つは①か②か③）が1カ月以上持続することが条件とされています。

ただ、統合失調症の症状の現れ方はとても多彩で、DSM-5の診断基準にあるすべての症状が認められる人はそう多くなく、逆に診断基準には入っていないけれど多くの人に認められる症状もあります。思考の違和感を外から来たものと解釈して「考えが吹き込まれる」と感じたり、行動や感覚の違和感を「誰かに影響されている」と感じたりするのはその代表格です。

なお、診断基準の④にある緊張病性の行動というのは、脳の興奮が強くなりすぎて自発的な行動がとれなくなり、固まったり同じ行動をくり返したりが続く状態を言います。ともちゃんがはじめて入院した時の状態はまさにこの状態でした。

統合失調症がどのようにして発症するかは現在のところわかっていません。体質、ストレス、ストレスへの耐性、バランスが取れなくなることで発病すると説明されていますが、それらの生物学的な基盤については明らかになっていないのです。おそらく脳の機能が完全に解明されるまで、統合失調症の病因も謎のままであると思われます。

統合失調症にかかる人は、だいたい1００人に1人よりやや少ない程度、発病する時期については10代~30代が多いと言われています。厚生労働省による調査（平成26年）では、日本国内で約77万３０００人が統合失調症やその類縁の疾患により治療を受けていると推計されています。

成重竜一郎（若宮病院児童精神科医長）

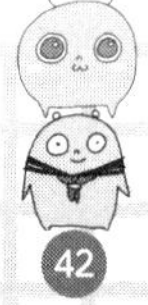

精神科の診察室

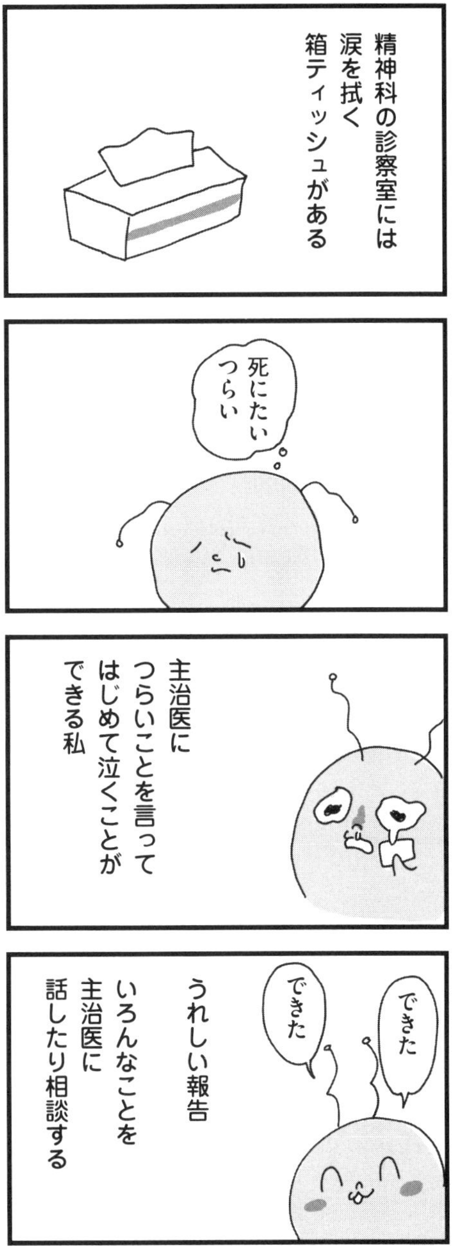
精神科の診察室には
涙を拭く
箱ティッシュがある
死にたい
つらい
主治医に
つらいことを言って
はじめて泣くことが
できる私
うれしい報告
いろんなことを
主治医に
話したり相談する
できた
できた

診察時間

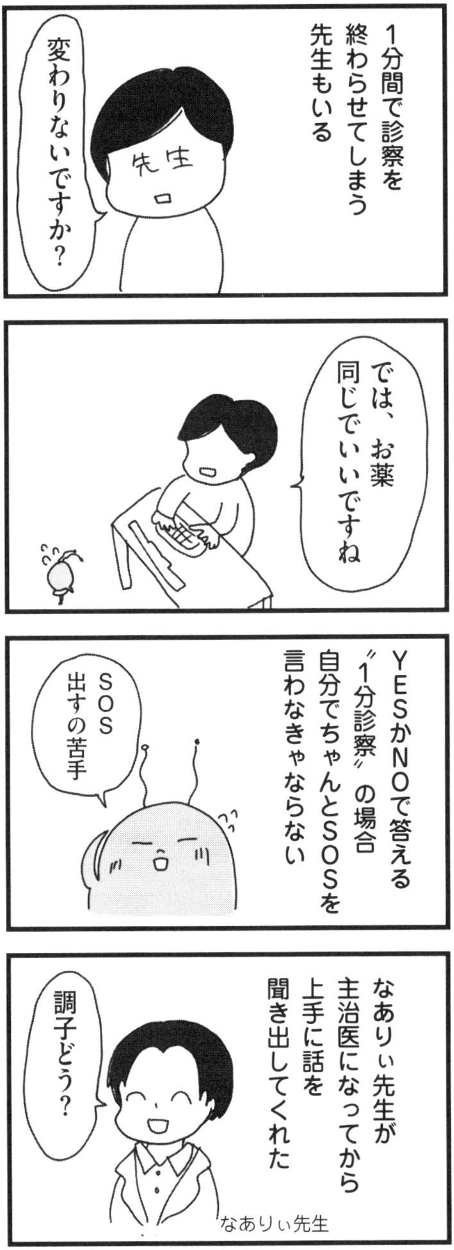
1分間で診察を
終わらせてしまう
先生もいる
先生
変わりないですか？
では、お薬
同じでいいですね
YESかNOで答える
〝1分診察〟の場合
自分でちゃんとSOSを
言わなきゃならない
SOS
出すの苦手
なありぃ先生が
主治医になってから
上手に話を
聞き出してくれた
調子どう？
なありぃ先生

なありぃ先生のホッとアドバイス❶

石の上にも三年？

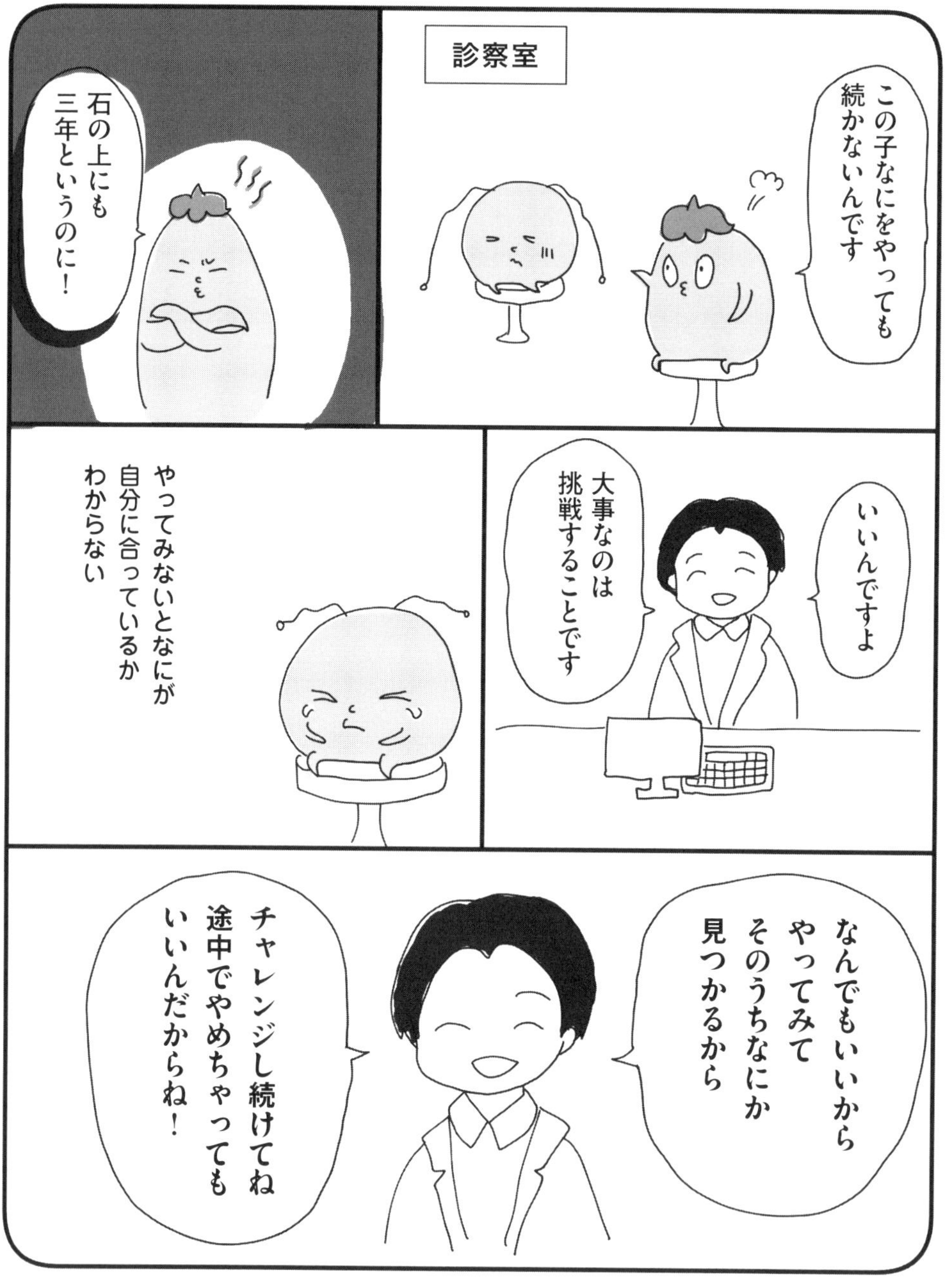

診察室
この子なにをやっても続かないんです
石の上にも三年というのに！
いいんですよ
大事なのは挑戦することです
やってみないとなにが自分に合っているかわからない
なんでもいいからやってみてそのうちなにか見つかるから
チャレンジし続けてね 途中でやめちゃってもいいんだからね！

第2章
入院生活と退院生活
——15歳、統合失調症になる

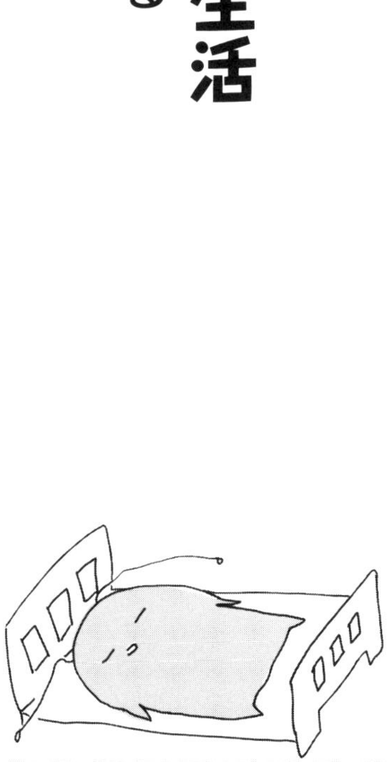

保護室

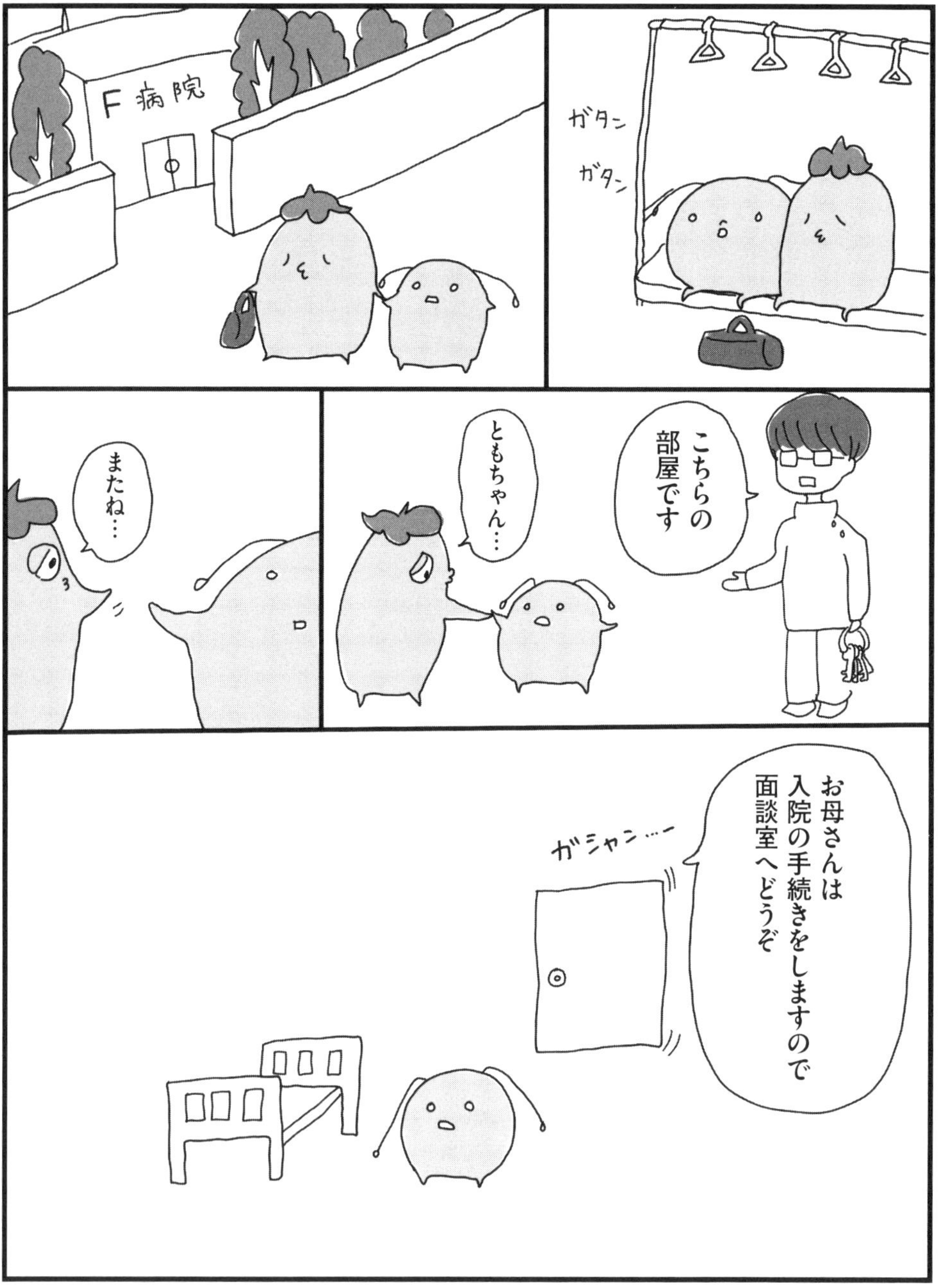
ガタン
ガタン
F病院
こちらの部屋です
ともちゃん…
またね…
お母さんは入院の手続きをしますので面談室へどうぞ
ガシャン…

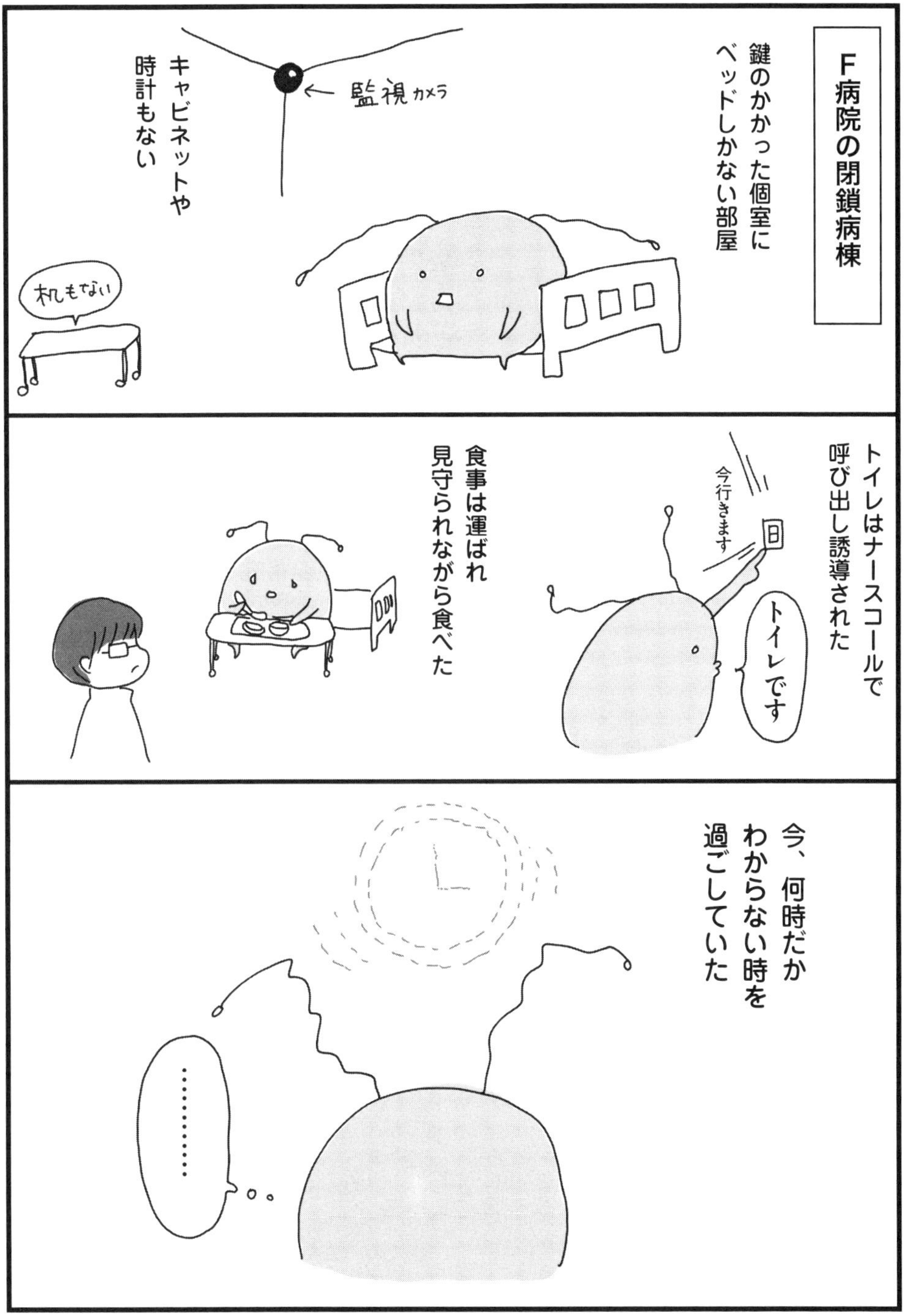

F病院の閉鎖病棟
鍵のかかった個室にベッドしかない部屋
監視カメラ
キャビネットや時計もない
机もない
トイレはナースコールで呼び出し誘導された
今行きます
トイレです
食事は運ばれ見守られながら食べた
今、何時だかわからない時を過ごしていた
……………

取り戻した“寂しさ”

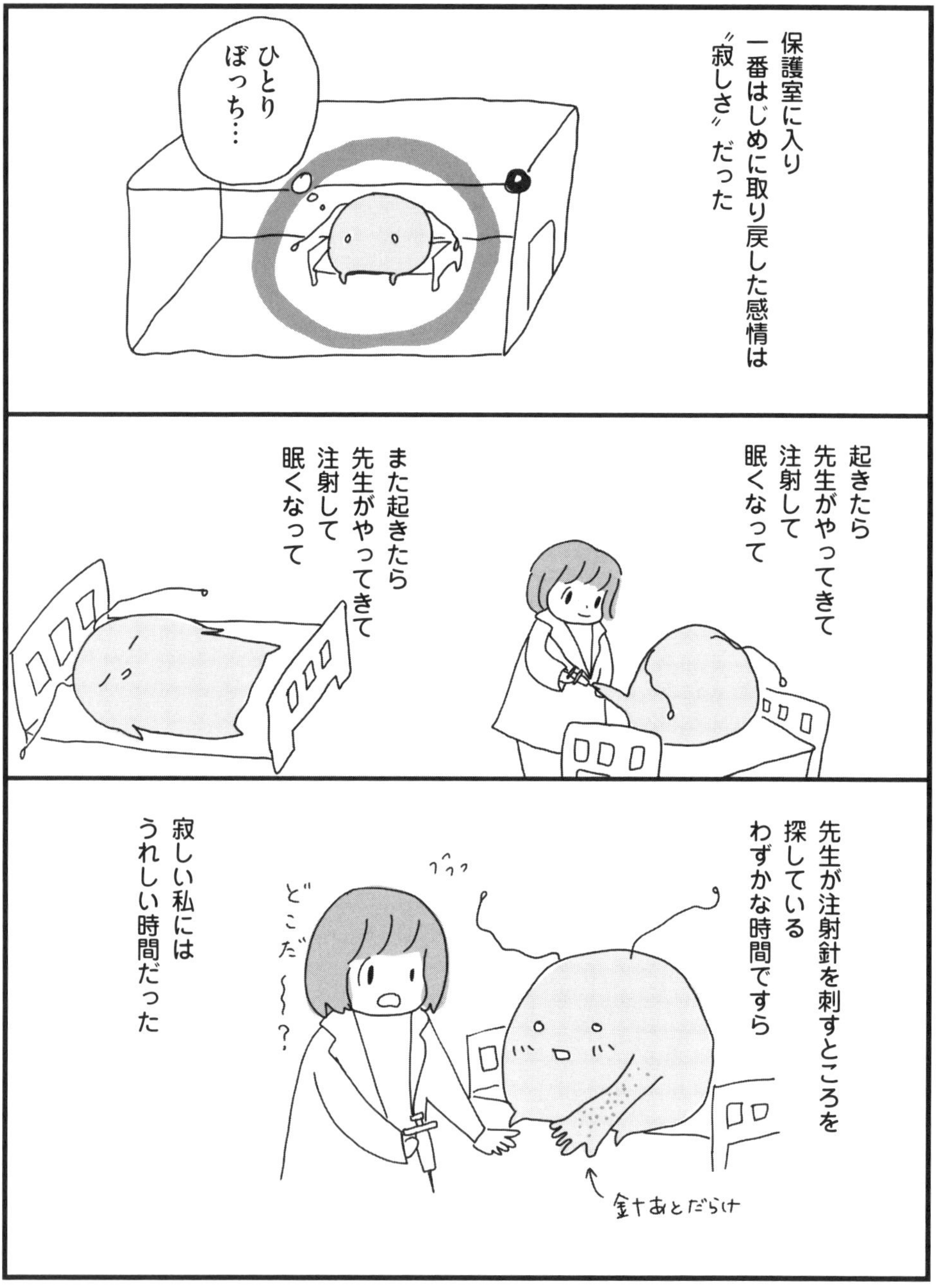
保護室に入り
一番はじめに取り戻した感情は
“寂しさ”だった
ひとりぼっち…
起きたら
先生がやってきて
注射して
眠くなって
また起きたら
先生がやってきて
注射して
眠くなって
先生が注射針を刺すところを
探している
わずかな時間ですら
どこだ～～？
針あとだらけ
寂しい私には
うれしい時間だった

主治医・なありぃ先生との出会い

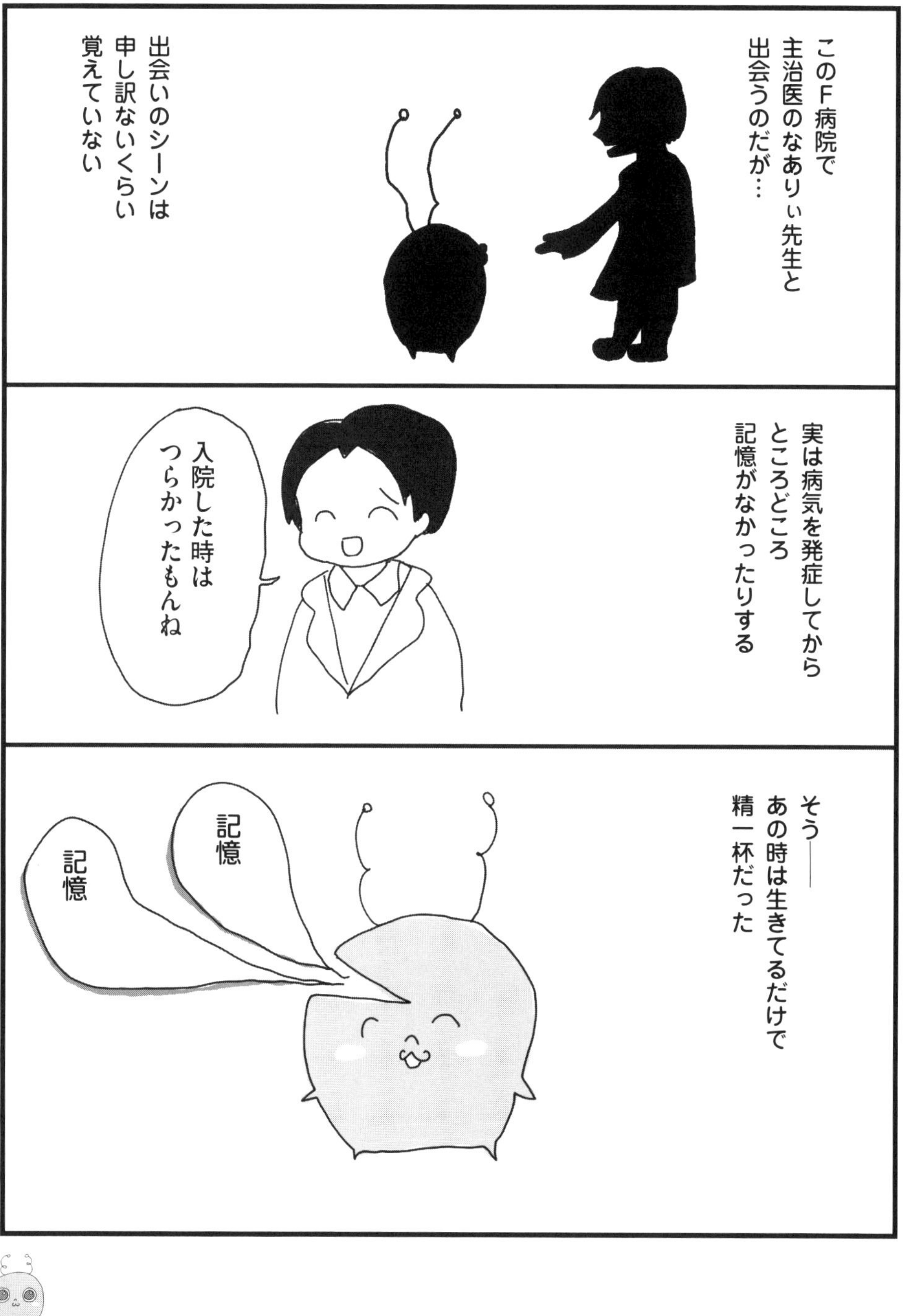
このF病院で
主治医のなありぃ先生と
出会うのだが…
出会いのシーンは
申し訳ないくらい
覚えていない
実は病気を発症してから
ところどころ
記憶がなかったりする
入院した時は
つらかったもんね
そう――
あの時は生きてるだけで
精一杯だった
記憶
記憶

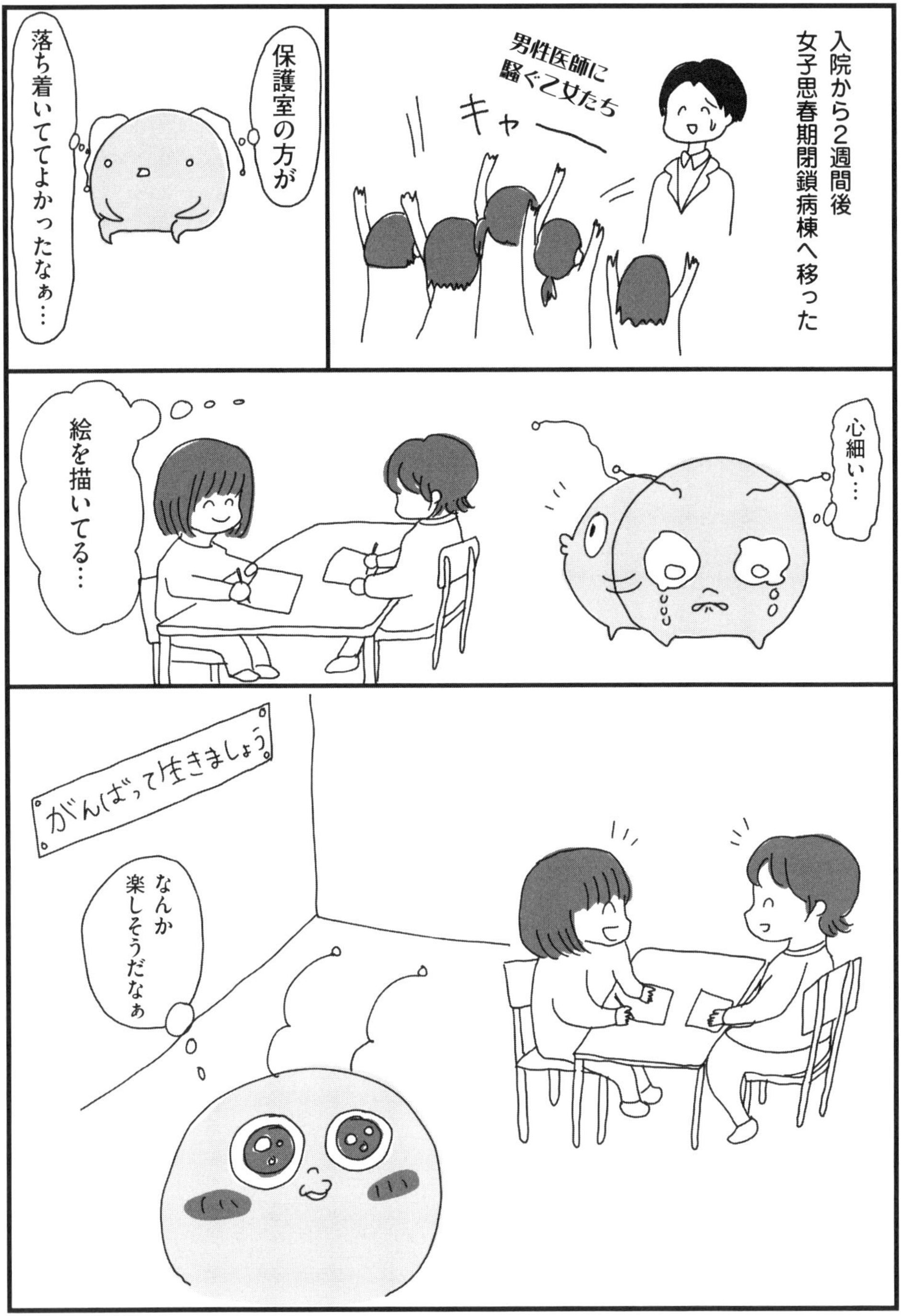
入院から2週間後
女子思春期閉鎖病棟へ移った
男性医師に騒ぐ乙女たち
キャー
保護室の方が
落ち着いててよかったなぁ…
心細い…
絵を描いてる…
がんばって生きましょう
なんか楽しそうだなぁ

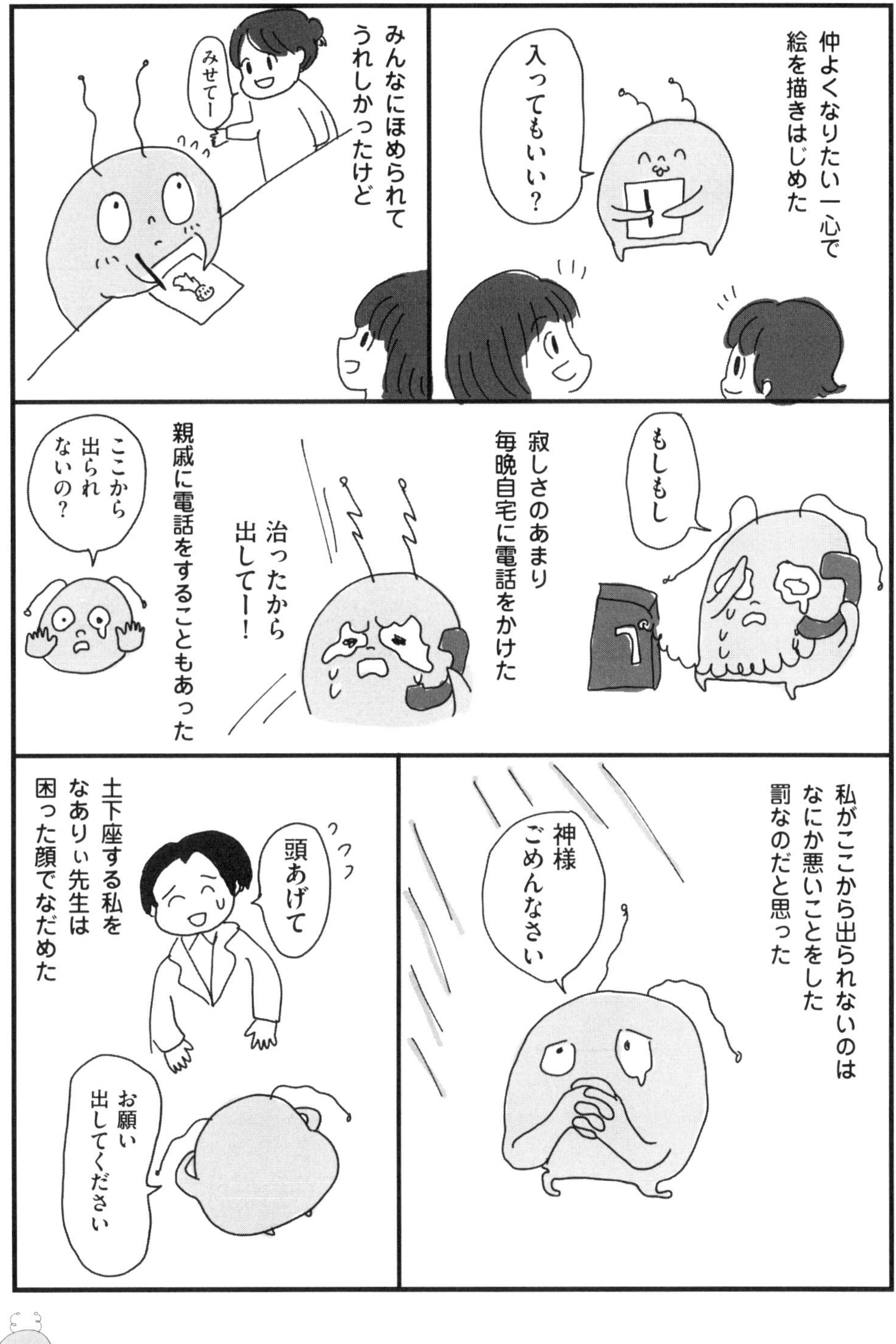
仲よくなりたい一心で絵を描きはじめた
入ってもいい？
みせてー
みんなにほめられてうれしかったけど
もしもし
寂しさのあまり毎晩自宅に電話をかけた
治ったから出してー！
親戚に電話をすることもあった
ここから出られないの？
私がここから出られないのはなにか悪いことをした罰なのだと思った
神様ごめんなさい
頭あげて
土下座する私をなありぃ先生は困った顔でなだめた
お願い出してください

病気の告知

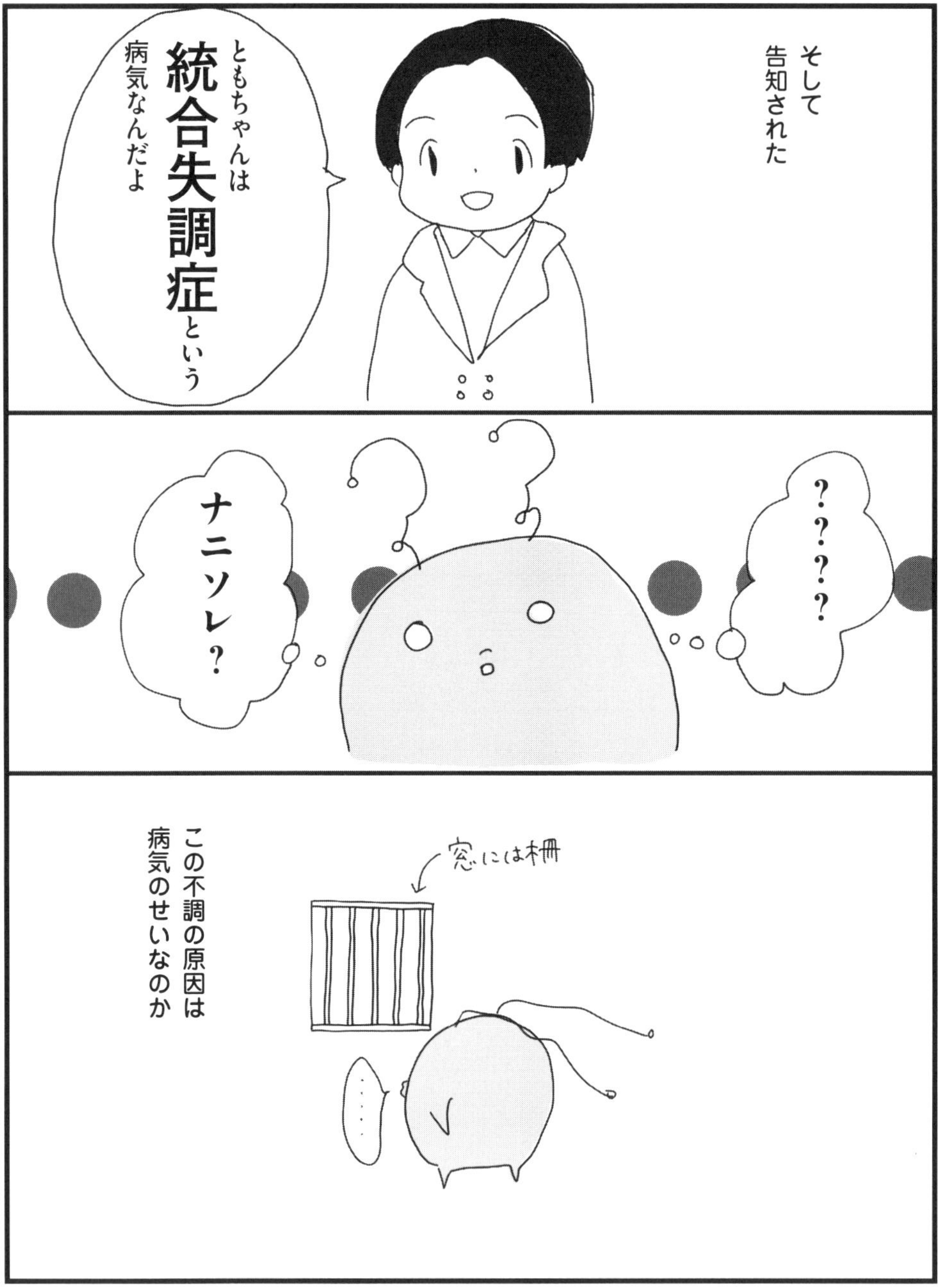
そして告知された
ともちゃんは統合失調症という病気なんだよ
？？？？
ナニソレ？
この不調の原因は病気のせいなのか
窓には柵
……

朝の回診

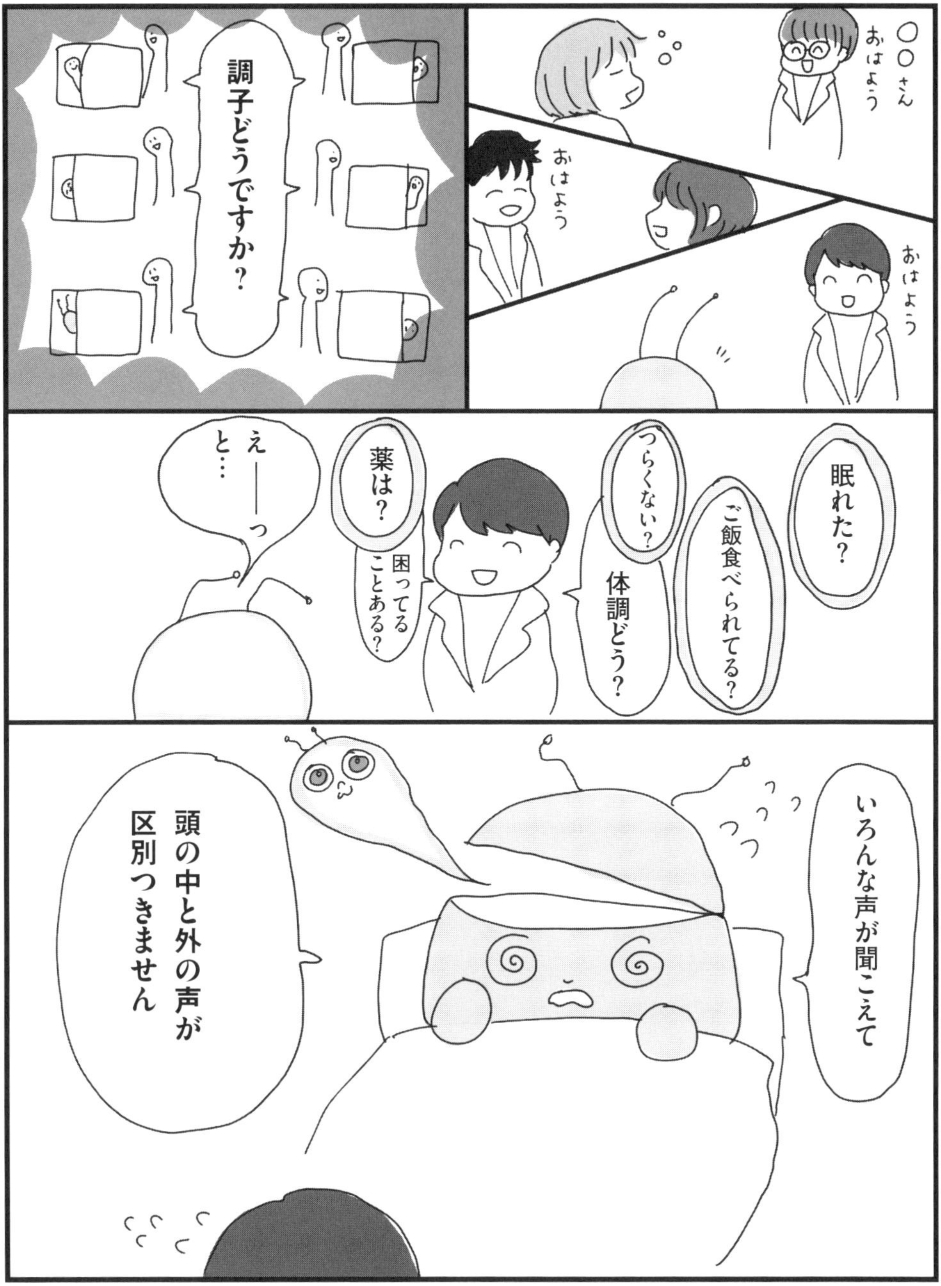
調子どうですか？
〇〇さん おはよう
おはよう
おはよう
眠れた？
ご飯食べられてる？
つらくない？
体調どう？
薬は？
困ってることある？
えーーーっと…
いろんな声が聞こえて
頭の中と外の声が区別つきません

ある時の入院生活

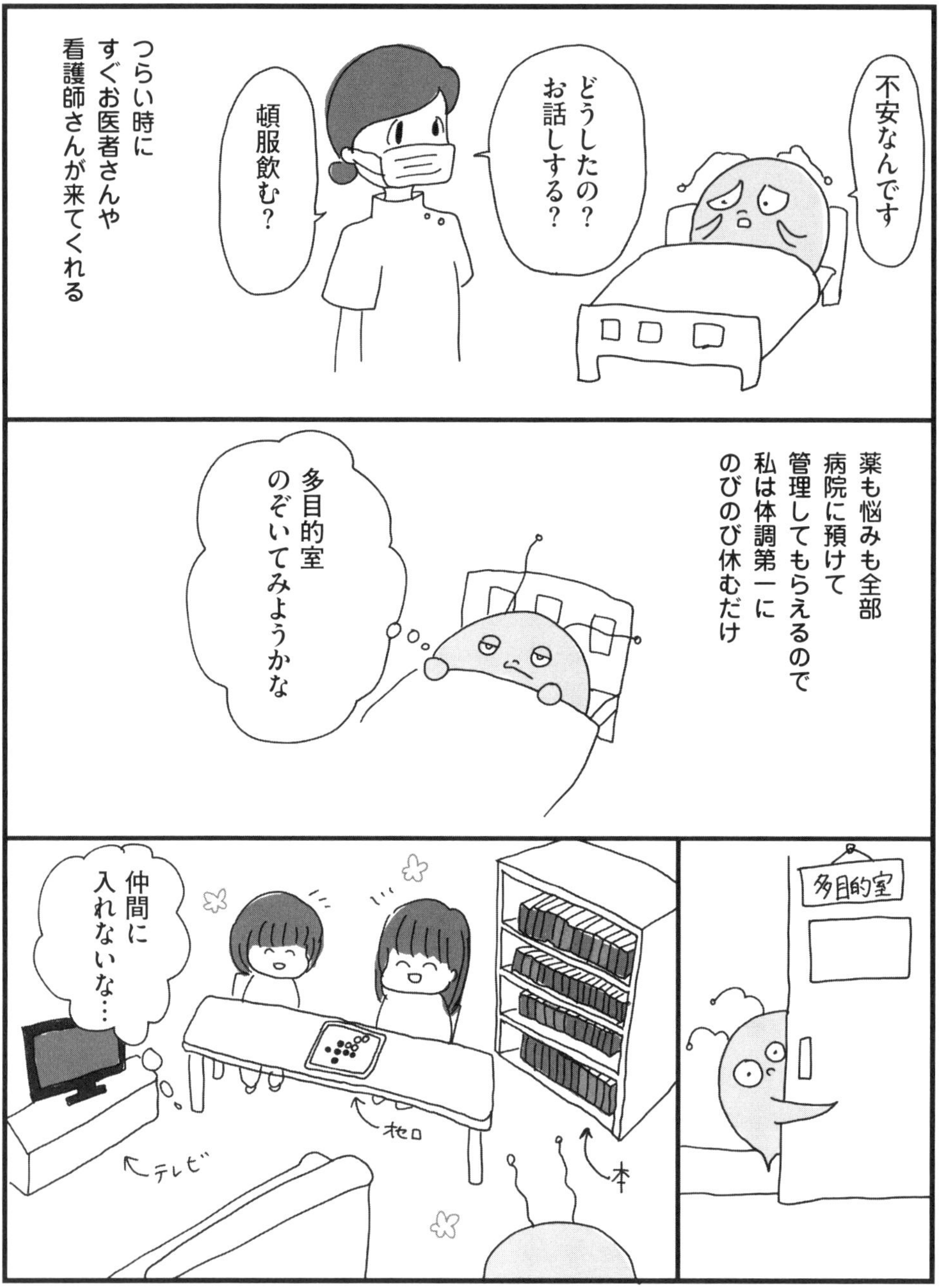

不安なんです
どうしたの？お話しする？
頓服飲む？
つらい時にすぐお医者さんや看護師さんが来てくれる
薬も悩みも全部病院に預けて管理してもらえるので私は体調第一にのびのび休むだけ
多目的室のぞいてみようかな
多目的室
仲間に入れないな……
オセロ
本
テレビ

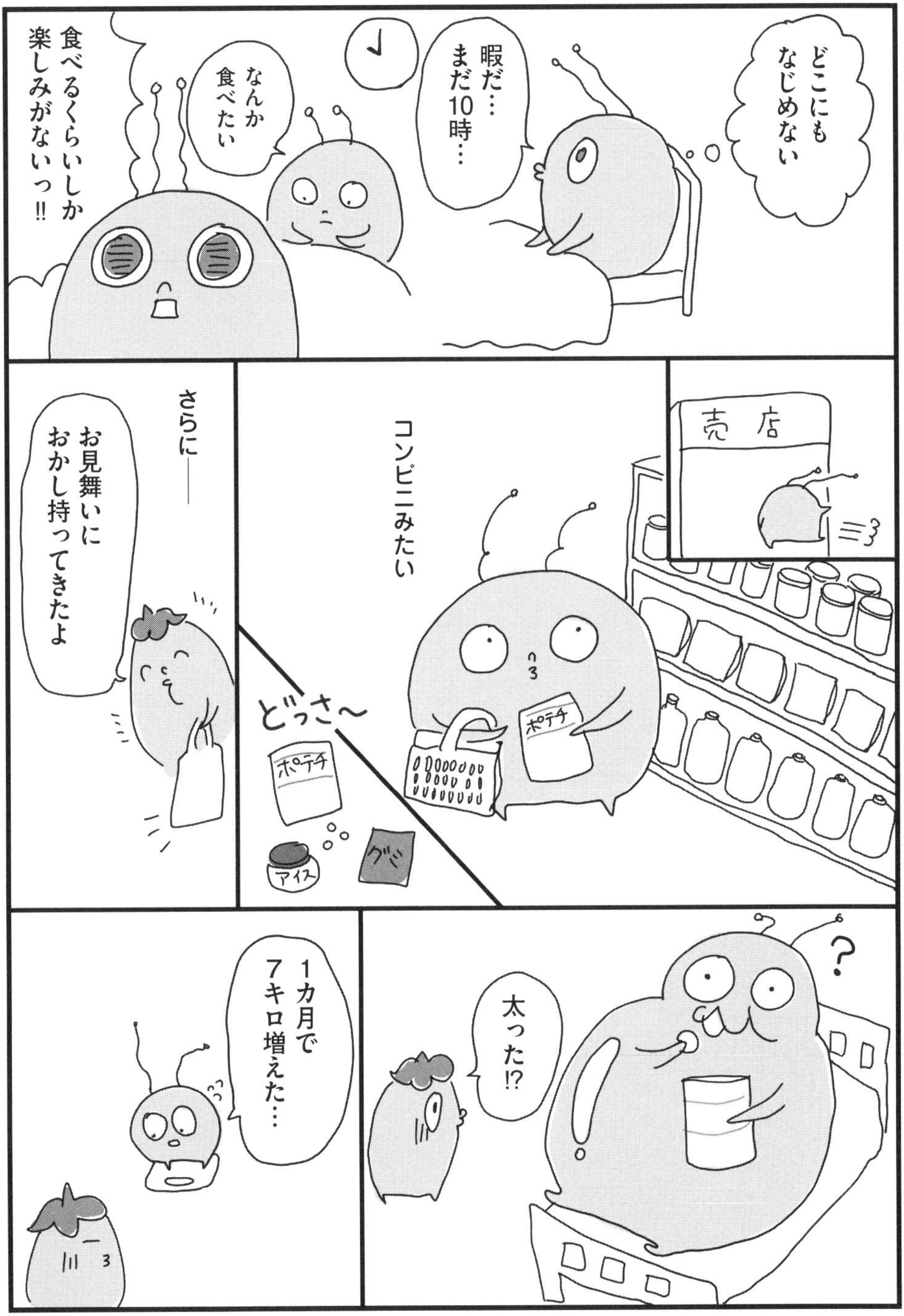
どこにも
なじめない
暇だ…
まだ10時…
なんか
食べたい
食べるくらいしか
楽しみがないっ!!
売店
コンビニみたい
ポテチ
どっさ〜
ポテチ
アイス
グミ
さらに——
お見舞いに
おかし持ってきたよ
太った!?
1カ月で
7キロ増えた…

夜9時、消灯

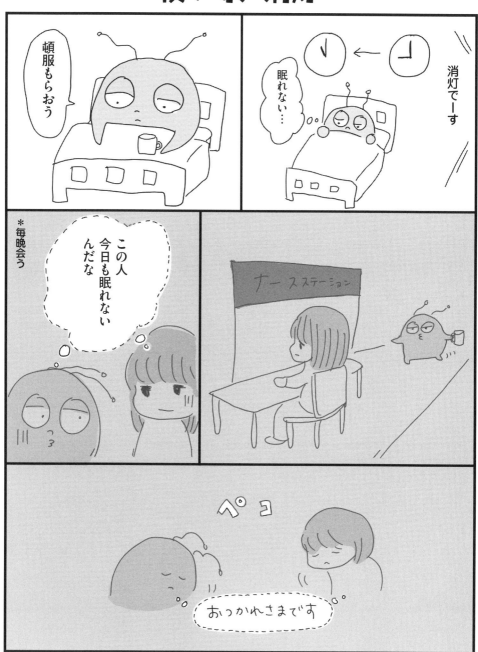

消灯でーす
眠れない…
頓服もらおう
ナースステーション
この人今日も眠れないんだな
＊毎晩会う
ペコ
おつかれさまです

連絡先交換はタブーだ

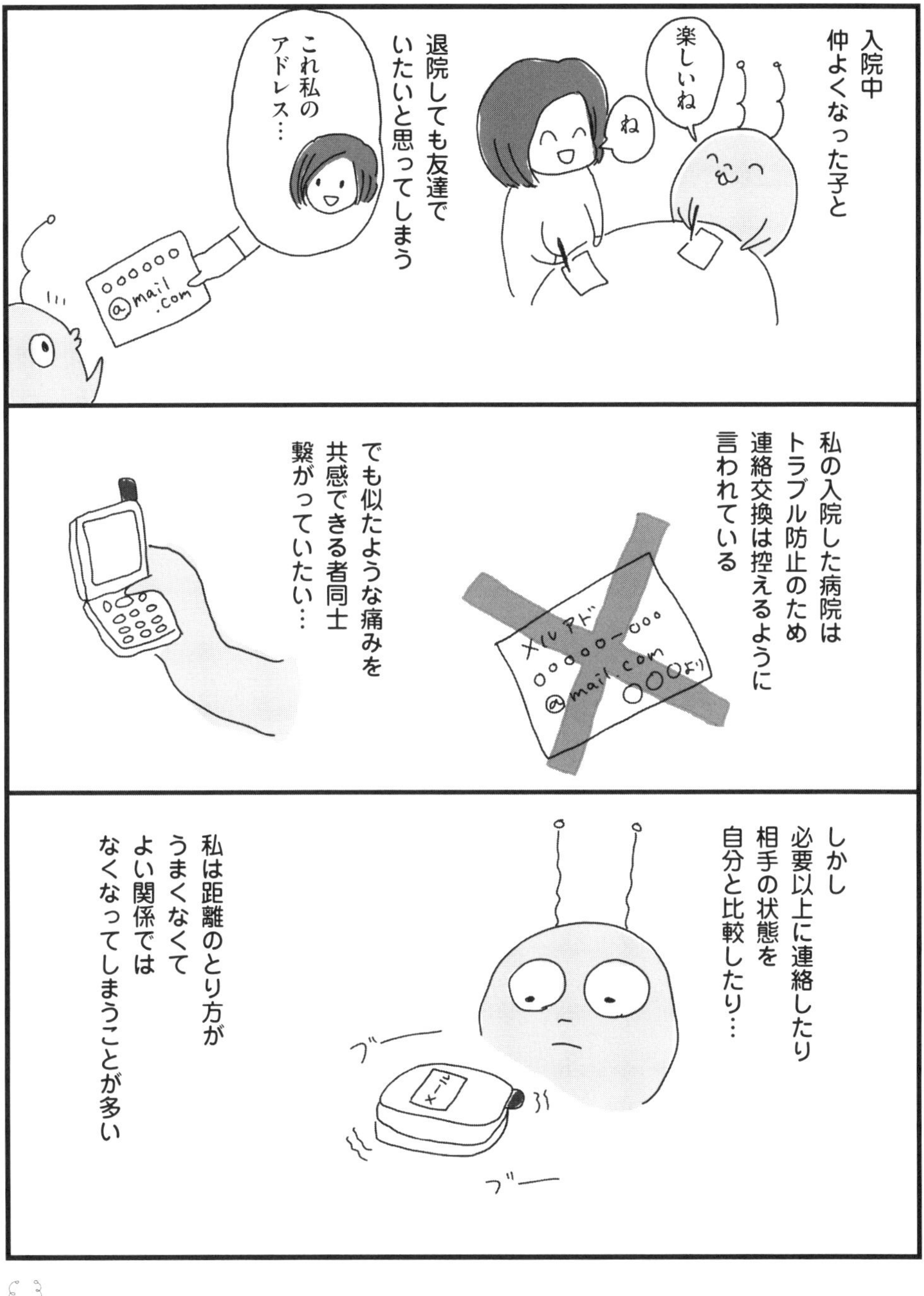
入院中
仲よくなった子と
楽しいね
ね
退院しても友達で
いたいと思ってしまう
これ私の
アドレス…
○○○○○○
@mail.com
私の入院した病院は
トラブル防止のため
連絡交換は控えるように
言われている
メルアド
○○○○-○○○
○○○○○@mail.com
○○○より
でも似たような痛みを
共感できる者同士
繋がっていたい…
しかし
必要以上に連絡したり
相手の状態を
自分と比較したり…
私は距離のとり方が
うまくなくて
よい関係では
なくなってしまうことが多い
ブー
メール
ブー

退院したい気持ちとしたくない気持ち

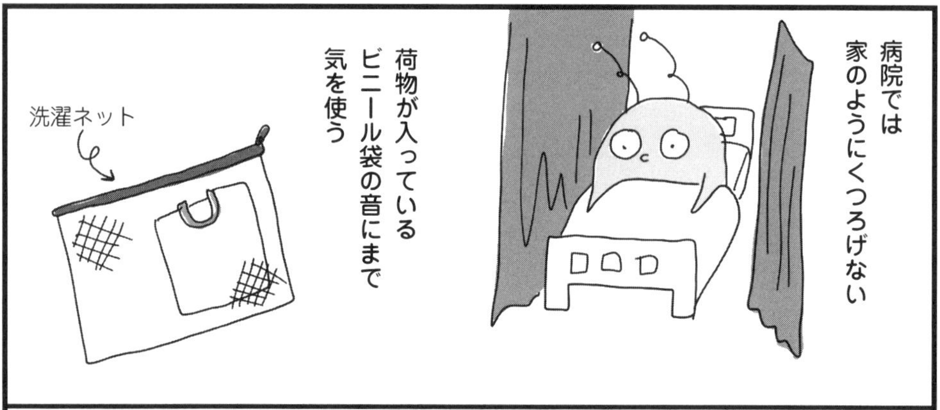
病院では
家のようにくつろげない
荷物が入っている
ビニール袋の音にまで
気を使う
洗濯ネット

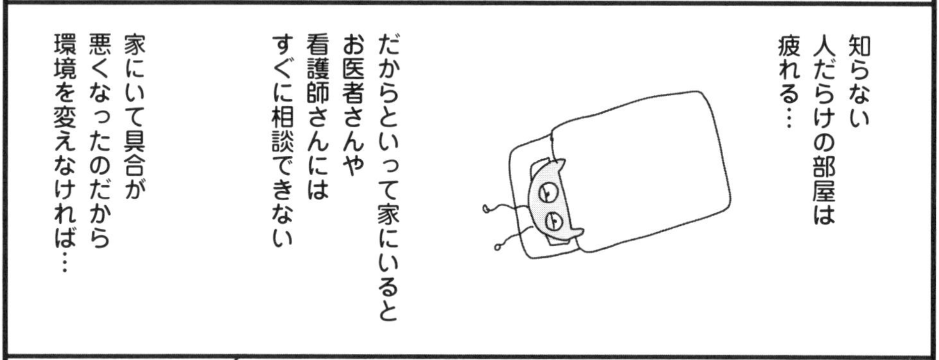
知らない
人だらけの部屋は
疲れる…
だからといって家にいると
お医者さんや
看護師さんには
すぐに相談できない
家にいて具合が
悪くなったのだから
環境を変えなければ…

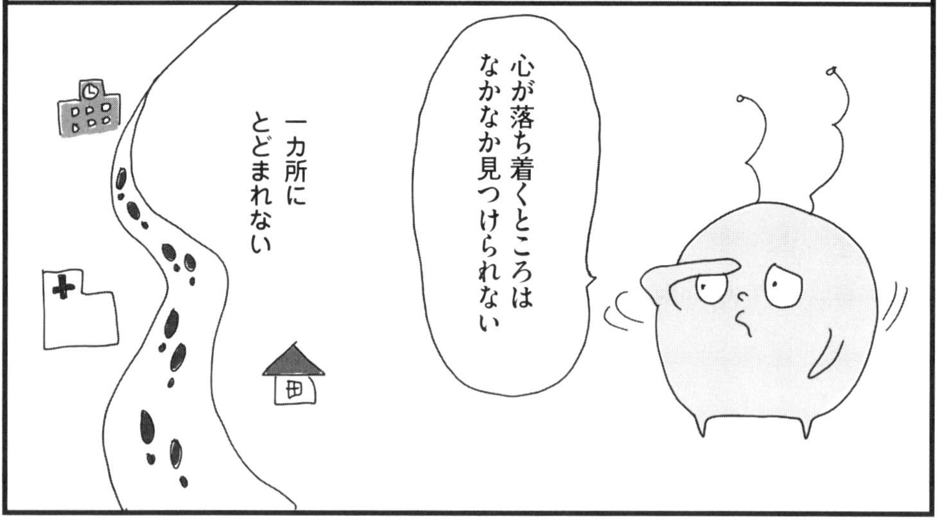
心が落ち着くところは
なかなか見つけられない
一カ所に
とどまれない

社会から逃れてもまた社会

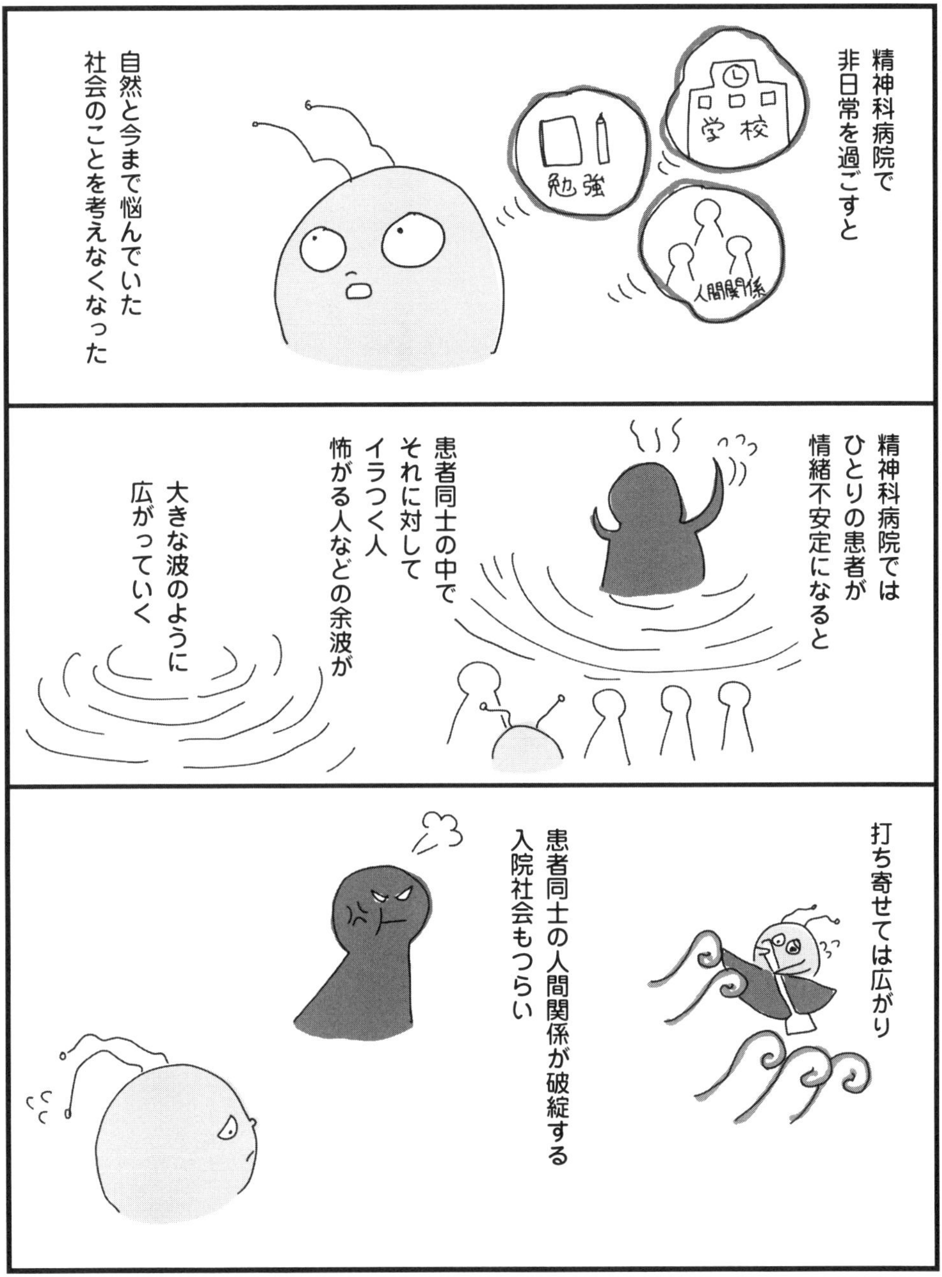
精神科病院で
非日常を過ごすと
学校
勉強
人間関係
自然と今まで悩んでいた
社会のことを考えなくなった
精神科病院では
ひとりの患者が
情緒不安定になると
患者同士の中で
それに対して
イラつく人
怖がる人などの余波が
大きな波のように
広がっていく
打ち寄せては広がり
患者同士の人間関係が破綻する
入院社会もつらい

退院の告知

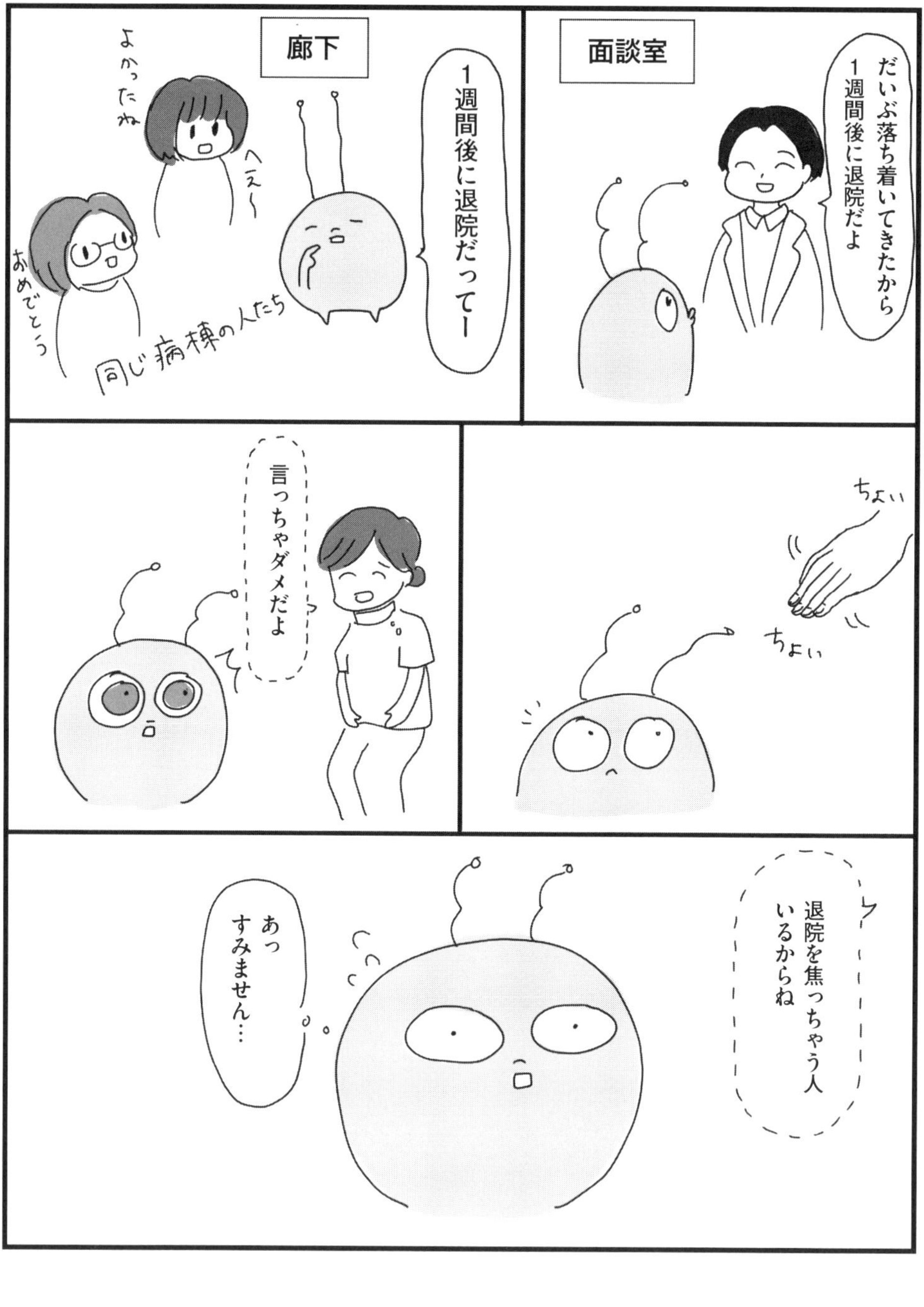
面談室
だいぶ落ち着いてきたから 1週間後に退院だよ
廊下
1週間後に退院だってー
よかったね
へえ～
おめでとう
同じ病棟の人たち
ちょい
ちょい
言っちゃダメだよ
退院を焦っちゃう人 いるからね
あっ すみません…

退院する時

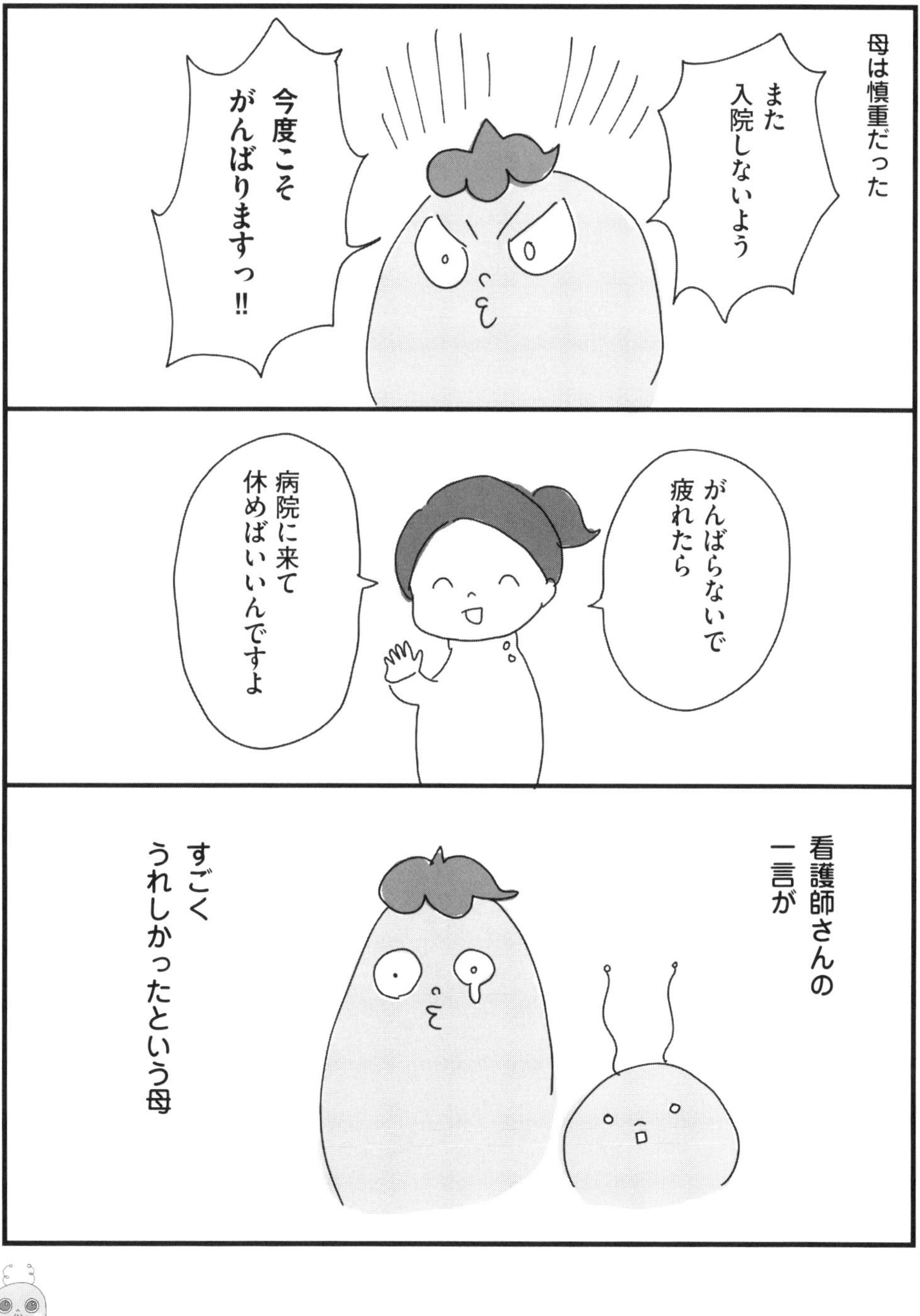
母は慎重だった
また入院しないよう
今度こそがんばりますっ!!
がんばらないで疲れたら
病院に来て休めばいいんですよ
看護師さんの一言が
すごくうれしかったという母

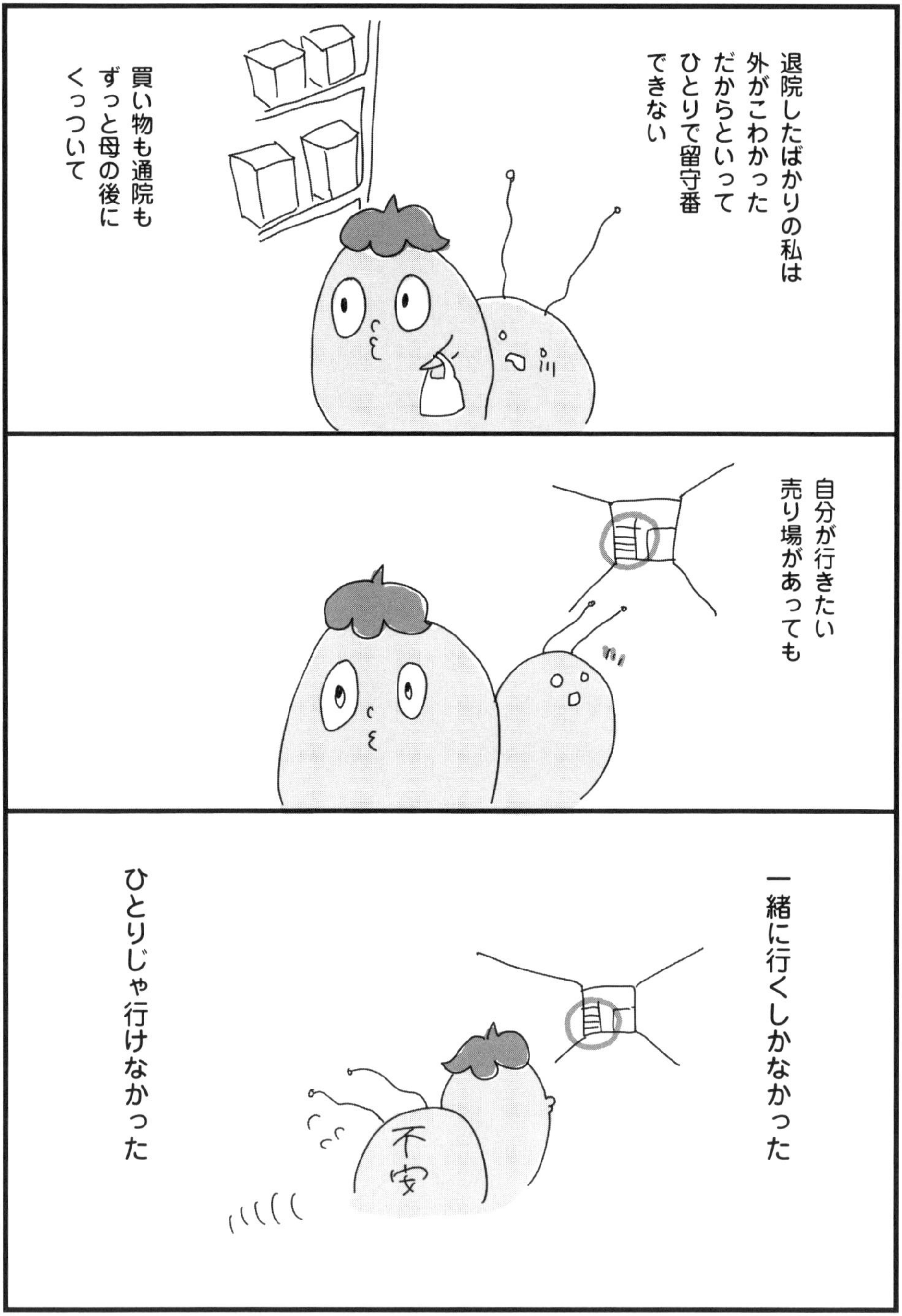
退院したばかりの私は
外がこわかった
だからといって
ひとりで留守番
できない
買い物も通院も
ずっと母の後に
くっついて
自分が行きたい
売り場があっても
一緒に行くしかなかった
不安
ひとりじゃ行けなかった

申し訳ない

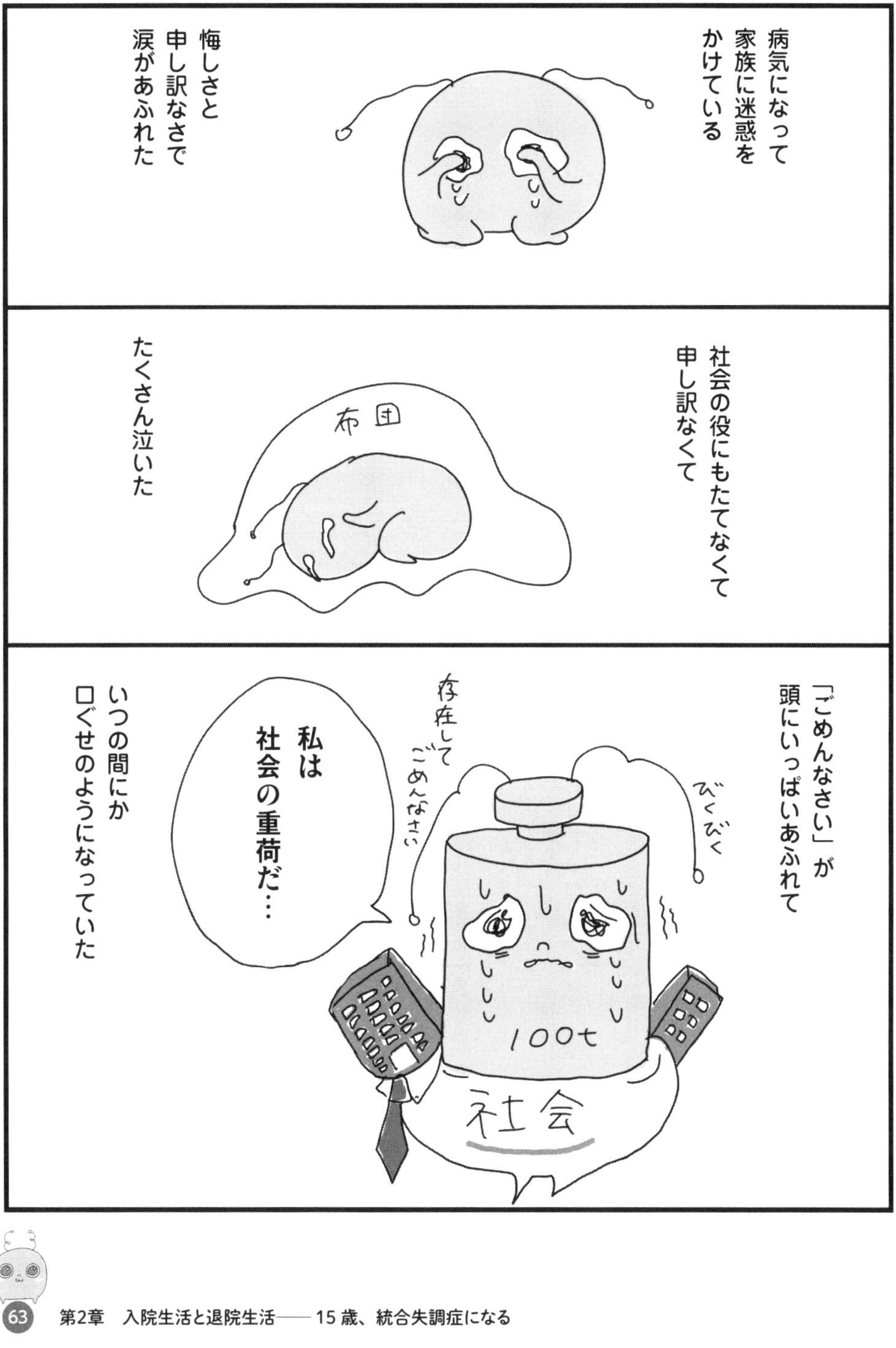
病気になって
家族に迷惑を
かけている
悔しさと
申し訳なさで
涙があふれた
社会の役にもたてなくて
申し訳なくて
布団
たくさん泣いた
「ごめんなさい」が
頭にいっぱいあふれて
びくびく
存在して
ごめんなさい
私は
社会の重荷だ…
100t
社会
いつの間にか
口ぐせのようになっていた

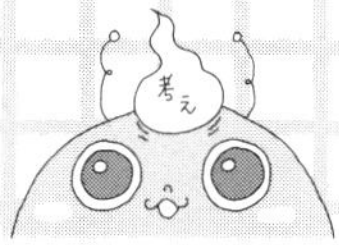

解説② 統合失調症の治療とは?

統合失調症の治療には、①症状そのものを改善させること、②症状の再発を防ぐこと、③病気によって落ちてしまった社会的機能を回復させること、の3つがあります。その目的によって治療の方向性も変わってきます。

①症状そのものを改善させること

薬物療法が治療の中心になります。統合失調症の薬物療法においては、抗精神病薬と呼ばれる薬が主に用いられます。抗精神病薬は一般的には「鎮静剤」と呼ばれている薬の仲間で、薬理学的には脳内伝達物質であるドーパミンの働きを抑える作用が共通してあります。ドーパミンは脳を活性化させる役割があり、前頭前野では情報処理能力や記憶力を高める働きがあり、大脳《だいのう》辺縁《へんえん》系《けい》では意欲を高める働きがあると考えられています。

脳を活性化させるという大事な役割を持っているドーパミンの働きを抑えてしまっていいのかと思われるかもしれませんが、統合失調症では脳内のドーパミンの分泌が過剰になっていて、それによる頭の働きすぎが幻覚妄想や興奮につながっていると考えられるため、過剰なドーパミンの作用を薬で一時的に抑え、脳を休ませることに意味があるのです。

薬物療法だけでは十分に脳が休まらない場合、入院での治療がすすめられることもあります。入院によって日常生活のさまざまな余計な刺激を減らすことで、脳が休みやすくなります。

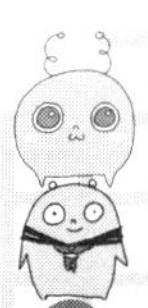

②症状の再発を防ぐこと

統合失調症は再発しやすい病気と言われており、再発を防ぐためには幻覚や妄想などの症状がなくなっても、抗精神病薬の服用を継続することが効果的であることがわかっています。脳の「働きすぎ」は治まっても、脳の「感じやすさ」は残っていると考えるといいでしょう。

再発を防ぐためには薬物療法に加えて、ストレスのコントロールも大きな役割を果たします。ストレスのコントロールは、無理をしすぎないことです。病気のなりやすさに影響するストレスを減らすのも1つの方法ですが、ストレスに強くなるというのも同じくらい有効な方法です。

ストレスを跳ね返す力をレジリエンスと言いますが、このレジリエンスを強めるために周囲の支えや患者さん自身の前向きさはとても役に立ちます。そのためにおこなうのが、患者さんやご家族への精神療法や心理教育であり、さらには社会参加を進めて自己肯定感を高めていくことも大いに意味があります。

③社会的機能の回復

たとえ病気の症状がなくなっても、なにもできないのではなんのために病気を治療したのかわかりません。作業療法や生活技能訓練などによって作業能力や生活能力の回復を進めたり、好きなことや興味があることをやって楽しさや喜びを取り戻しながら、時機を見て社会参加につなげていくことが大切です。

成重竜一郎（若宮病院児童精神科医長）

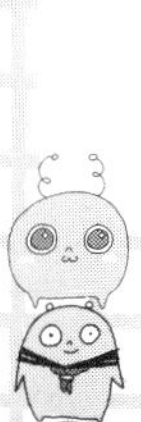

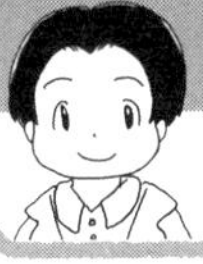

なありぃ先生のホッとアドバイス❷

自分の評価

失敗は出来事

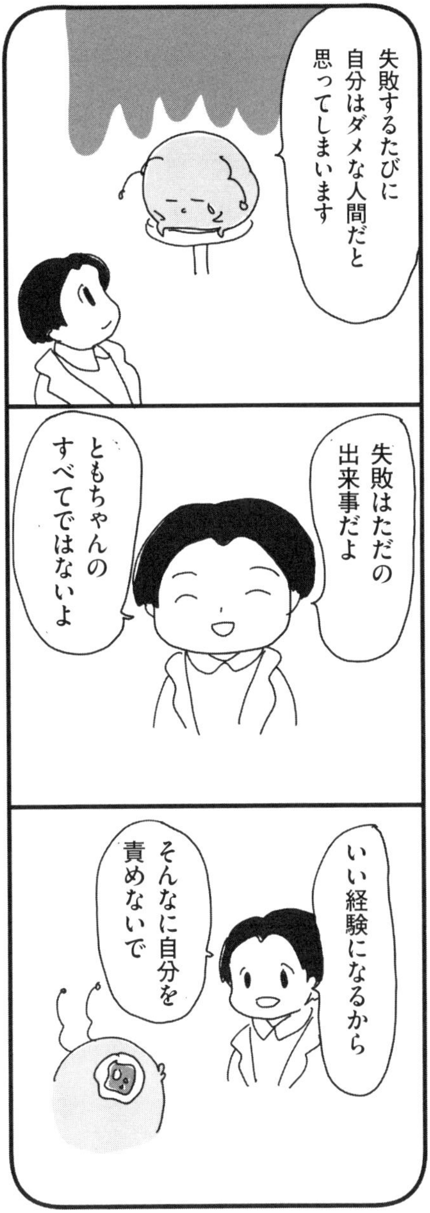

失敗するたびに自分はダメな人間だと思ってしまいます
失敗はただの出来事だよ
ともちゃんのすべてではないよ
いい経験になるから
そんなに自分を責めないで

寝る前の感情

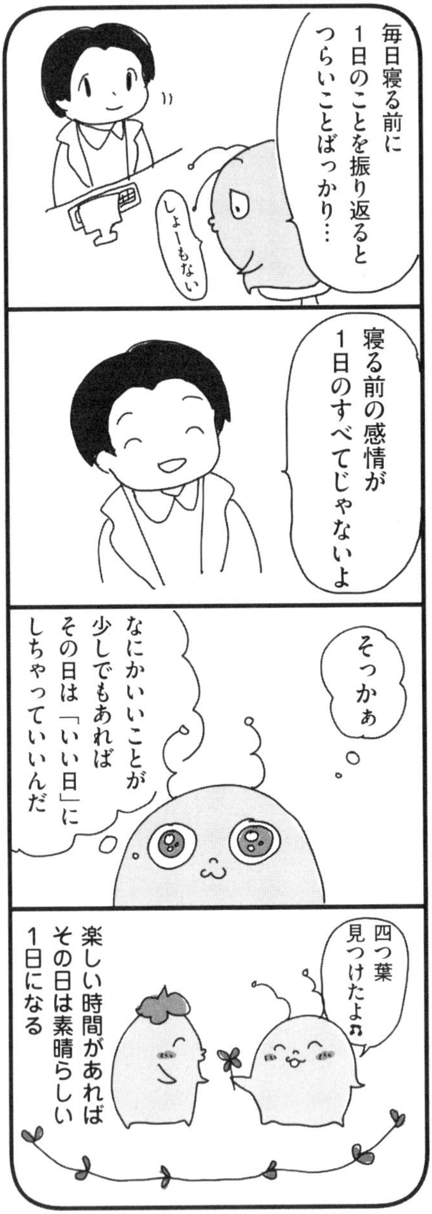

毎日寝る前に1日のことを振り返るとつらいことばっかり…
しょーもない
寝る前の感情が1日のすべてじゃないよ
そっかぁ
なにかいいことが少しでもあればその日は「いい日」にしちゃっていいんだ
四つ葉見つけたよ♫
楽しい時間があればその日は素晴らしい1日になる

第3章
私の頭の中の風景
——心と頭で感じるものが妄想を生む

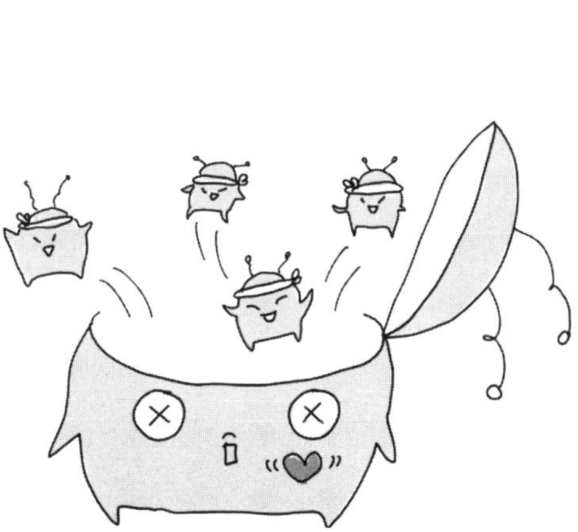

監視されてる?

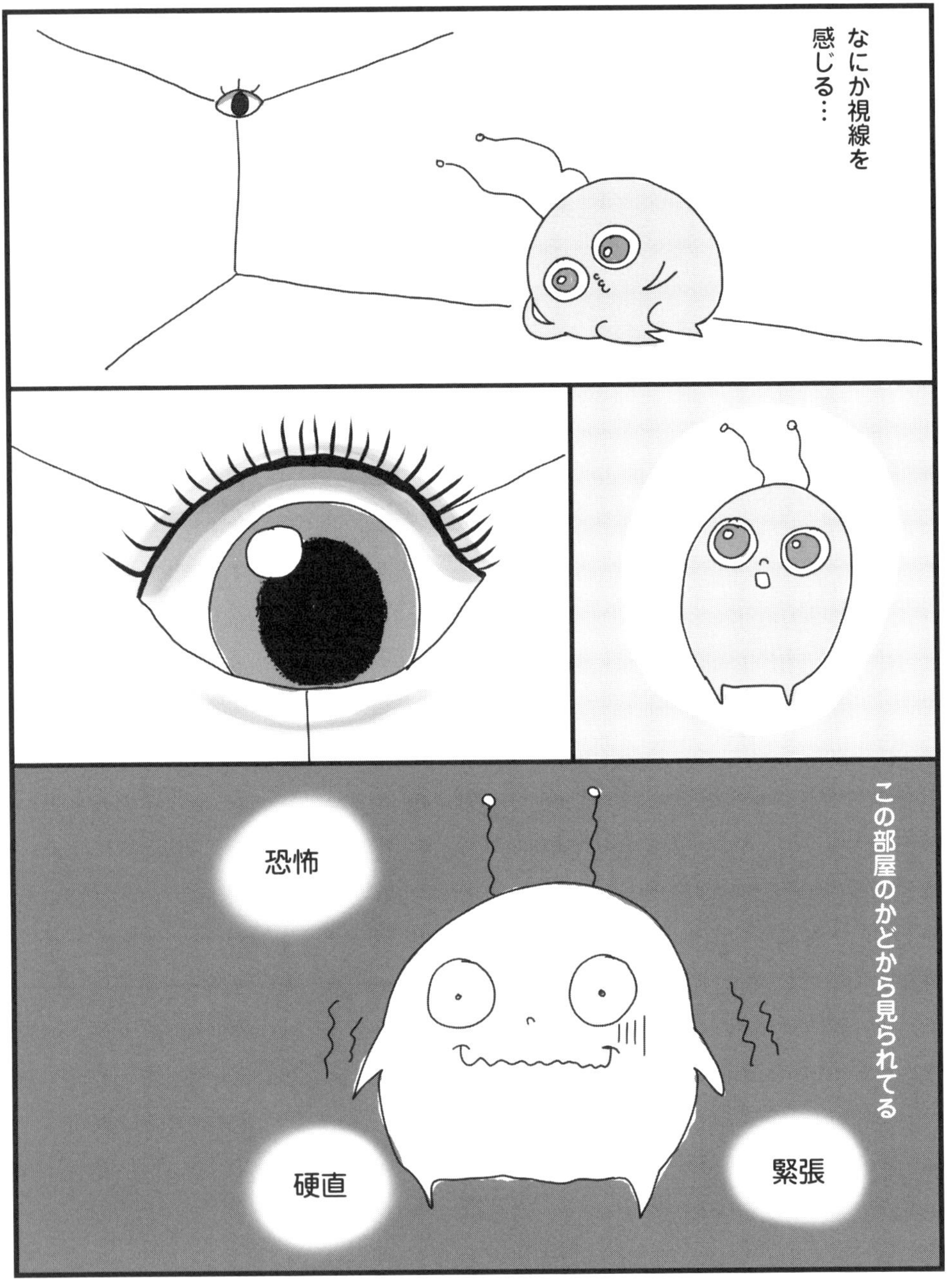

幻覚の原因

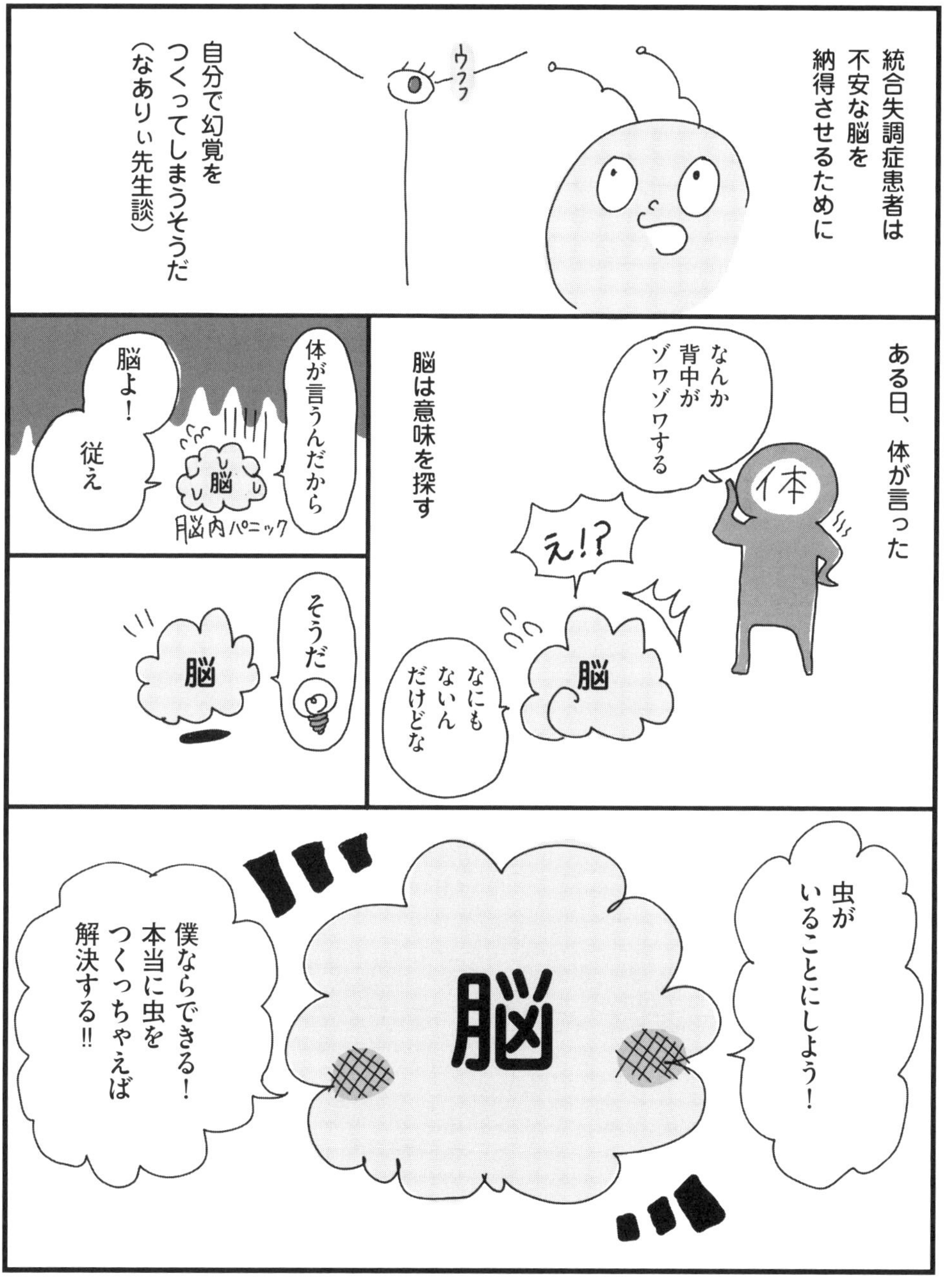
統合失調症患者は不安な脳を納得させるために
ウフフ
自分で幻覚をつくってしまうそうだ（なありぃ先生談）
ある日、体が言った
なんか背中がゾワゾワする
体
え!?
脳
なにもないんだけどな
脳は意味を探す
体が言うんだから
脳
脳内パニック
脳よ！従え
そうだ
脳
虫がいることにしよう！
脳
僕ならできる！本当に虫をつくっちゃえば解決する!!

感覚が妄想を生み出す

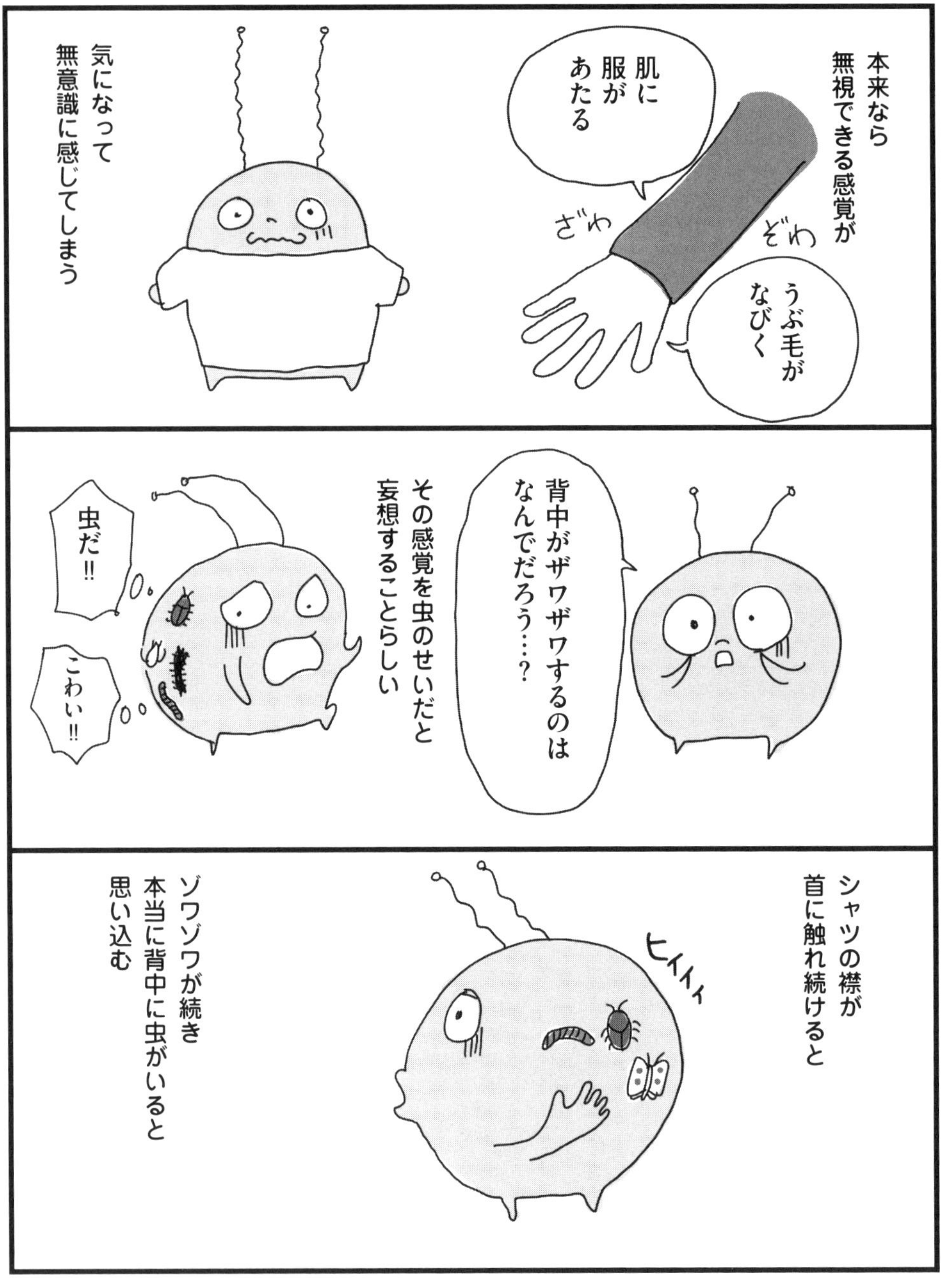
本来なら無視できる感覚が
肌に服があたる
ざわ
ぞわ
うぶ毛がなびく
気になって無意識に感じてしまう
背中がザワザワするのはなんでだろう…?
その感覚を虫のせいだと妄想することらしい
虫だ!!
こわい!!
シャツの襟が首に触れ続けると
ヒイイイ
ゾワゾワが続き本当に背中に虫がいると思い込む

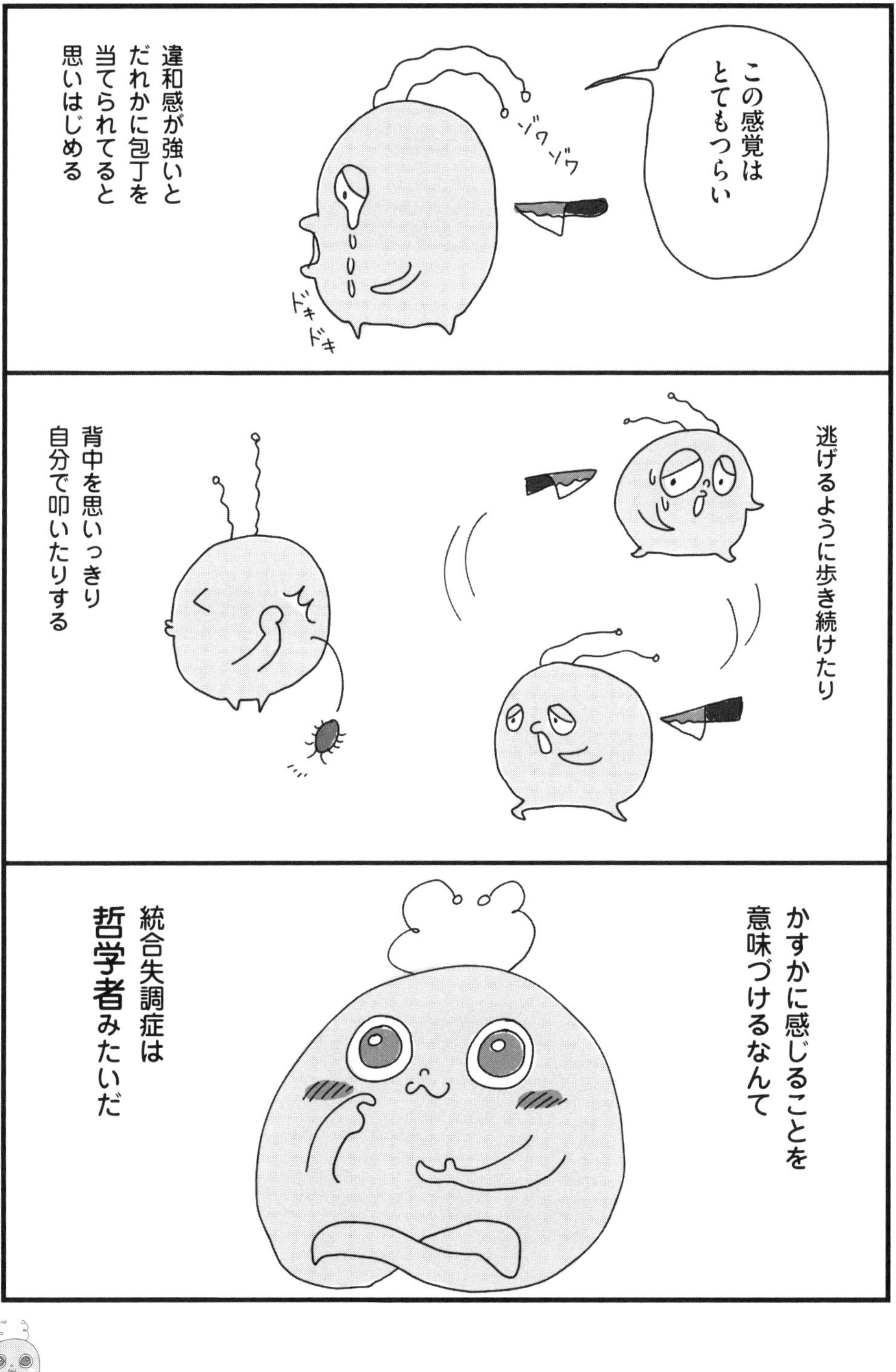
この感覚は
とてもつらい
ゾワゾワ
ドキドキ
違和感が強いと
だれかに包丁を
当てられてると
思いはじめる
逃げるように歩き続けたり
背中を思いっきり
自分で叩いたりする
かすかに感じることを
意味づけるなんて
統合失調症は
哲学者みたいだ

脳の中で動きが増殖する

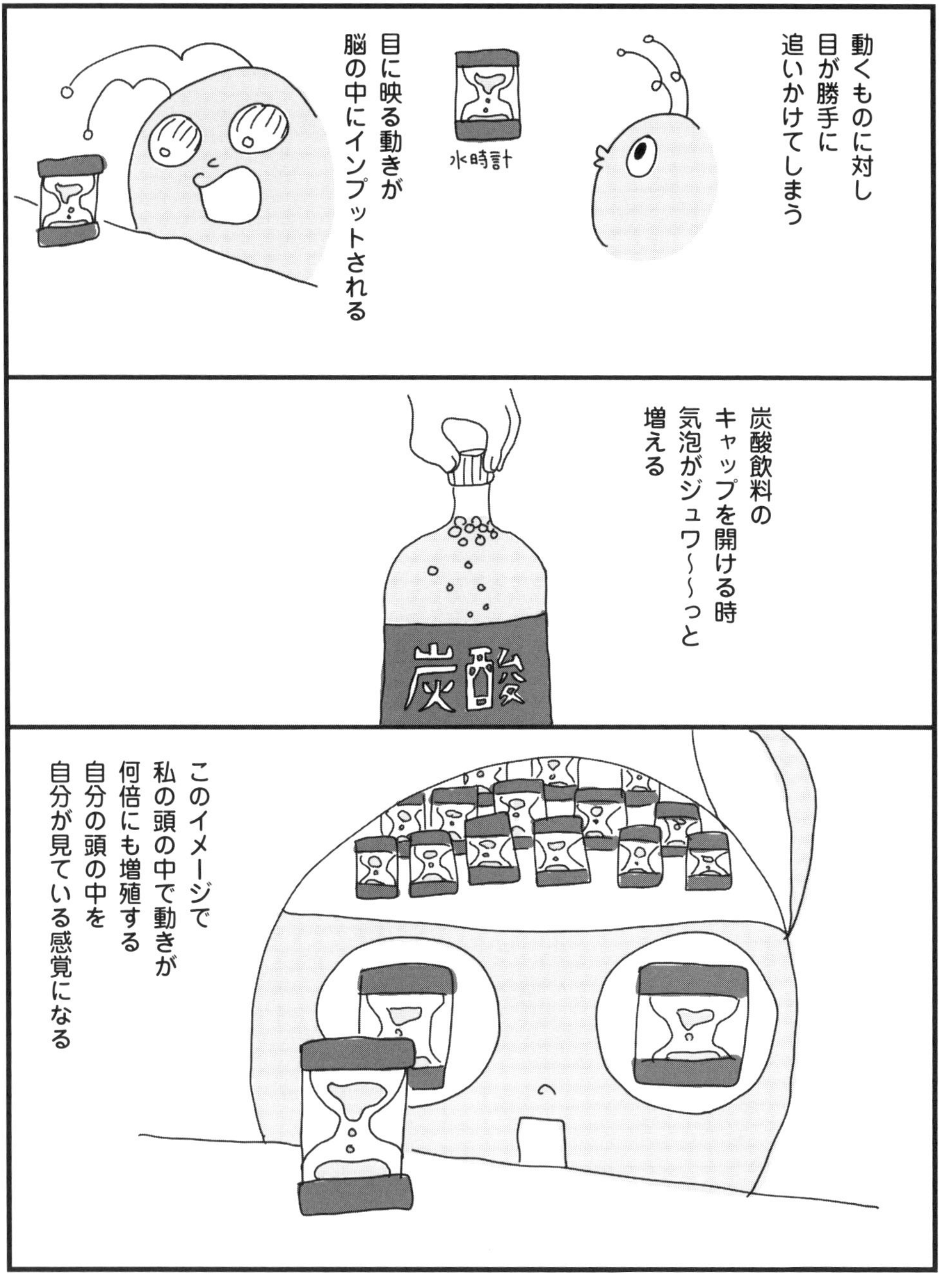
動くものに対し
目が勝手に
追いかけてしまう
水時計
目に映る動きが
脳の中にインプットされる
炭酸飲料の
キャップを開ける時
気泡がジュワ～～っと
増える
炭酸
このイメージで
私の頭の中で動きが
何倍にも増殖する
自分の頭の中を
自分が見ている感覚になる

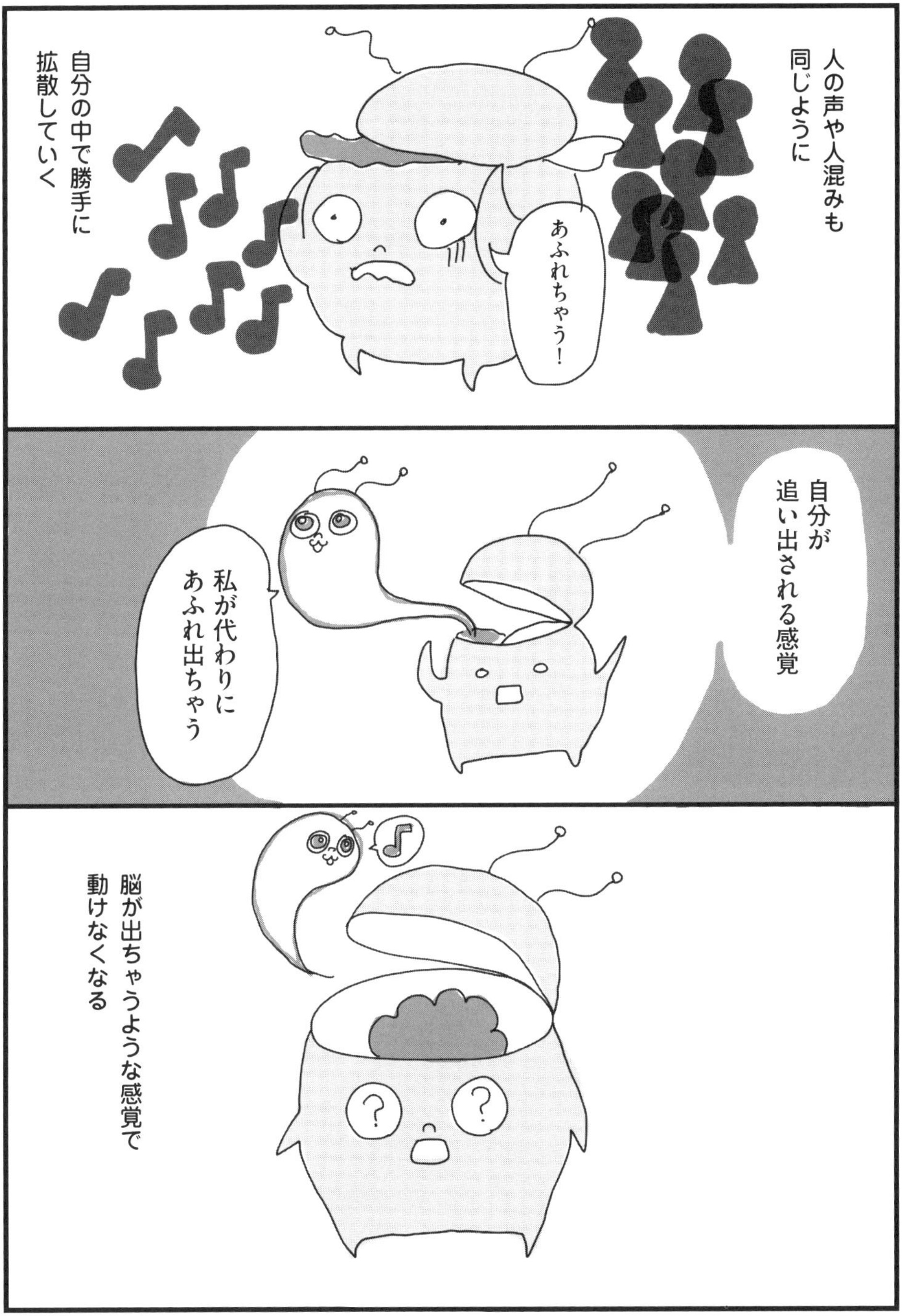
人の声や人混みも同じように
あふれちゃう!
自分の中で勝手に拡散していく
自分が追い出される感覚
私が代わりにあふれ出ちゃう
脳が出ちゃうような感覚で動けなくなる

フォーカスできない

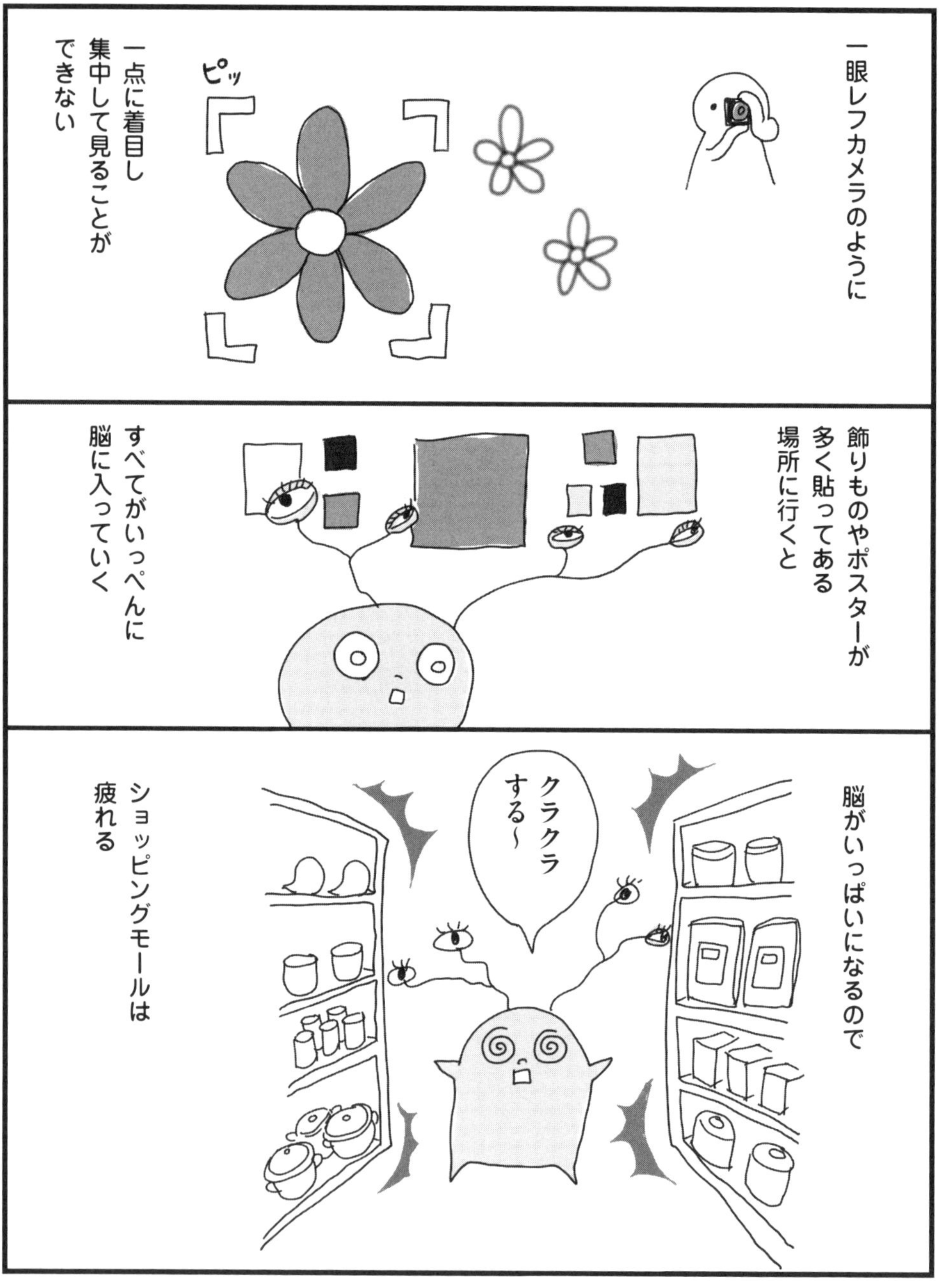
一眼レフカメラのように
ピッ
一点に着目し
集中して見ることが
できない
飾りものやポスターが
多く貼ってある
場所に行くと
すべてがいっぺんに
脳に入っていく
脳がいっぱいになるので
クラクラ
する～
ショッピングモールは
疲れる

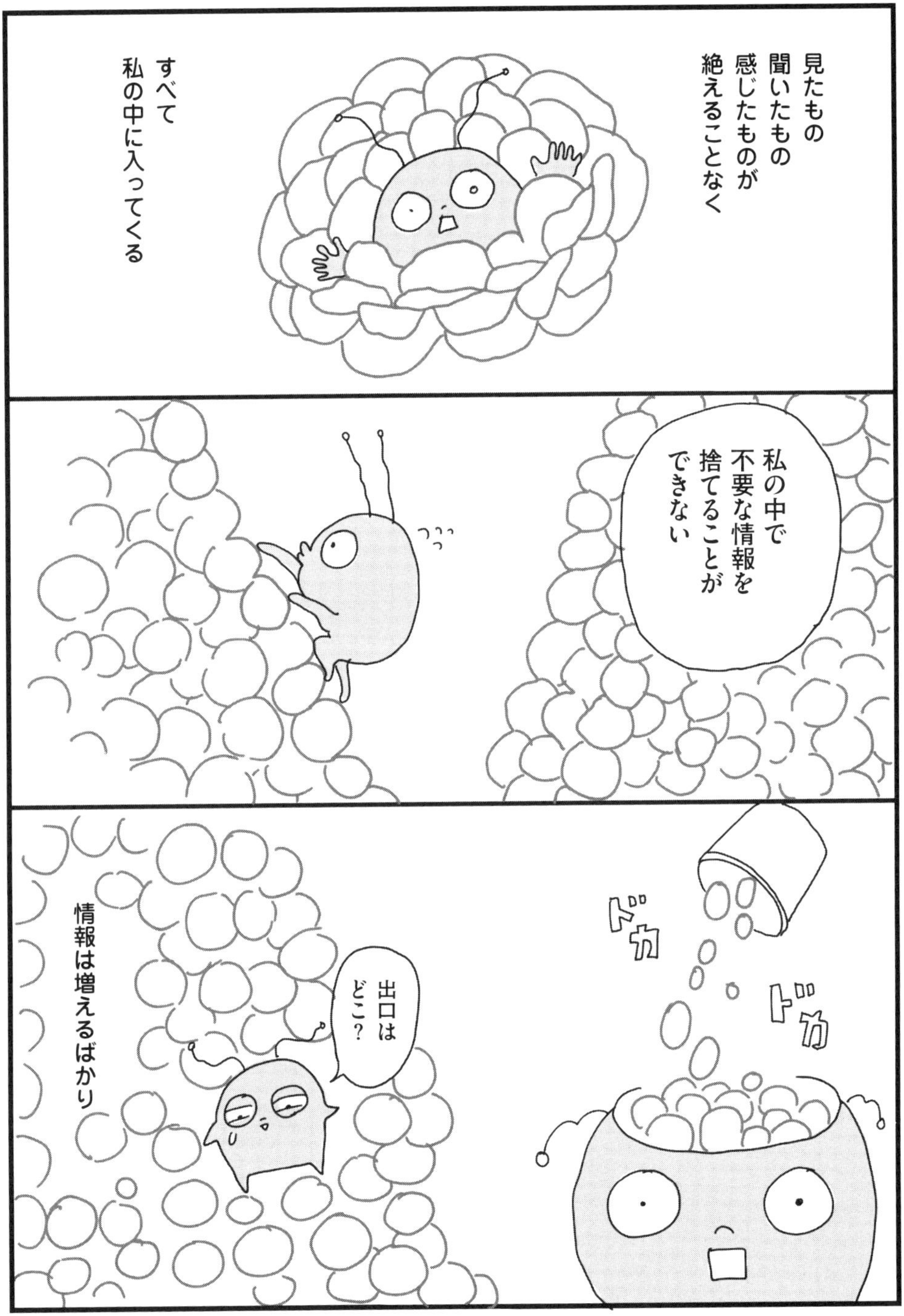
見たもの
聞いたもの
感じたものが
絶えることなく
すべて
私の中に入ってくる
私の中で
不要な情報を
捨てることが
できない
ドカ
ドカ
出口は
どこ?
情報は増えるばかり

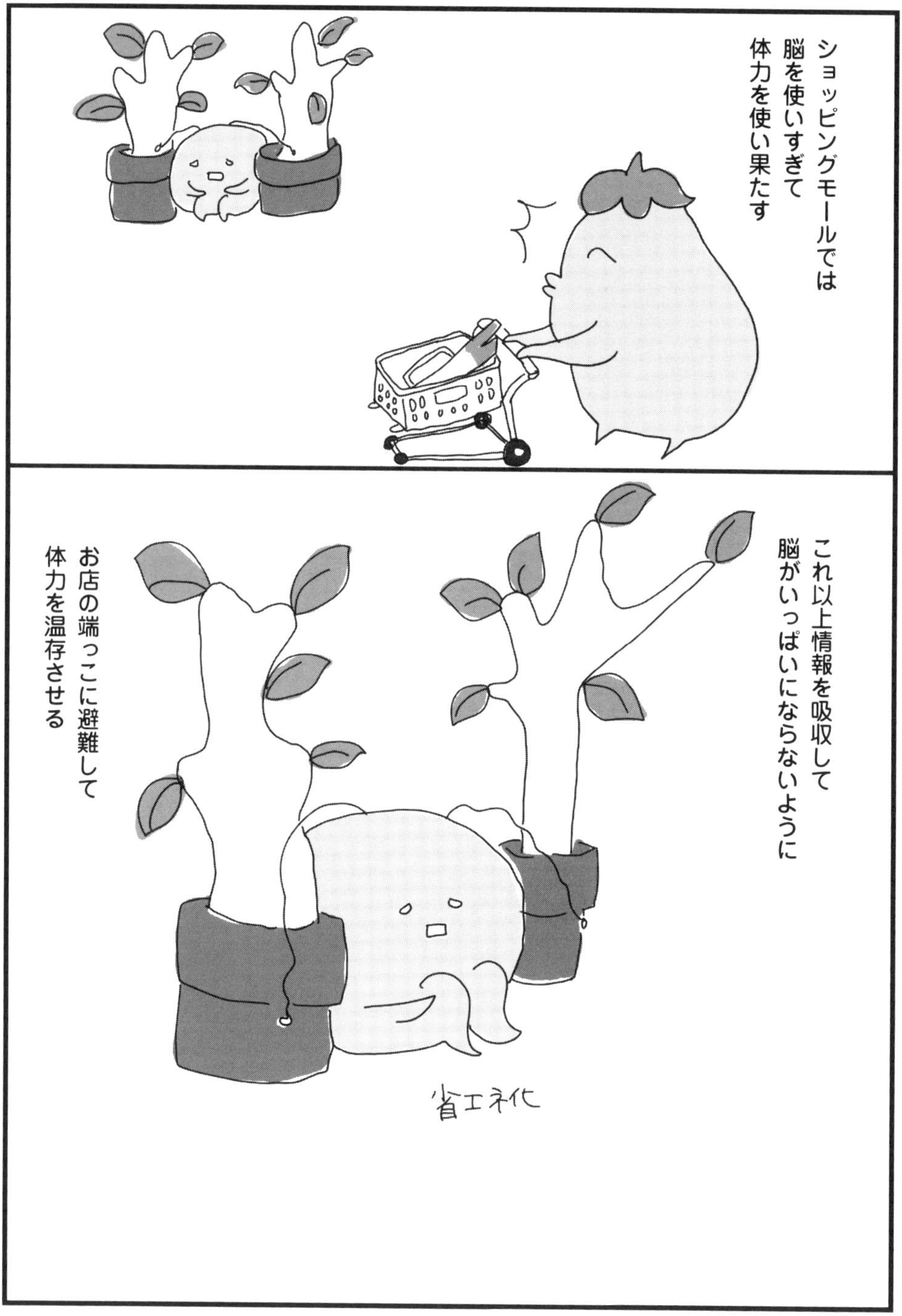
ショッピングモールでは
脳を使いすぎて
体力を使い果たす
これ以上情報を吸収して
脳がいっぱいにならないように
お店の端っこに避難して
体力を温存させる
省エネ化

いろんな声が聞こえてくる

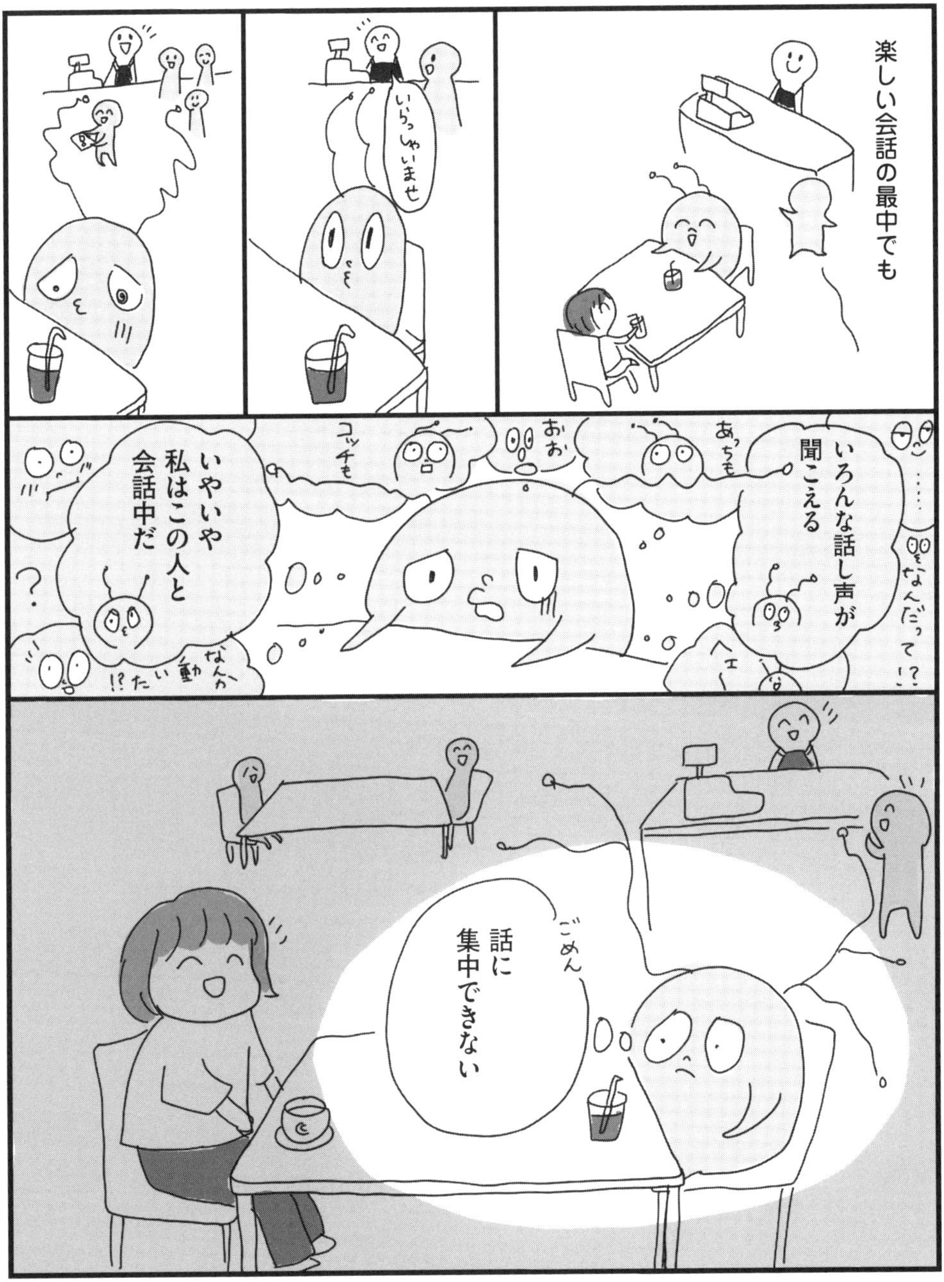

楽しい会話の最中でも
いらっしゃいませ
いろんな話し声が聞こえる
なんだって!?
あっちも
おお
コッチも
いやいや私はこの人と会話中だ
なんか動いた!?
ヘェ
?
ごめん
話に集中できない

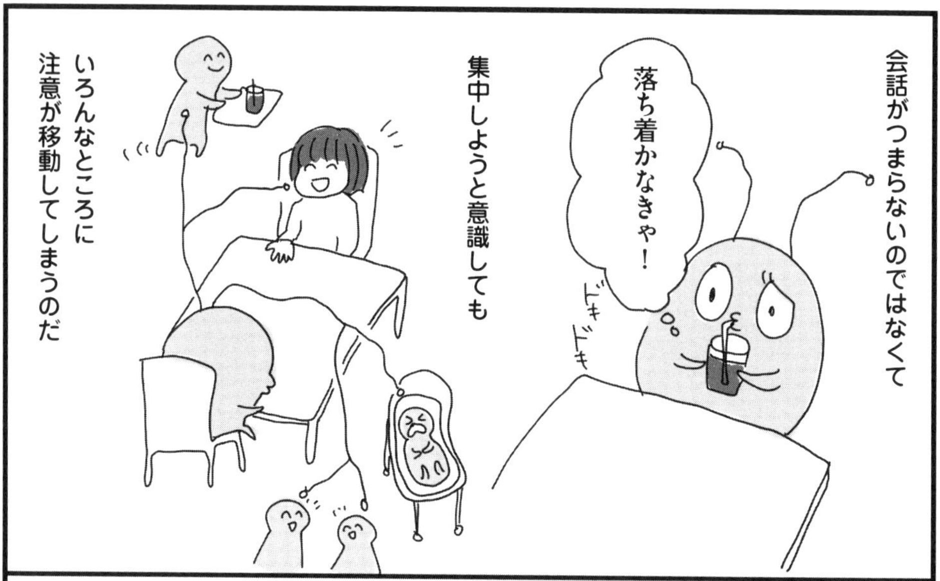
会話がつまらないのではなくて
落ち着かなきゃ！
ドキドキ
集中しようと意識しても
いろんなところに
注意が移動してしまうのだ

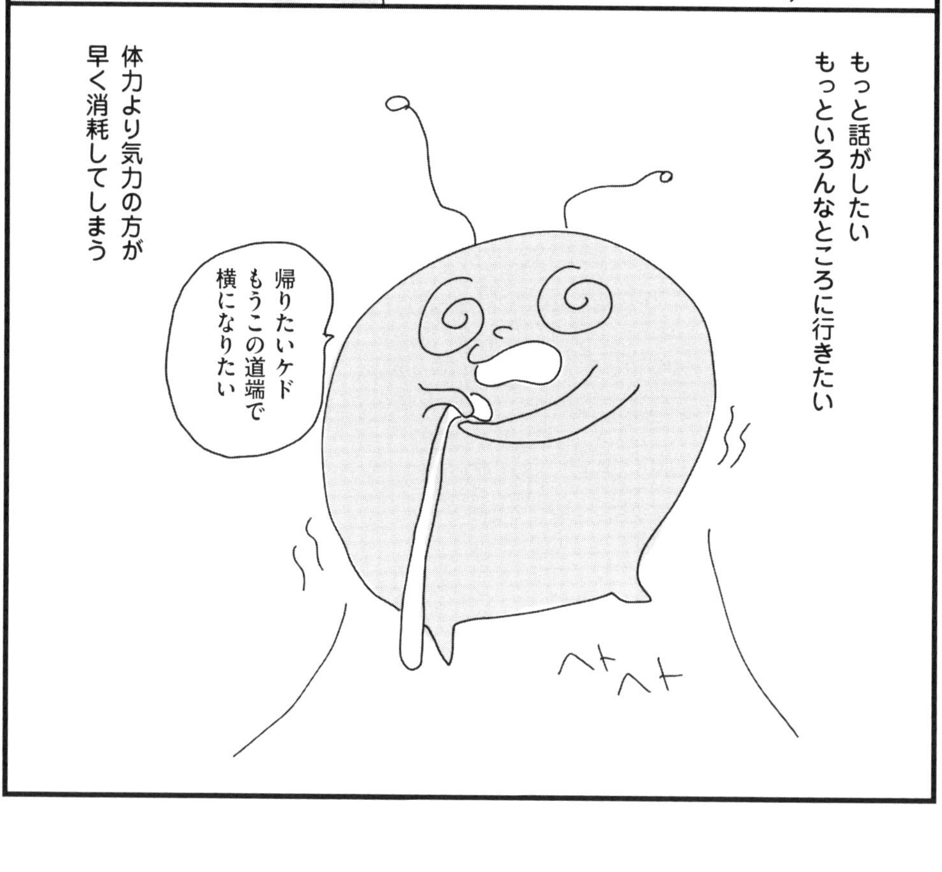
もっと話がしたい
もっといろんなところに行きたい
帰りたいケド
もうこの道端で
横になりたい
体力より気力の方が
早く消耗してしまう
ヘトヘト

音に攻撃される

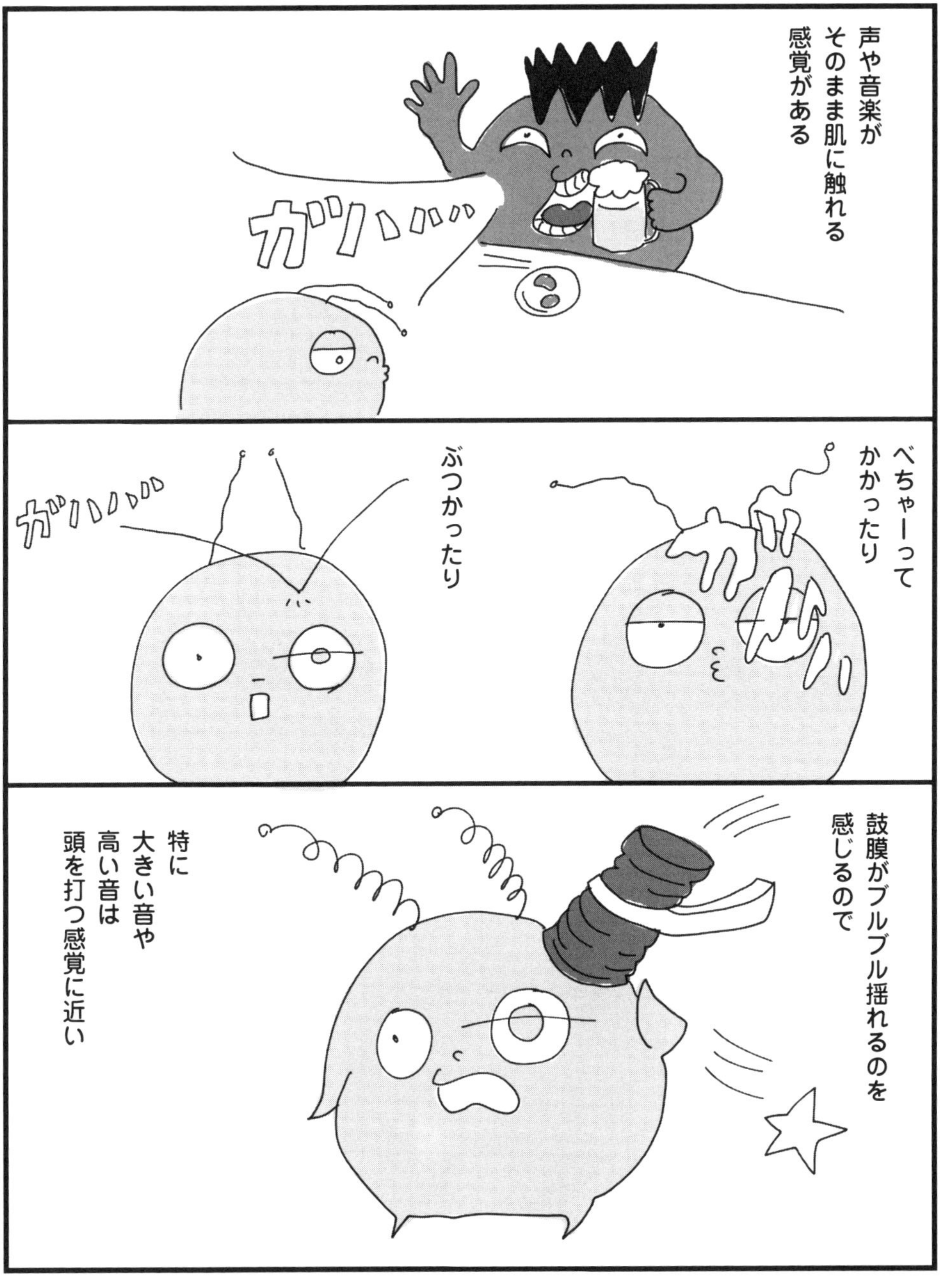
声や音楽が
そのまま肌に触れる
感覚がある
ガツハハハ
べちゃーって
かかったり
ぶつかったり
ガハハハハ
鼓膜がブルブル揺れるのを
感じるので
特に
大きい音や
高い音は
頭を打つ感覚に近い

幻覚で歩けない

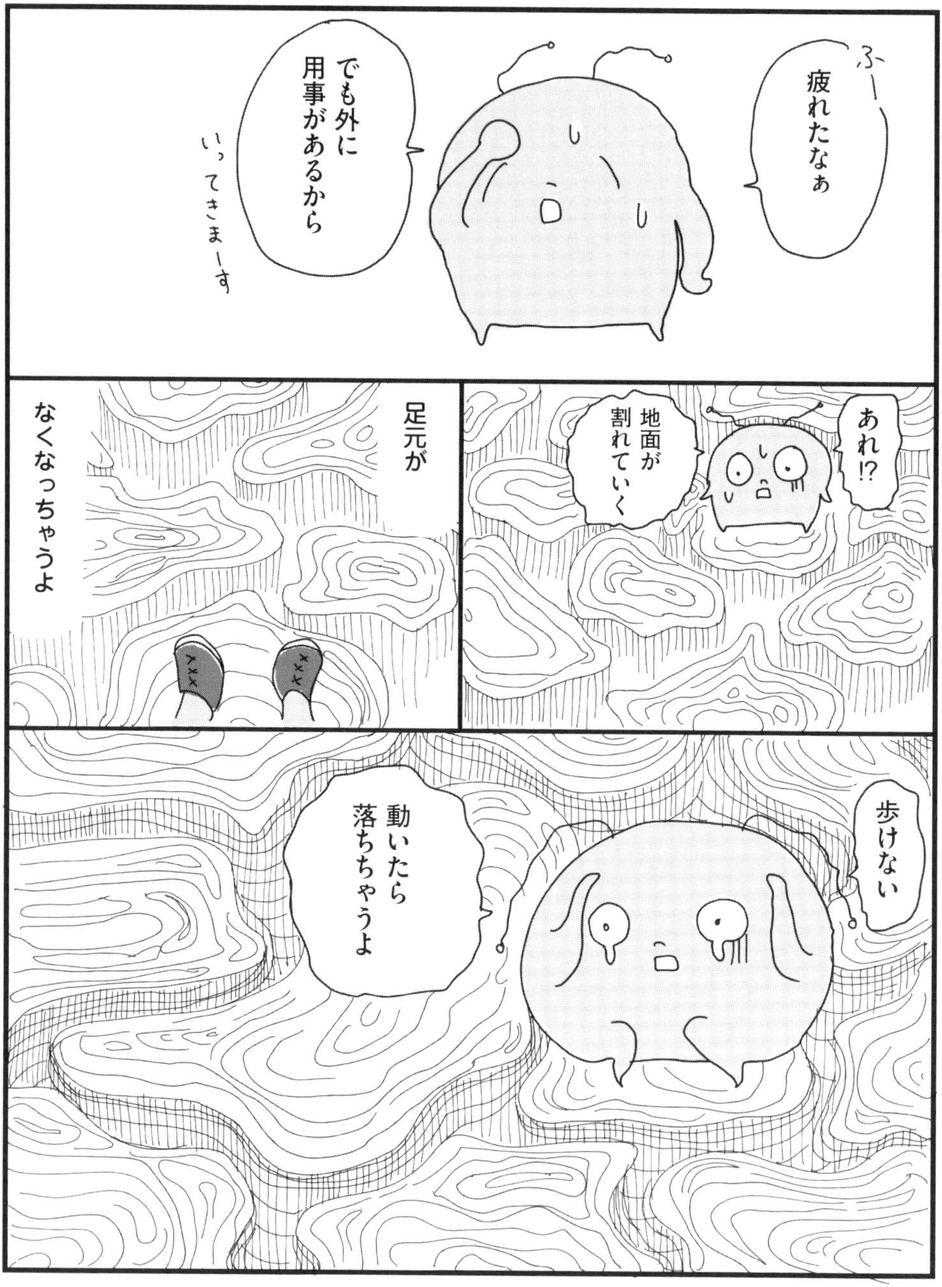
ふー
疲れたなぁ
でも外に用事があるから
いってきまーす
あれ!?
地面が割れていく
足元が
なくなっちゃうよ
歩けない
動いたら落ちちゃうよ

幻聴が聞こえる

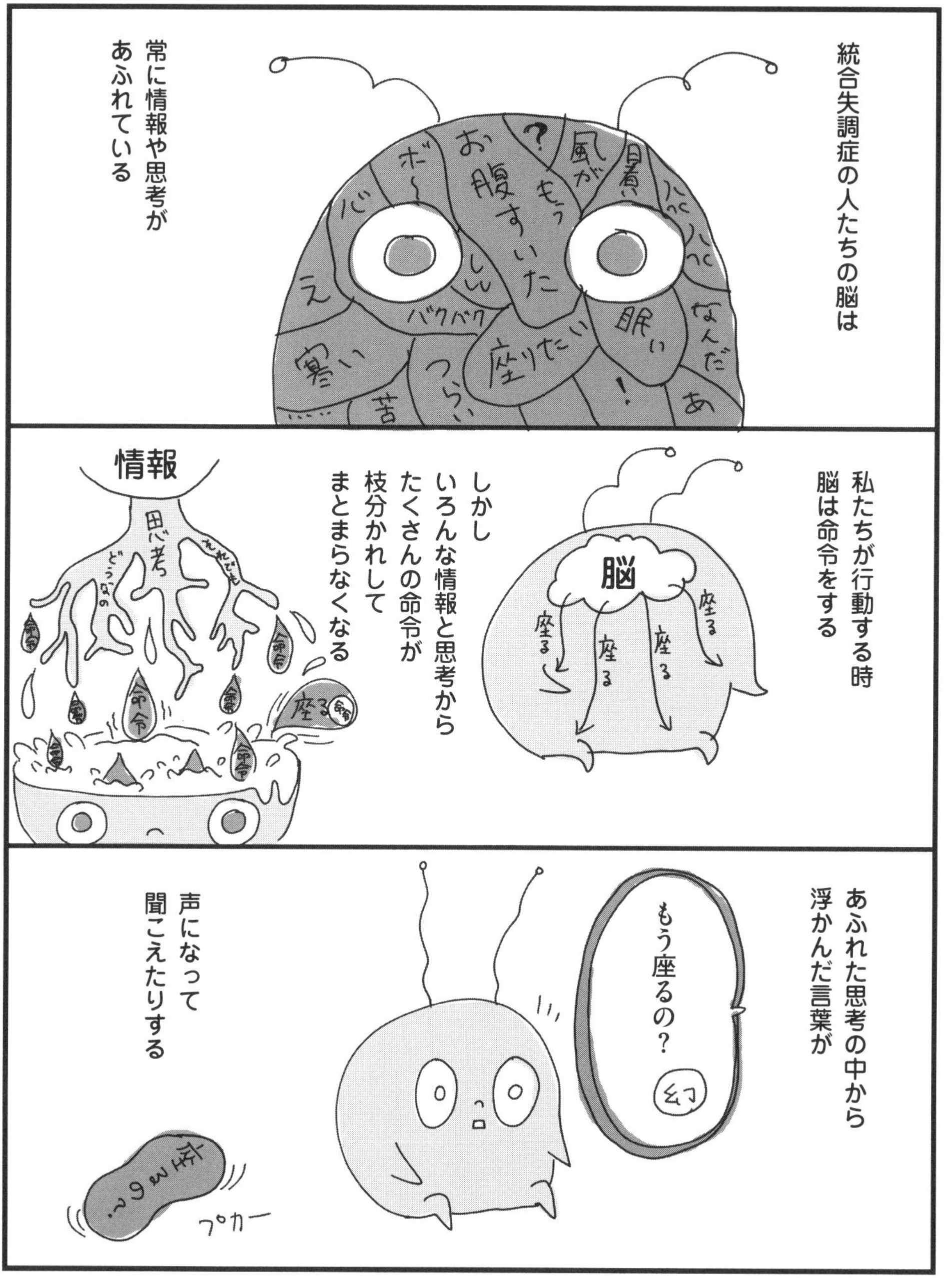
統合失調症の人たちの脳は
常に情報や思考があふれている
風が
お腹すいた
もう
座りたい
眠い
なんだ
寒い
つらい
苦
あ
え
私たちが行動する時
脳は命令をする
脳
座る
座る
座る
座る
しかし
いろんな情報と思考から
たくさんの命令が
枝分かれして
まとまらなくなる
情報
思考
命令
座る
あふれた思考の中から
浮かんだ言葉が
もう座るの？
幻
声になって
聞こえたりする
プカー

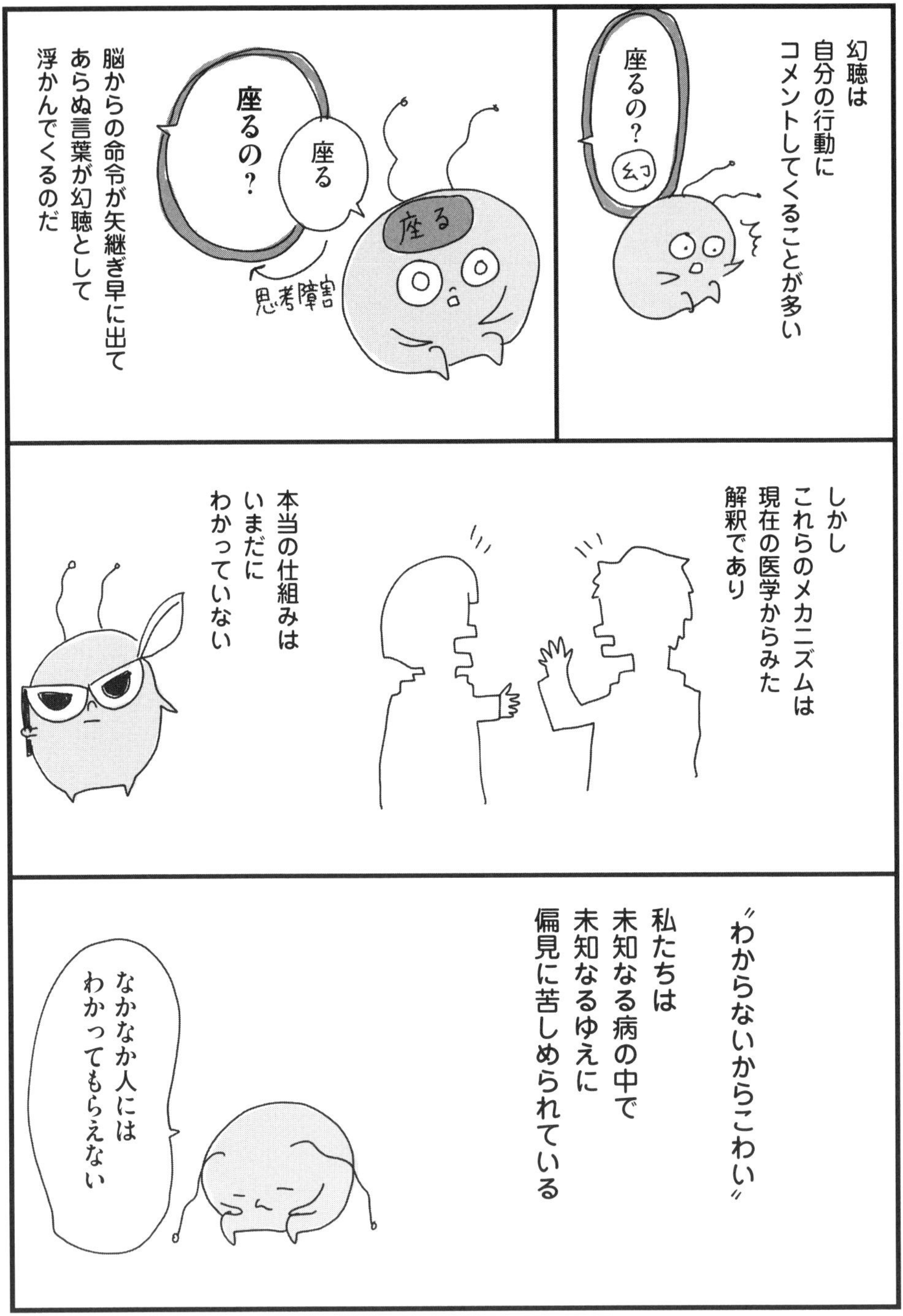
幻聴は
自分の行動に
コメントしてくることが多い
座るの？
幻
座る
座るの？
座る
思考障害
脳からの命令が矢継ぎ早に出て
あらぬ言葉が幻聴として
浮かんでくるのだ
しかし
これらのメカニズムは
現在の医学からみた
解釈であり
本当の仕組みは
いまだに
わかっていない
〝わからないからこわい〟
私たちは
未知なる病の中で
未知なるゆえに
偏見に苦しめられている
なかなか人には
わかってもらえない

本が読めない

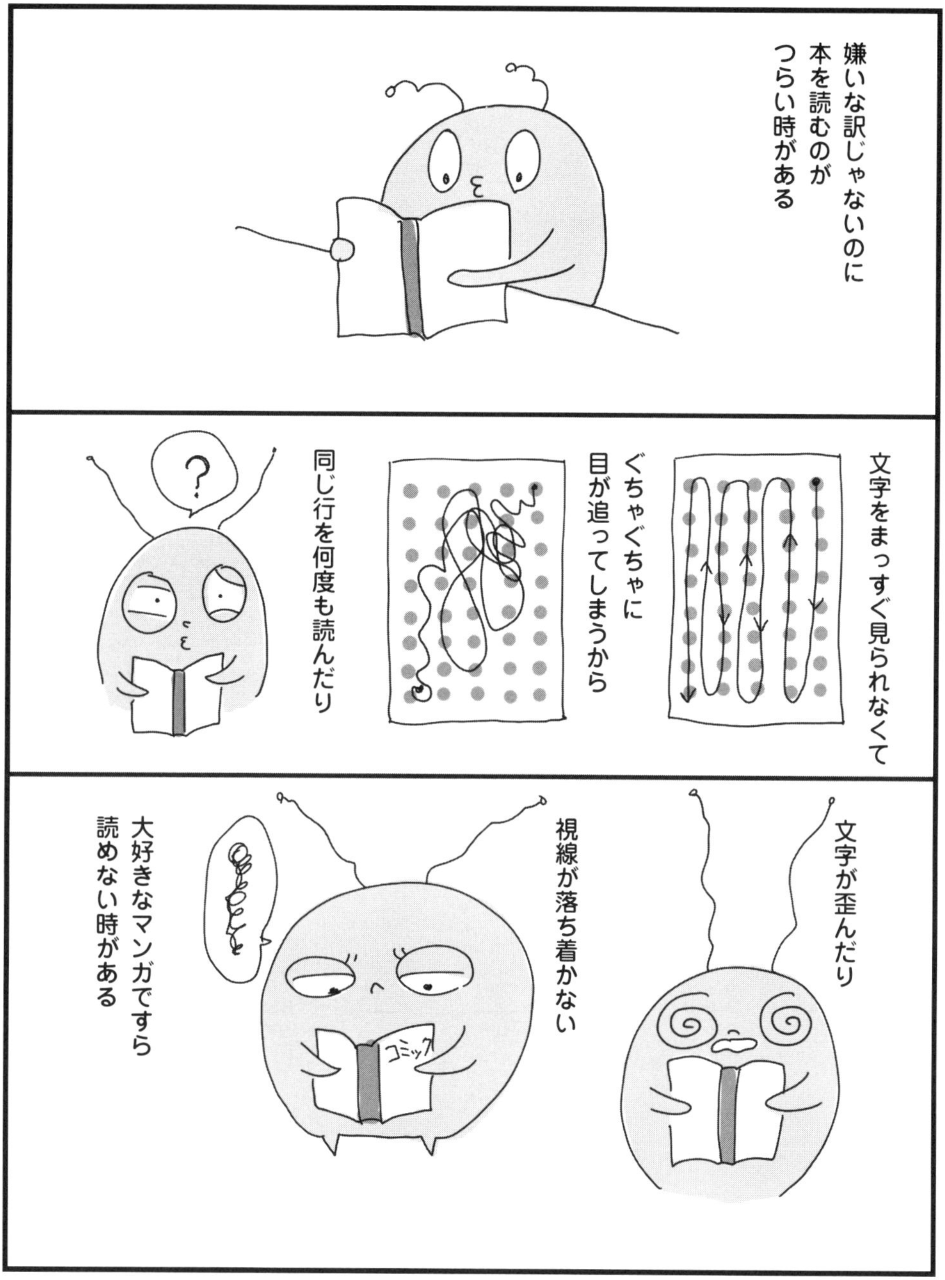

嫌いな訳じゃないのに
本を読むのが
つらい時がある
文字をまっすぐ見られなくて
ぐちゃぐちゃに
目が追ってしまうから
同じ行を何度も読んだり
文字が歪んだり
視線が落ち着かない
コミック
大好きなマンガですら
読めない時がある

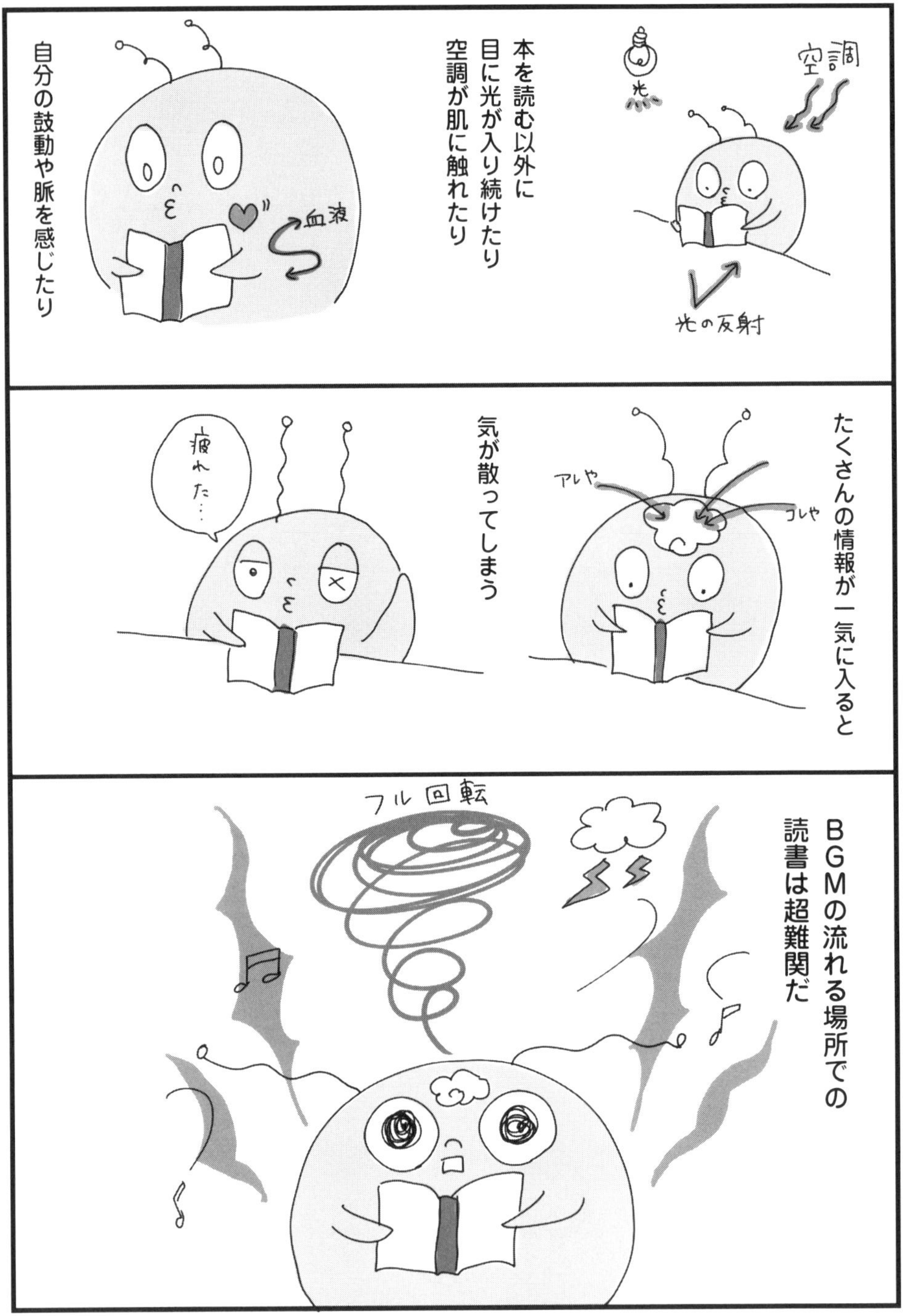

空調
光
光の反射
本を読む以外に
目に光が入り続けたり
空調が肌に触れたり
血液
自分の鼓動や脈を感じたり
たくさんの情報が一気に入ると
アレや
コレや
気が散ってしまう
疲れた…
BGMの流れる場所での
読書は超難関だ
フル回転

騒がしい頭の中

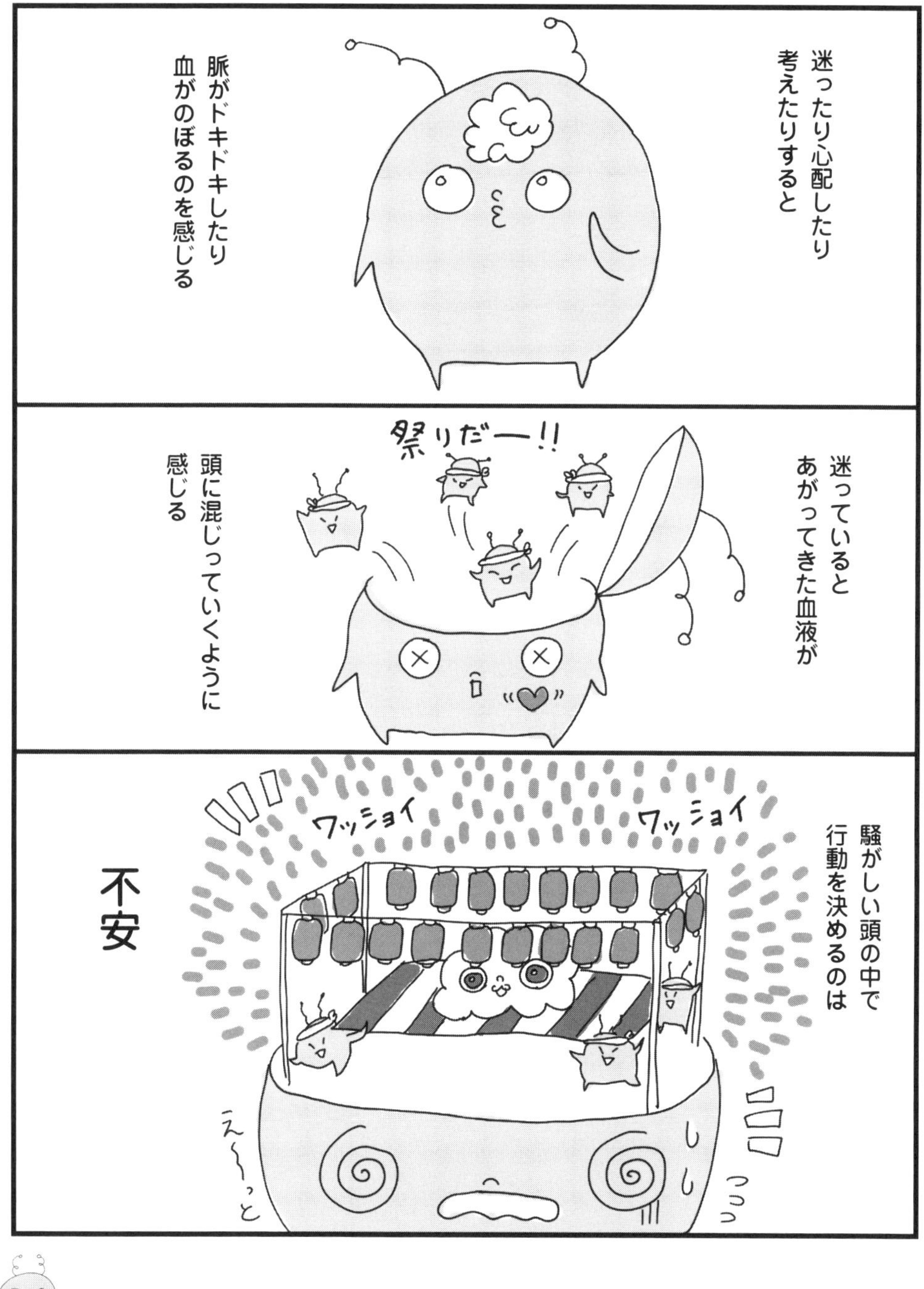
迷ったり心配したり
考えたりすると
脈がドキドキしたり
血がのぼるのを感じる
迷っているとあがってきた血液が
祭りだー!!
頭に混じっていくように
感じる
騒がしい頭の中で
行動を決めるのは
ワッショイ
ワッショイ
不安
え~っと
つっっ

動くものが気になる

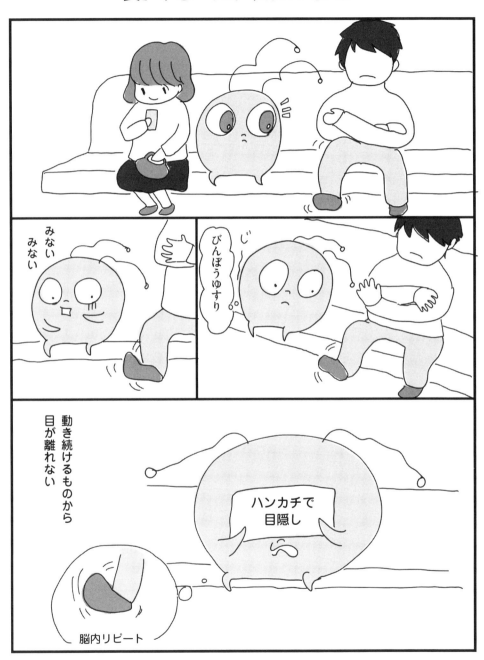

狙われている!?

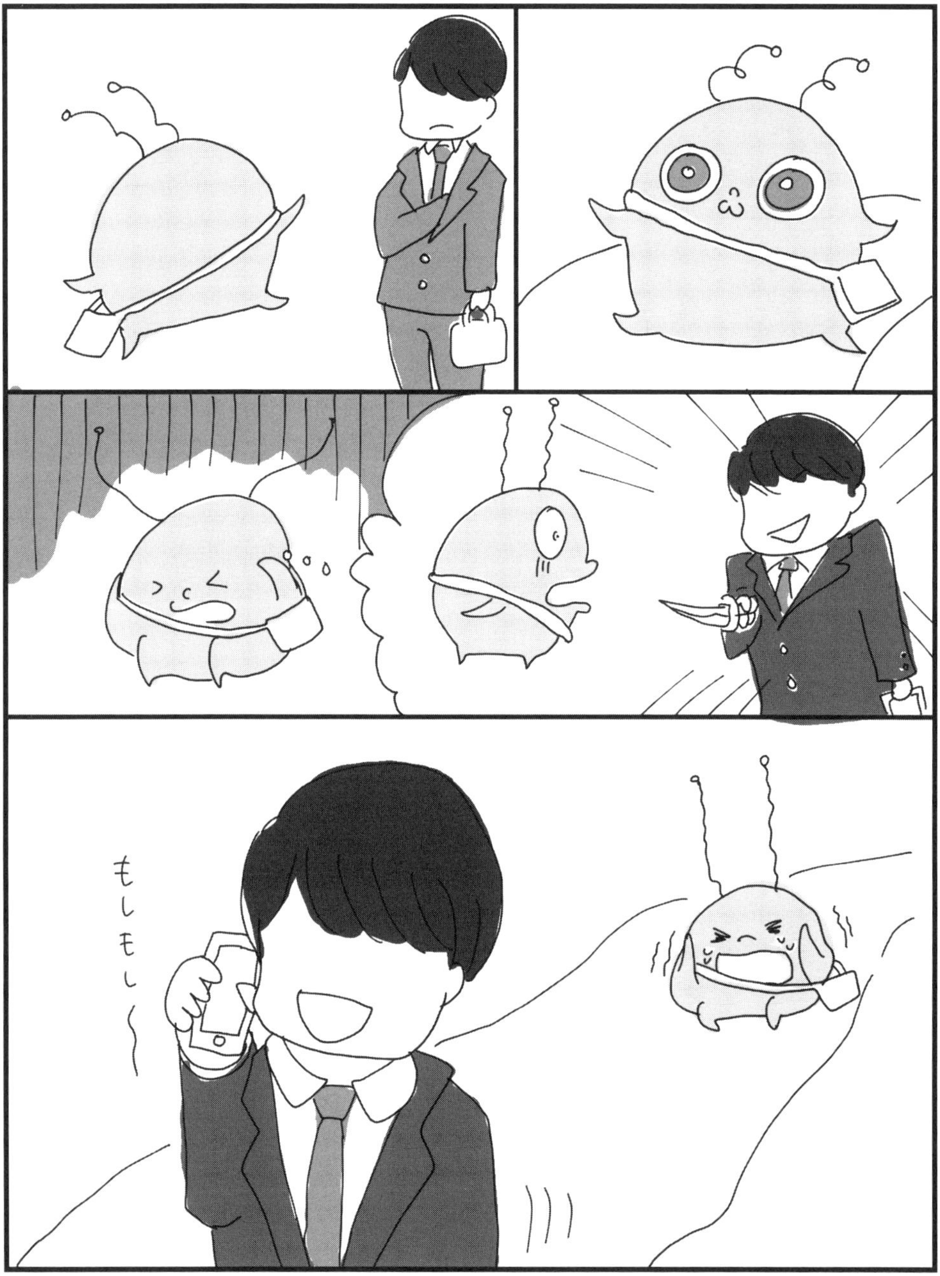

考えていることが筒抜け!?

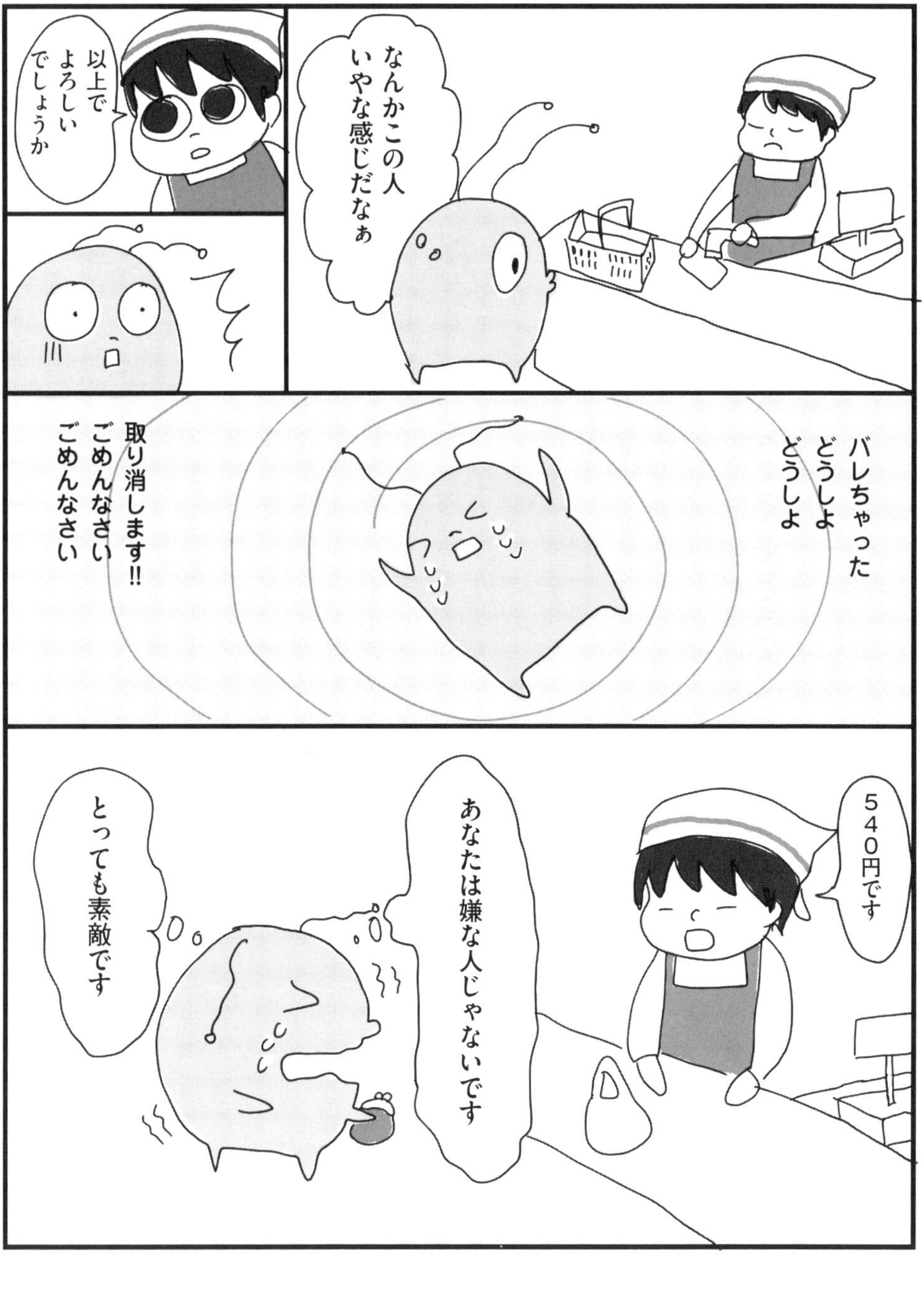
なんかこの人
いやな感じだなぁ
以上で
よろしい
でしょうか
バレちゃった
どうしよ
どうしよ
取り消します!!
ごめんなさい
ごめんなさい
540円です
あなたは嫌な人じゃないです
とっても素敵です

雨は体をベッドに縫いつける

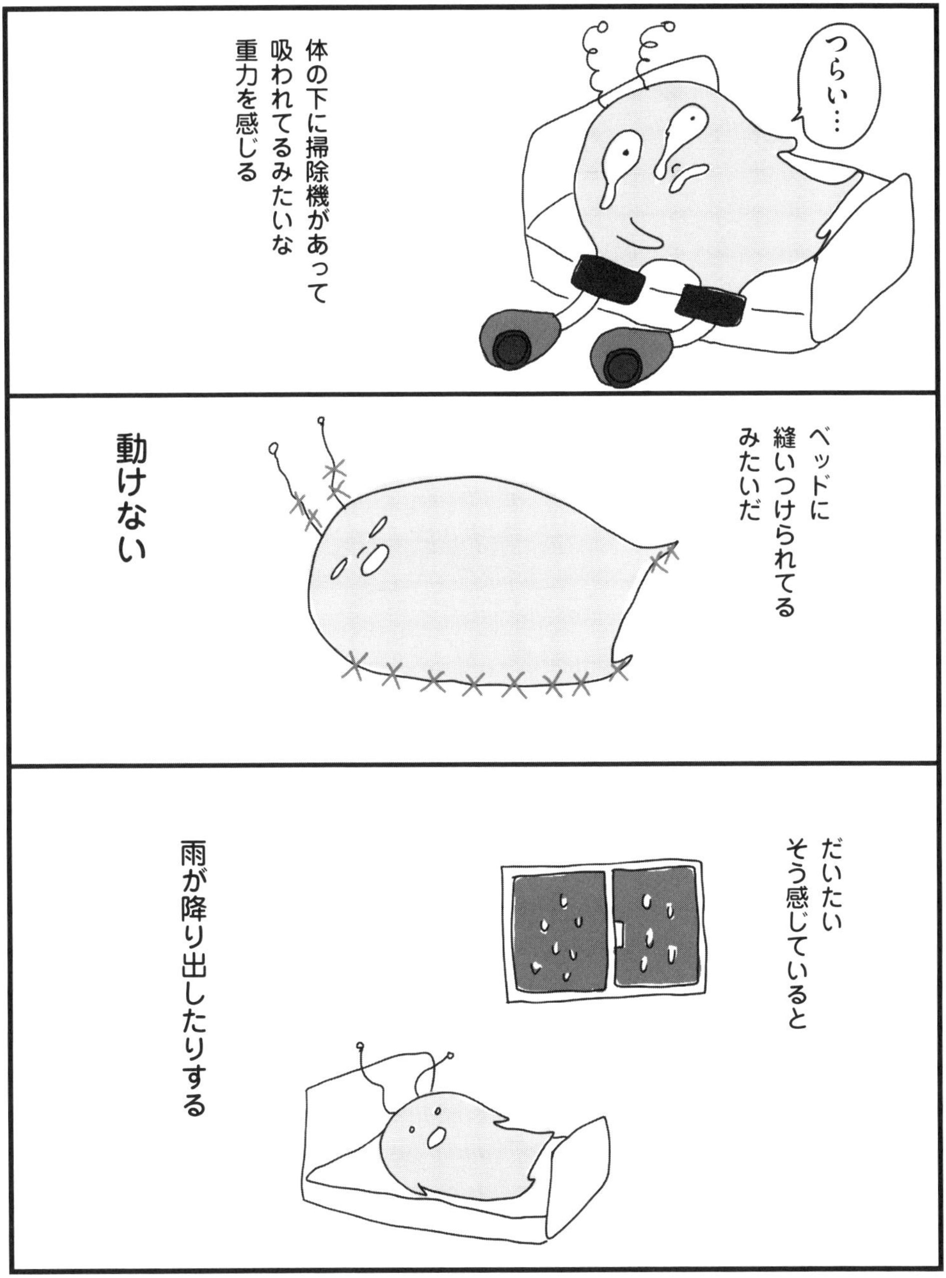

心臓バクバクが地震⁉

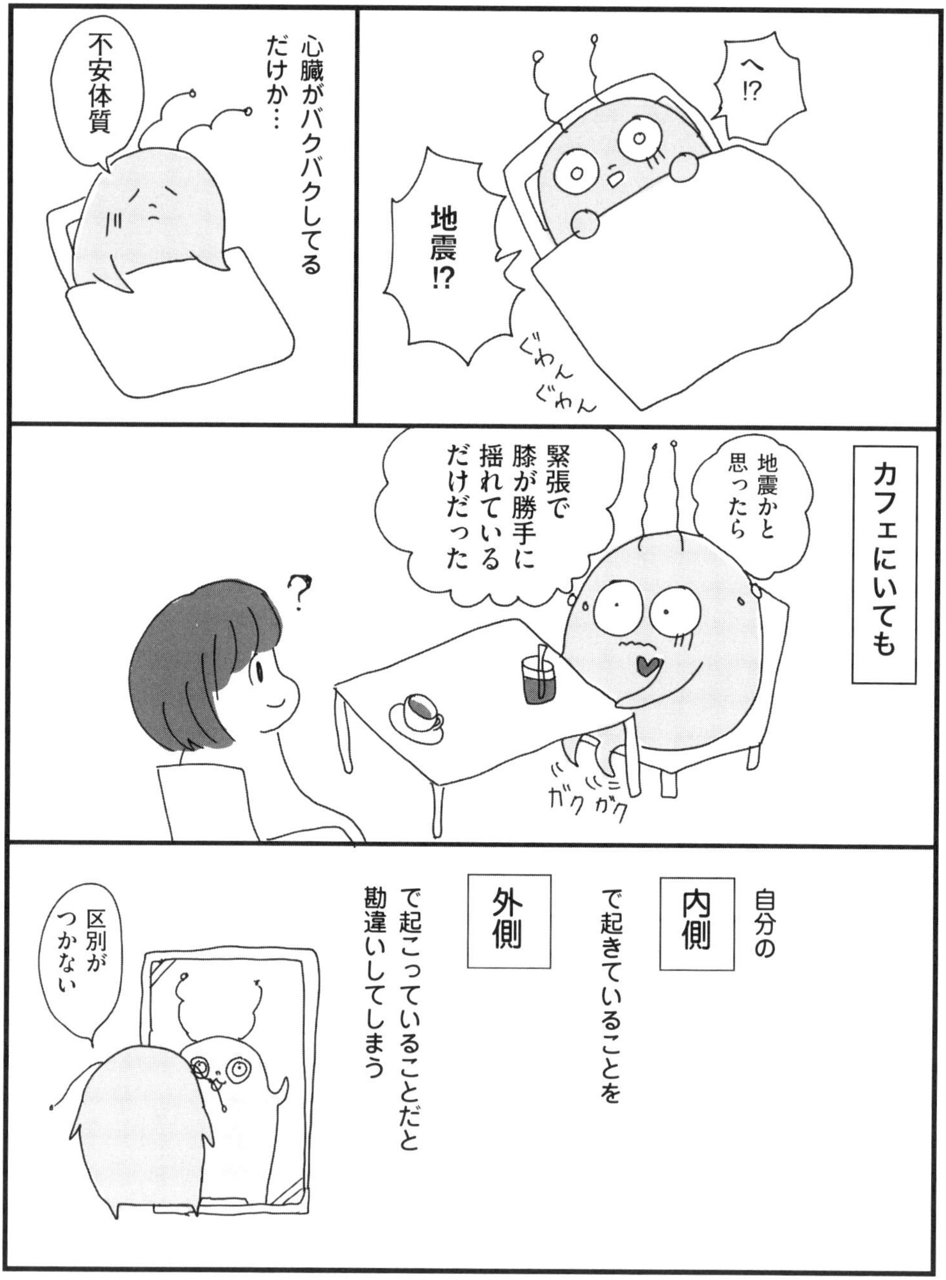
へ⁉
地震⁉
ぐわん ぐわん
心臓がバクバクしてるだけか…
不安体質
カフェにいても
地震かと思ったら
緊張で膝が勝手に揺れているだけだった
?
ガク ガク
自分の
内側
で起きていることを
外側
で起こっていることだと勘違いしてしまう
区別がつかない

春は体調を崩す

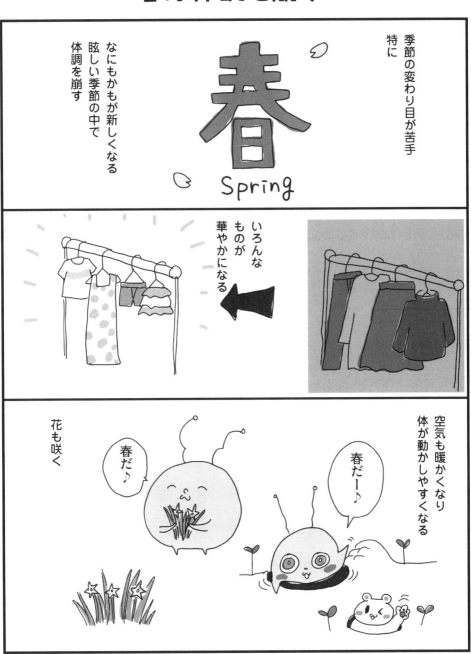

季節の変わり目が苦手
特に
春
Spring
なにもかもが新しくなる
眩しい季節の中で
体調を崩す
いろんな
ものが
華やかになる
空気も暖かくなり
体が動かしやすくなる
春だー♪
春だ♪
花も咲く

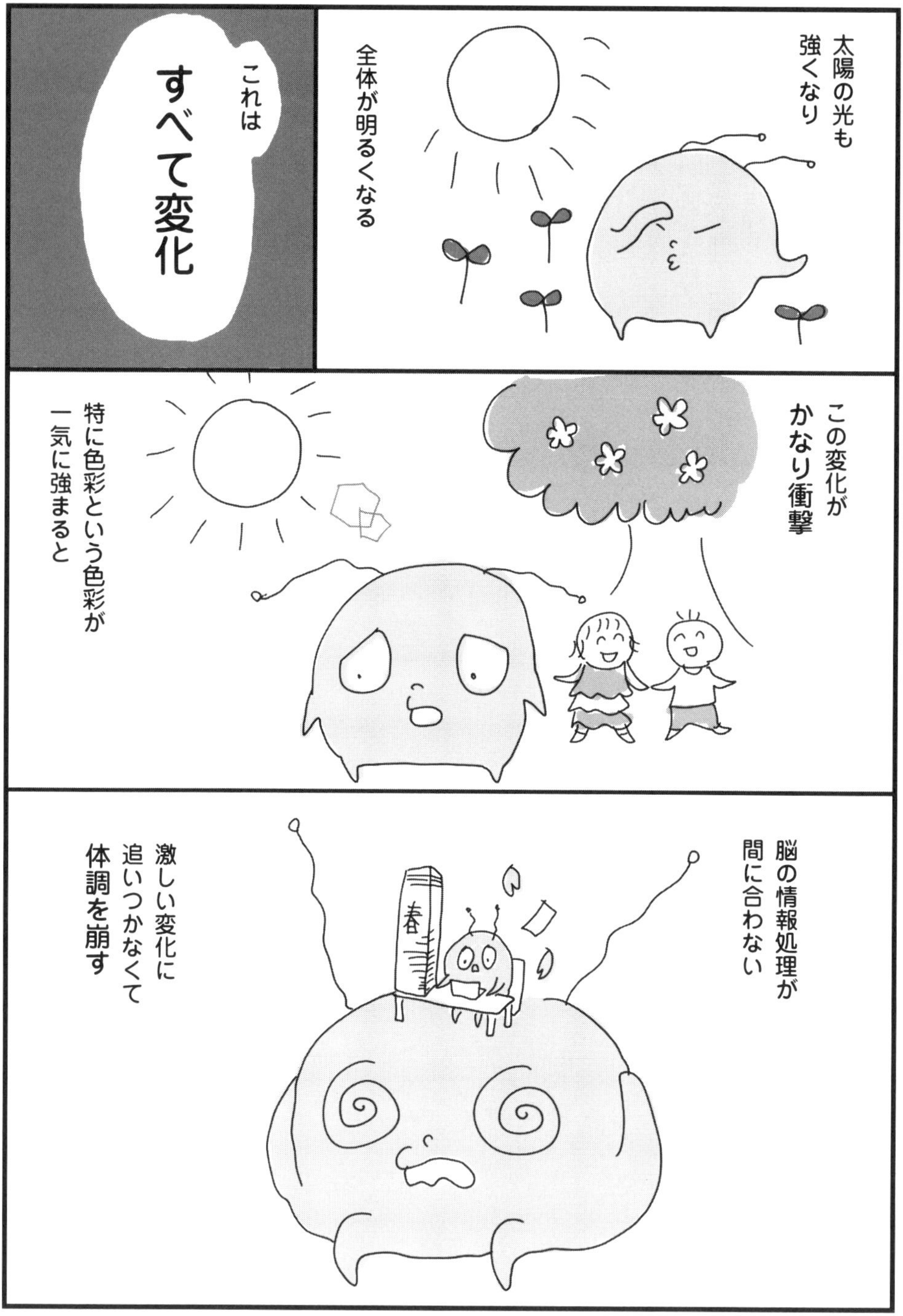
太陽の光も強くなり
全体が明るくなる
これは
すべて変化
この変化がかなり衝撃
特に色彩という色彩が一気に強まると
脳の情報処理が間に合わない
春
激しい変化に追いつかなくて
体調を崩す

楽しいことなんてなければよかった

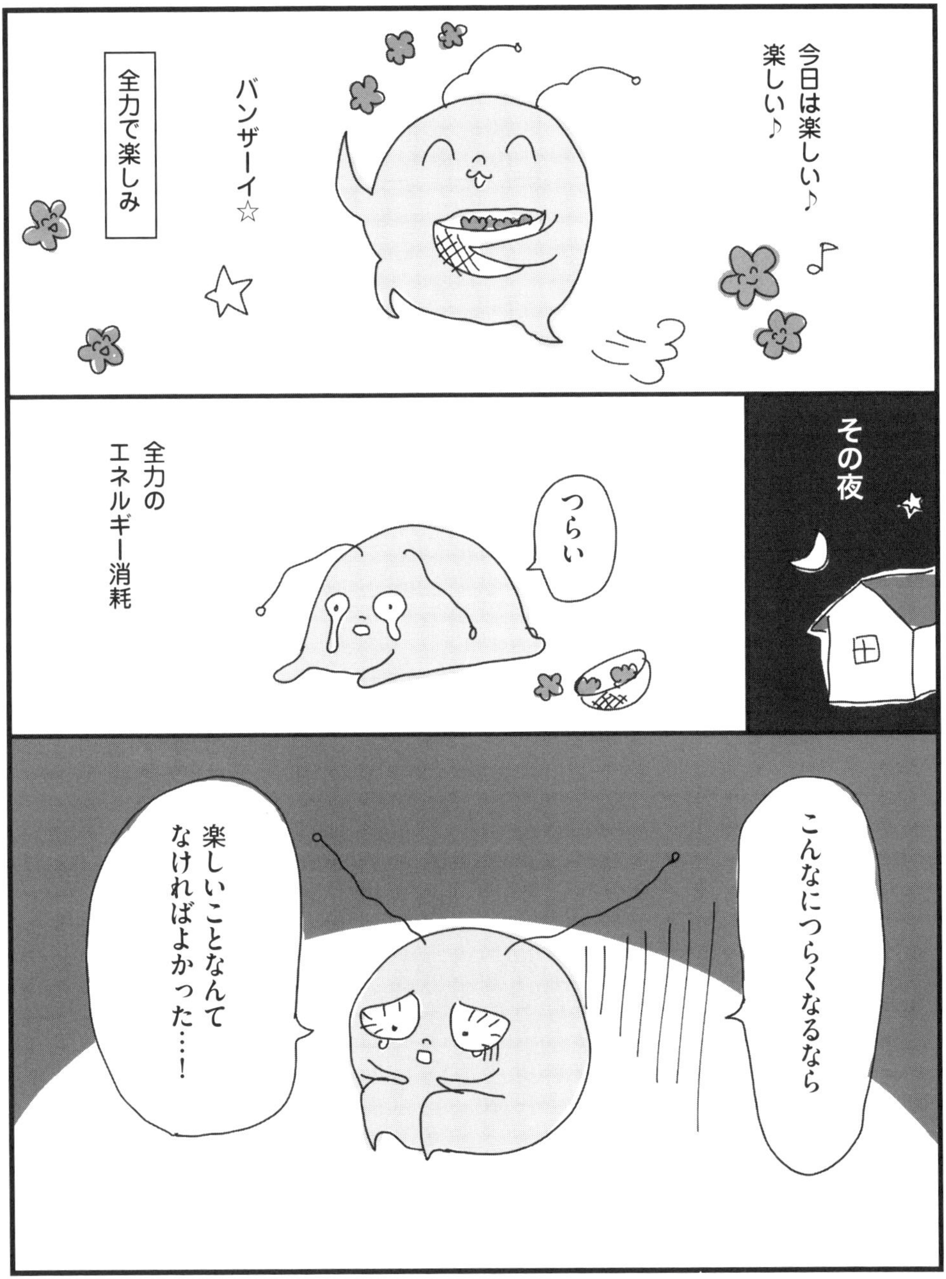

突然あふれる苦しさ

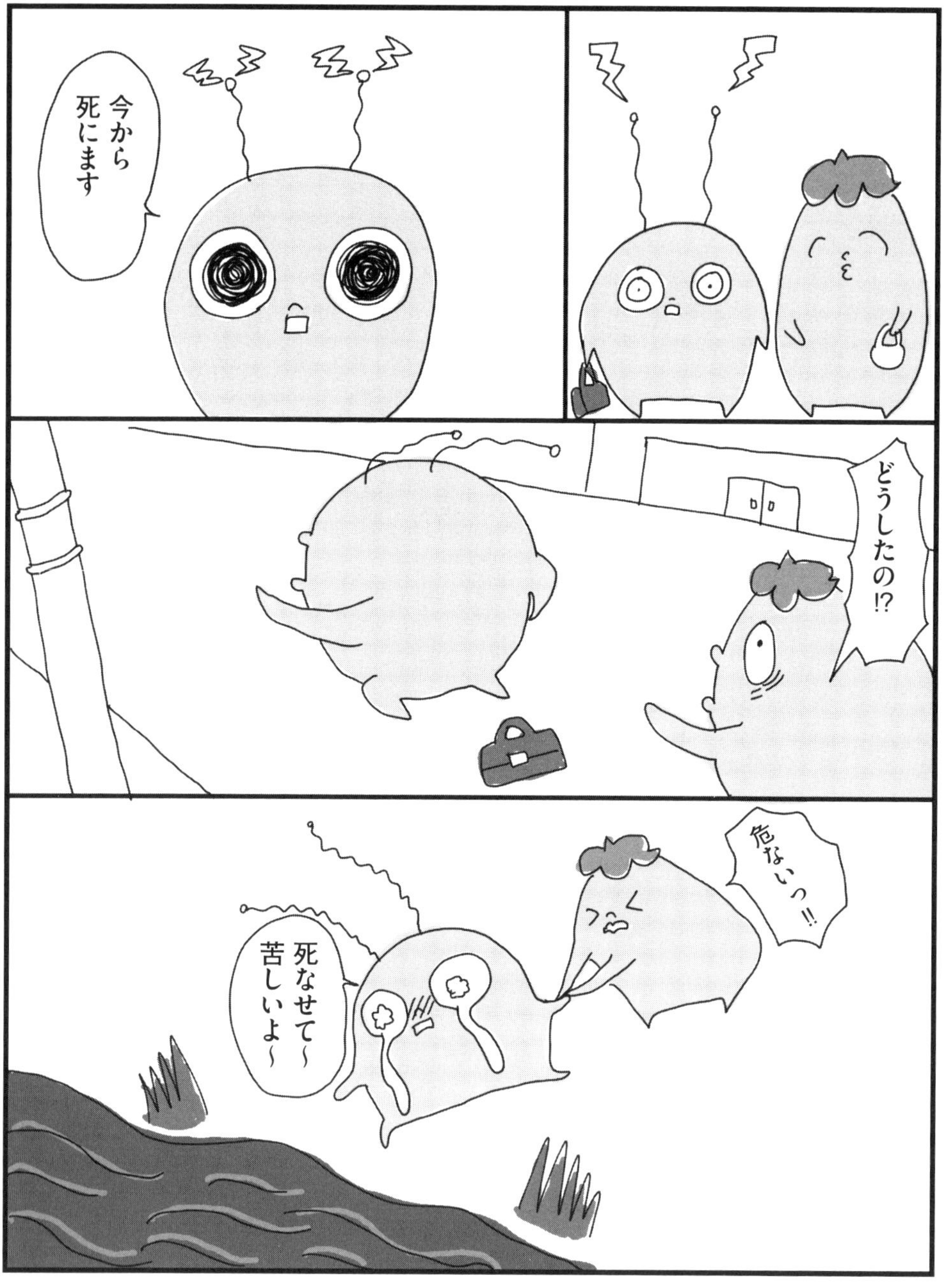
今から
死にます
どうしたの⁉
危ないっ‼
死なせて〜
苦しいよ〜

言葉の真意がわからない

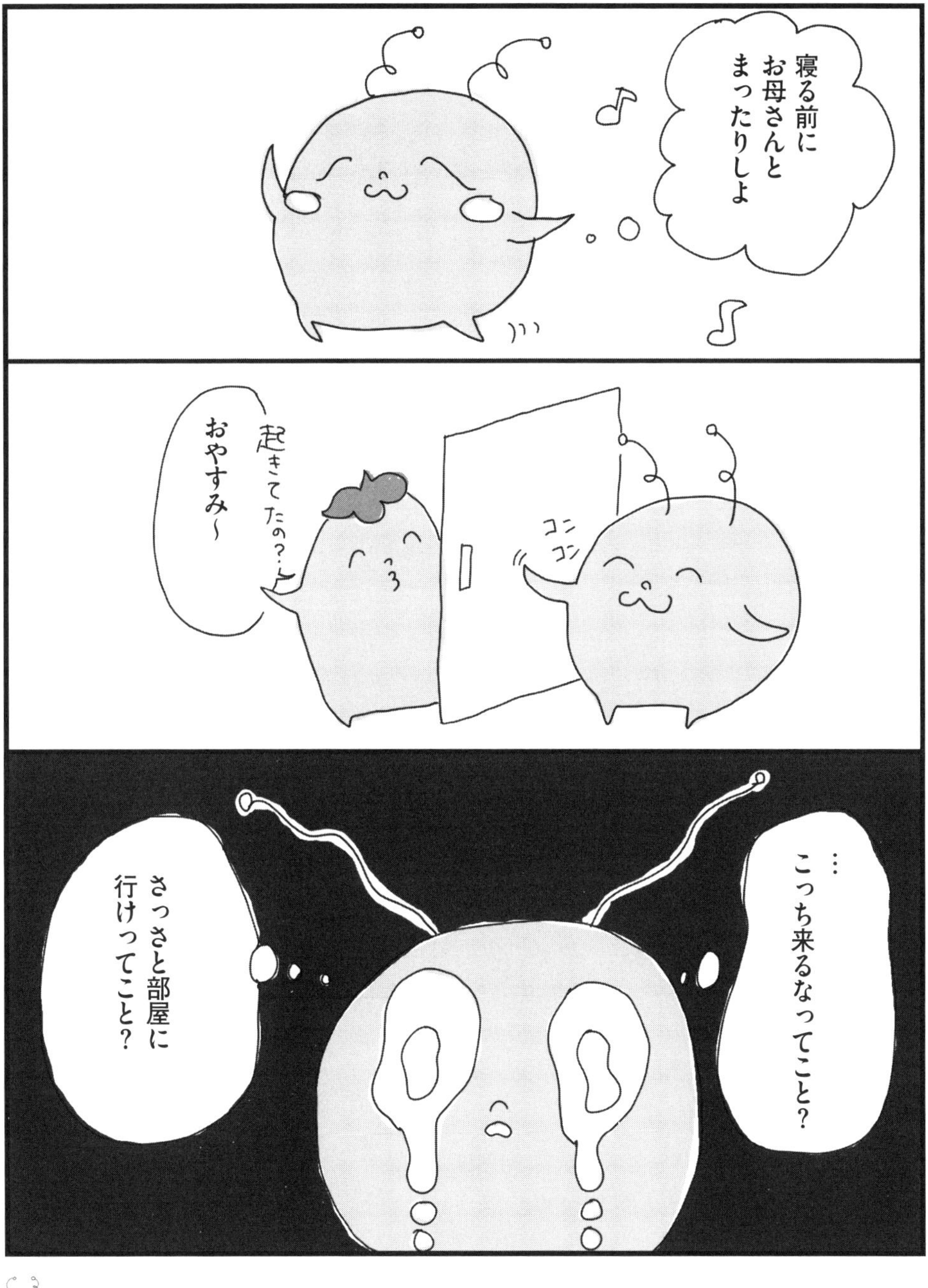

出かける気力がなくなる

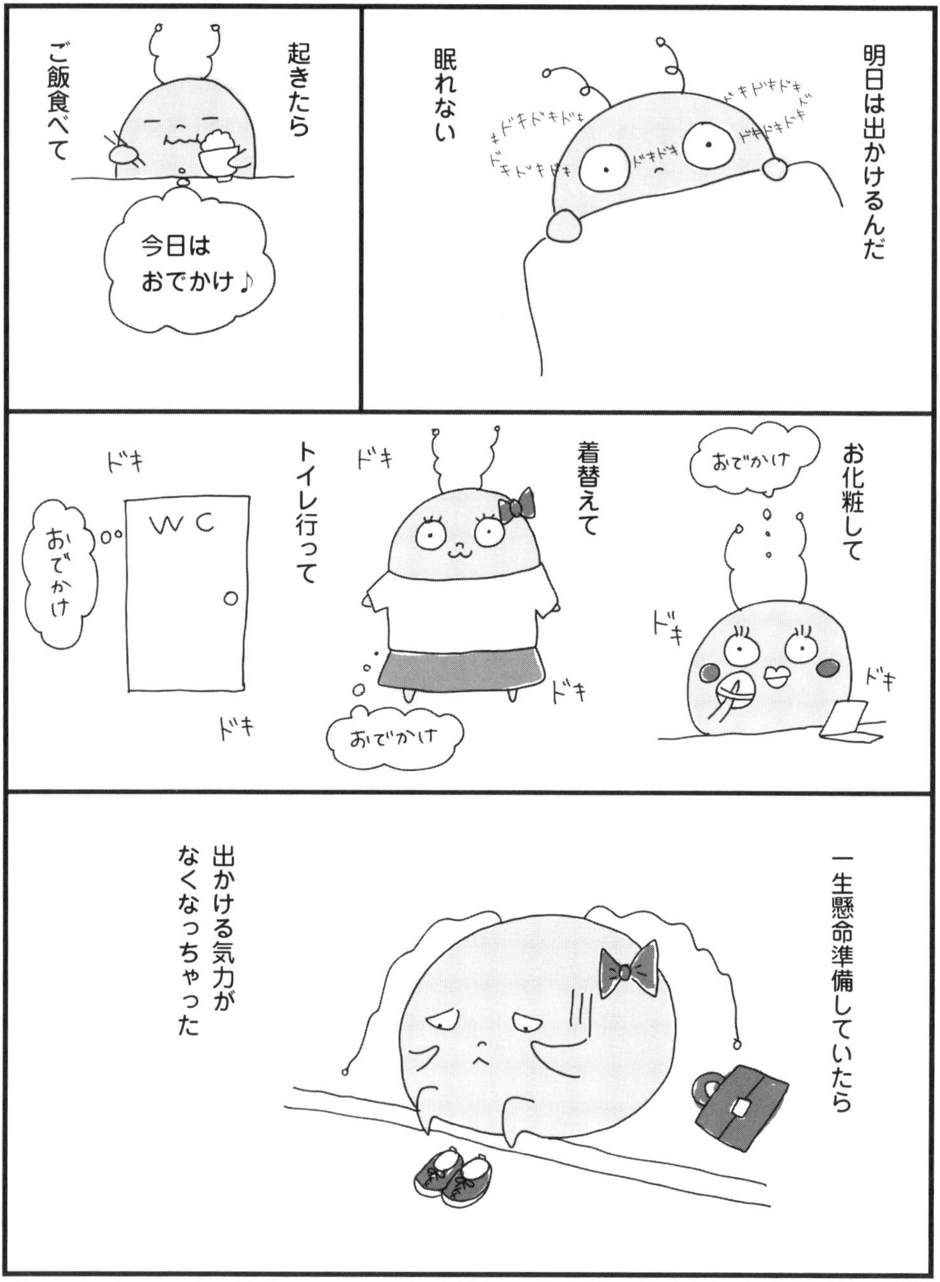

明日は出かけるんだ
ドキドキドキドキ
眠れない
起きたら
ご飯食べて
今日は
おでかけ♪
お化粧して
おでかけ
ドキ
ドキ
着替えて
おでかけ
ドキ
ドキ
トイレ行って
WC
おでかけ
ドキ
ドキ
一生懸命準備していたら
出かける気力が
なくなっちゃった

その日にならないとわからない

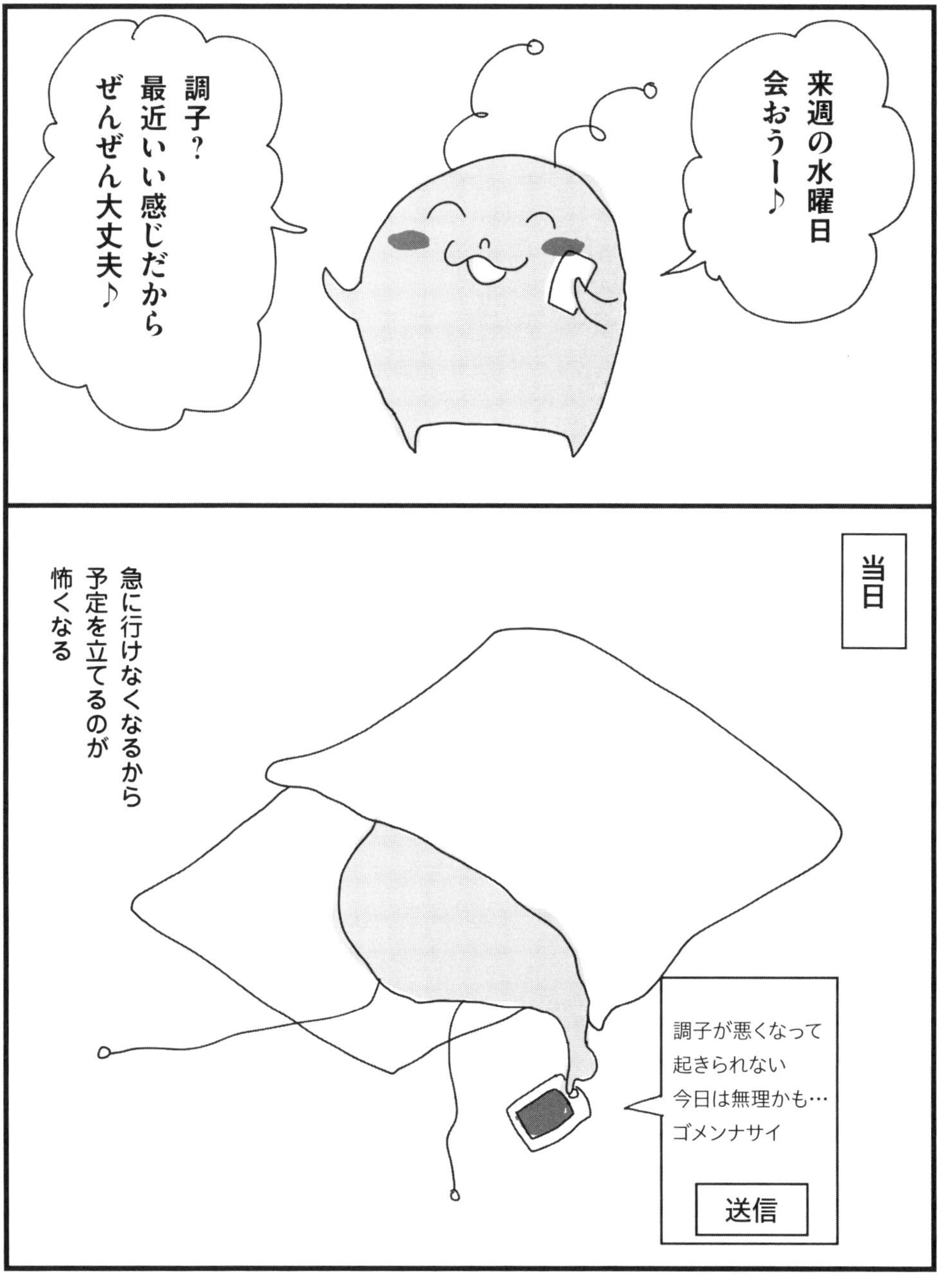

お風呂がしんどい

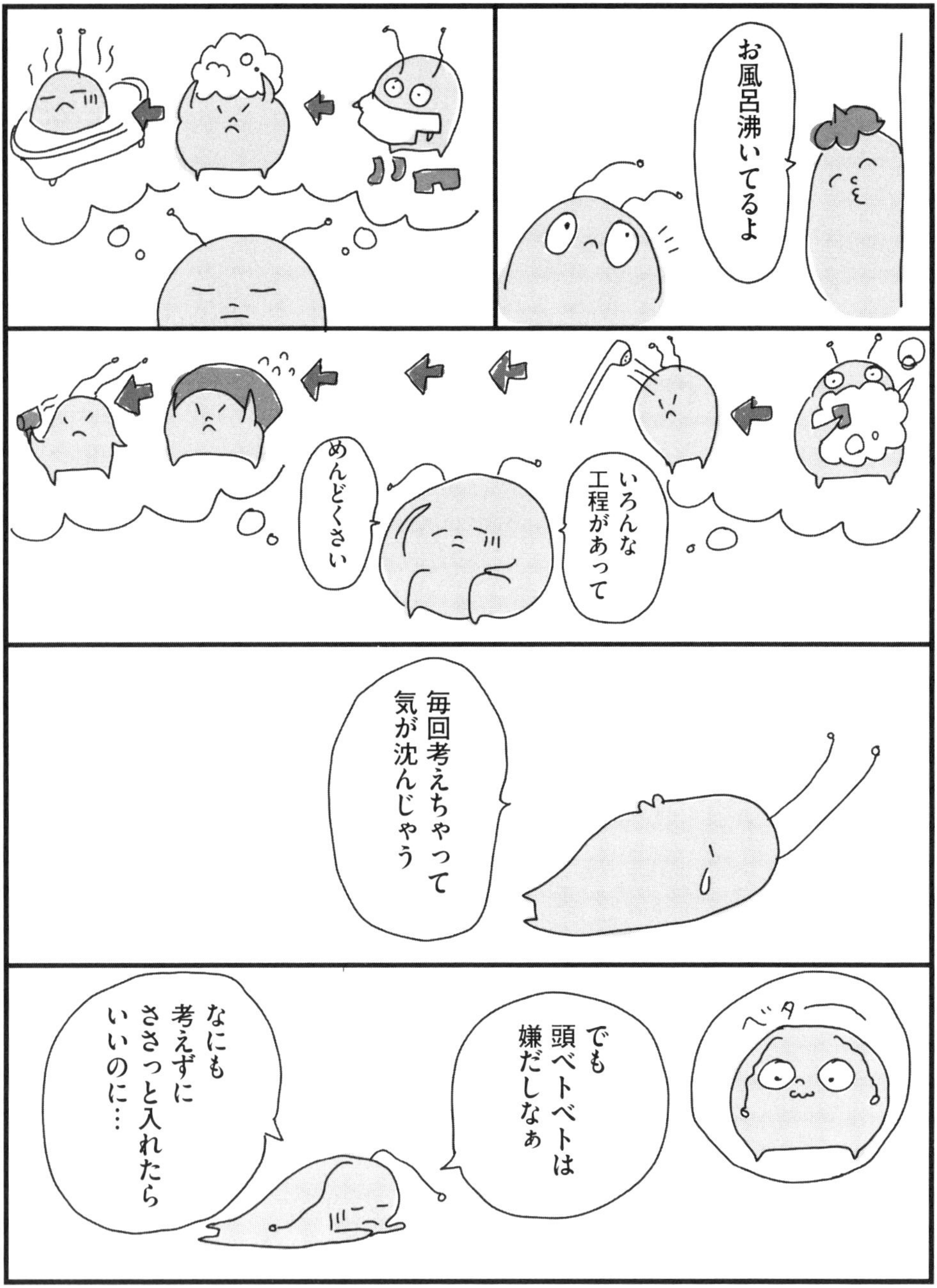
お風呂沸いてるよ
いろんな工程があって
めんどくさい
毎回考えちゃって気が沈んじゃう
ベターー
でも頭ベトベトは嫌だしなぁ
なにも考えずにささっと入れたらいいのに…

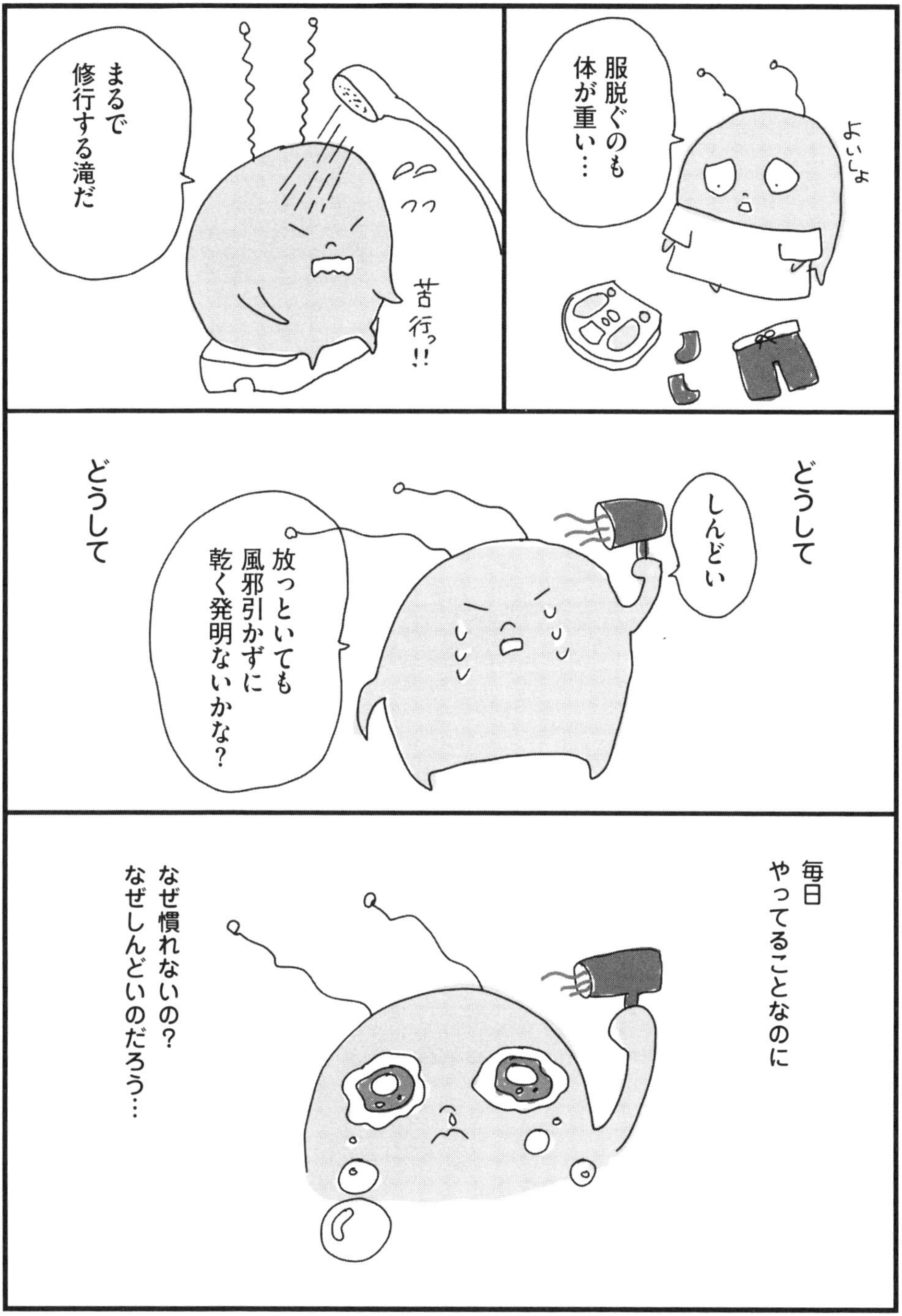
服脱ぐのも
体が重い…
よいしょ
苦行っ!!
まるで
修行する滝だ
どうして
しんどい
放っといても
風邪引かず
乾く発明ないかな?
どうして
毎日
やってることなのに
なぜ慣れないの?
なぜしんどいのだろう…

天井を見てても、心は下向き

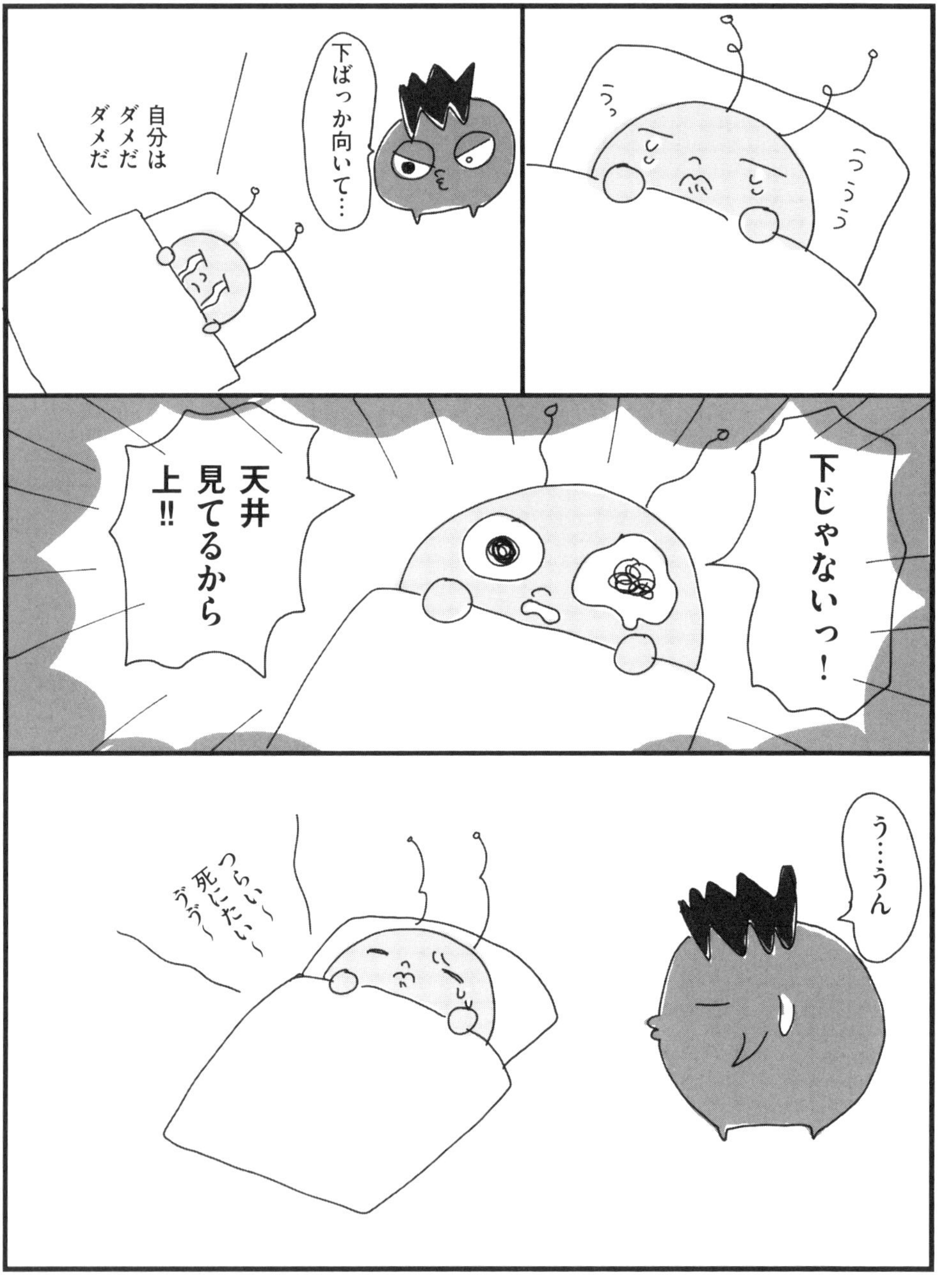

自信がないのは…

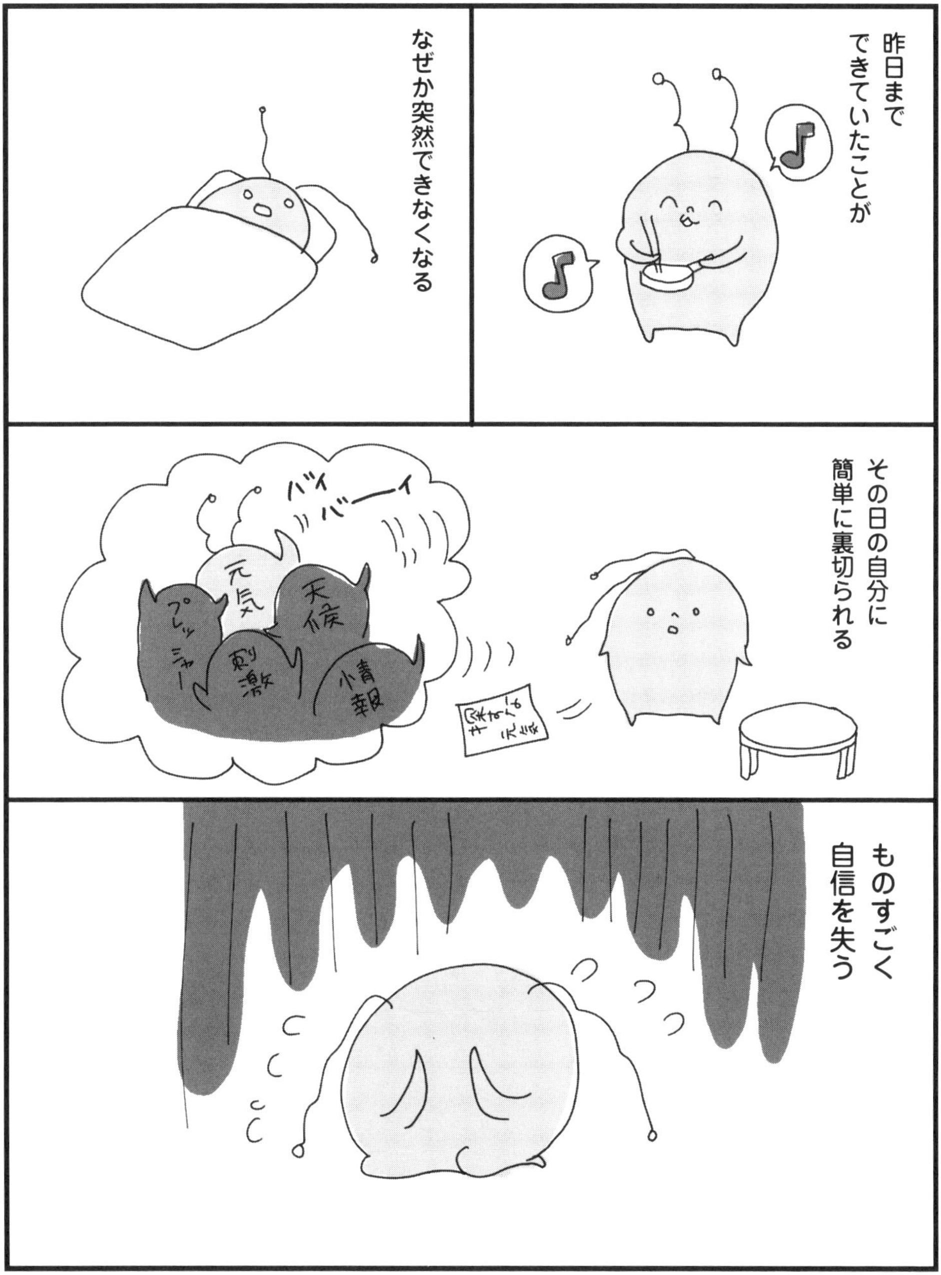
昨日まで
できていたことが
なぜか突然できなくなる
その日の自分に
簡単に裏切られる
バイバーーイ
元気
天候
プレッシャー
刺激
情報
ものすごく
自信を失う

0か100か

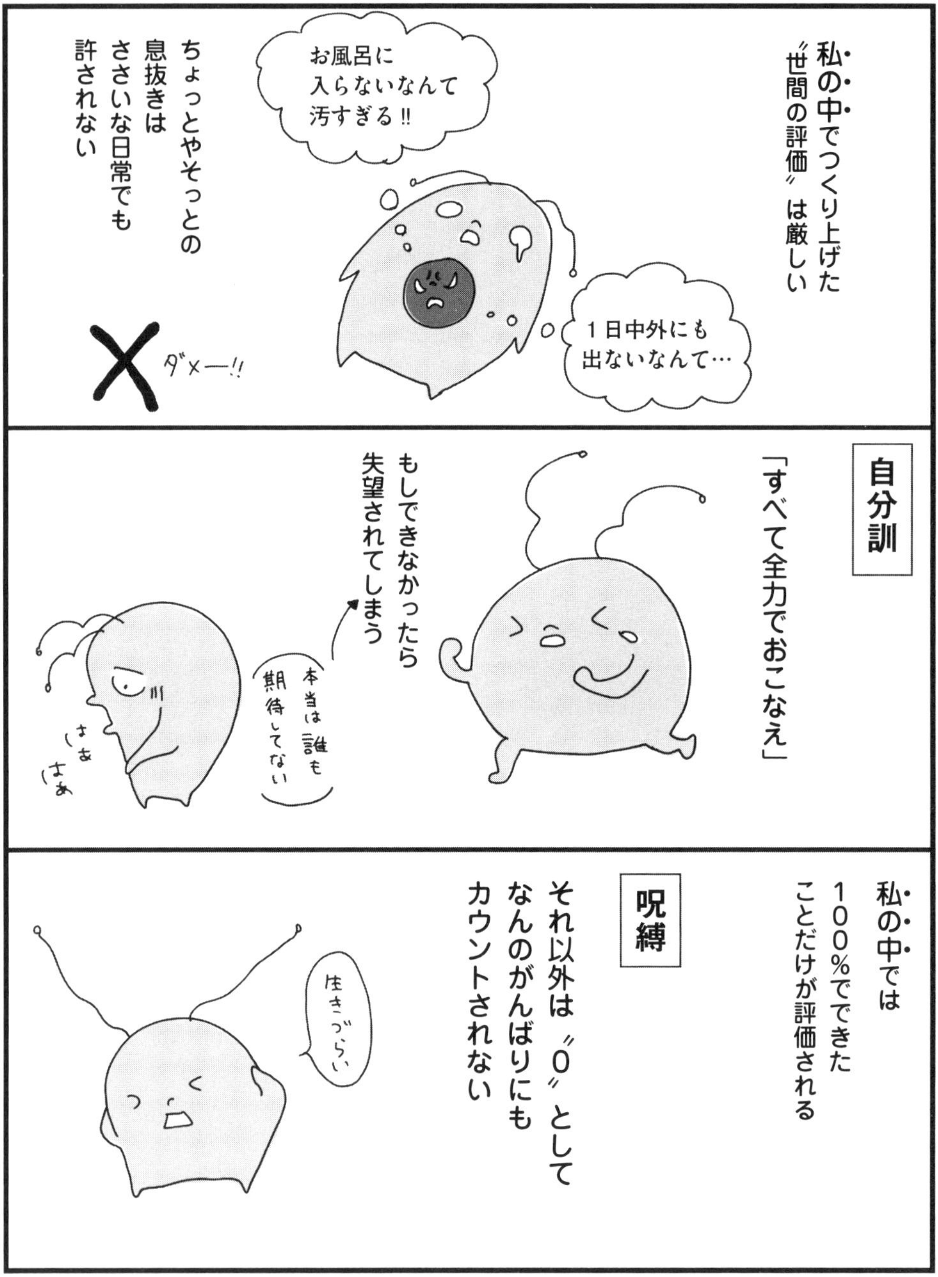

私の中でつくり上げた〝世間の評価〟は厳しい
お風呂に入らないなんて汚すぎる!!
1日中外にも出ないなんて…
ちょっとやそっとの息抜きはささいな日常でも許されない
ダメー!!
自分訓
「すべて全力でおこなえ」
もしできなかったら失望されてしまう
本当は誰も期待してない
私の中では100%できたことだけが評価される
呪縛
それ以外は〝0〟としてなんのがんばりにもカウントされない
生きづらい

ごめんなさいは0円

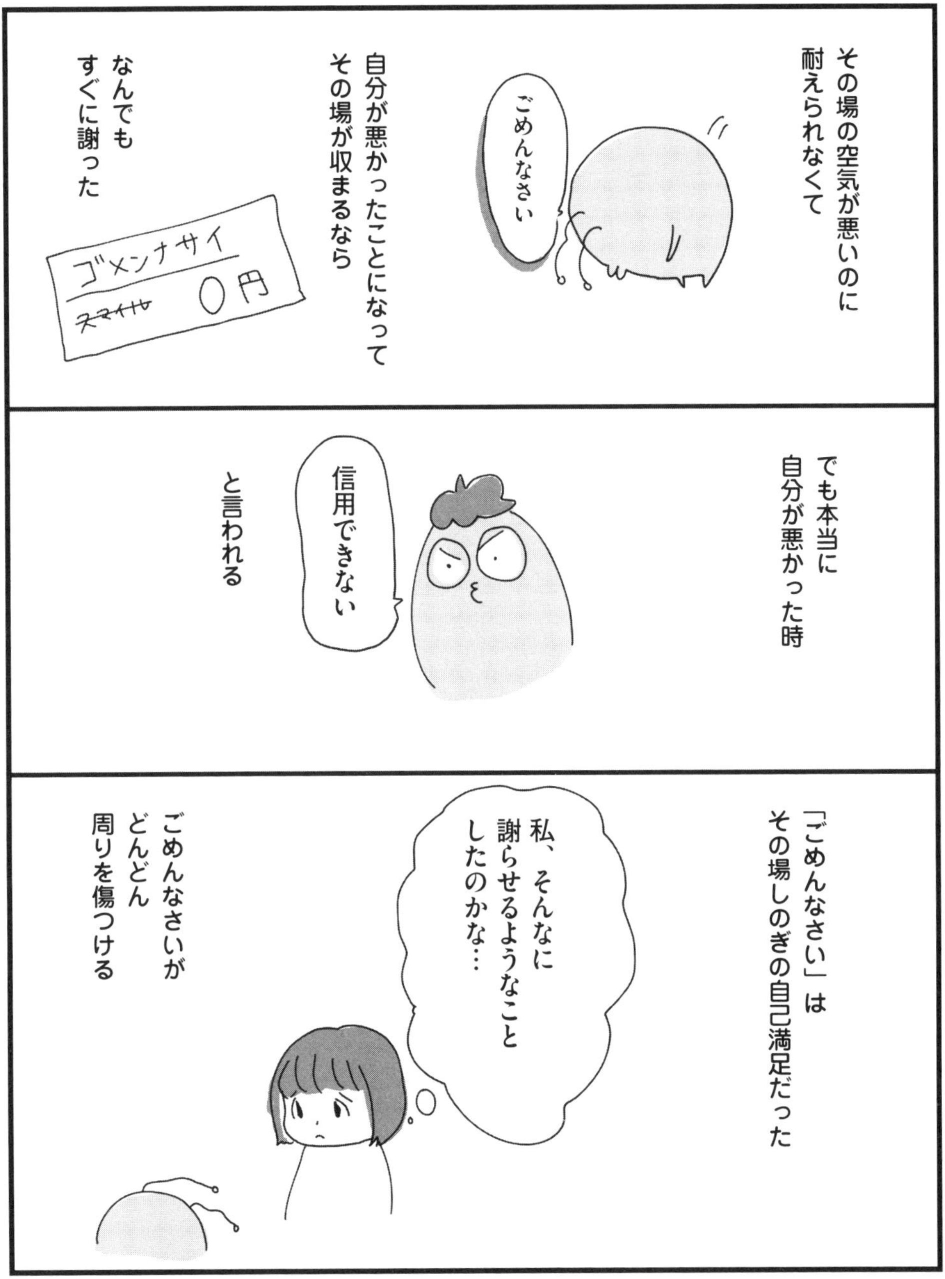
その場の空気が悪いのに耐えられなくて
ごめんなさい
自分が悪かったことになってその場が収まるなら
ゴメンナサイ
0円
なんでもすぐに謝った
でも本当に自分が悪かった時
信用できない
と言われる
「ごめんなさい」はその場しのぎの自己満足だった
私、そんなに謝らせるようなことしたのかな…
ごめんなさいがどんどん周りを傷つける

幸せに慣れない

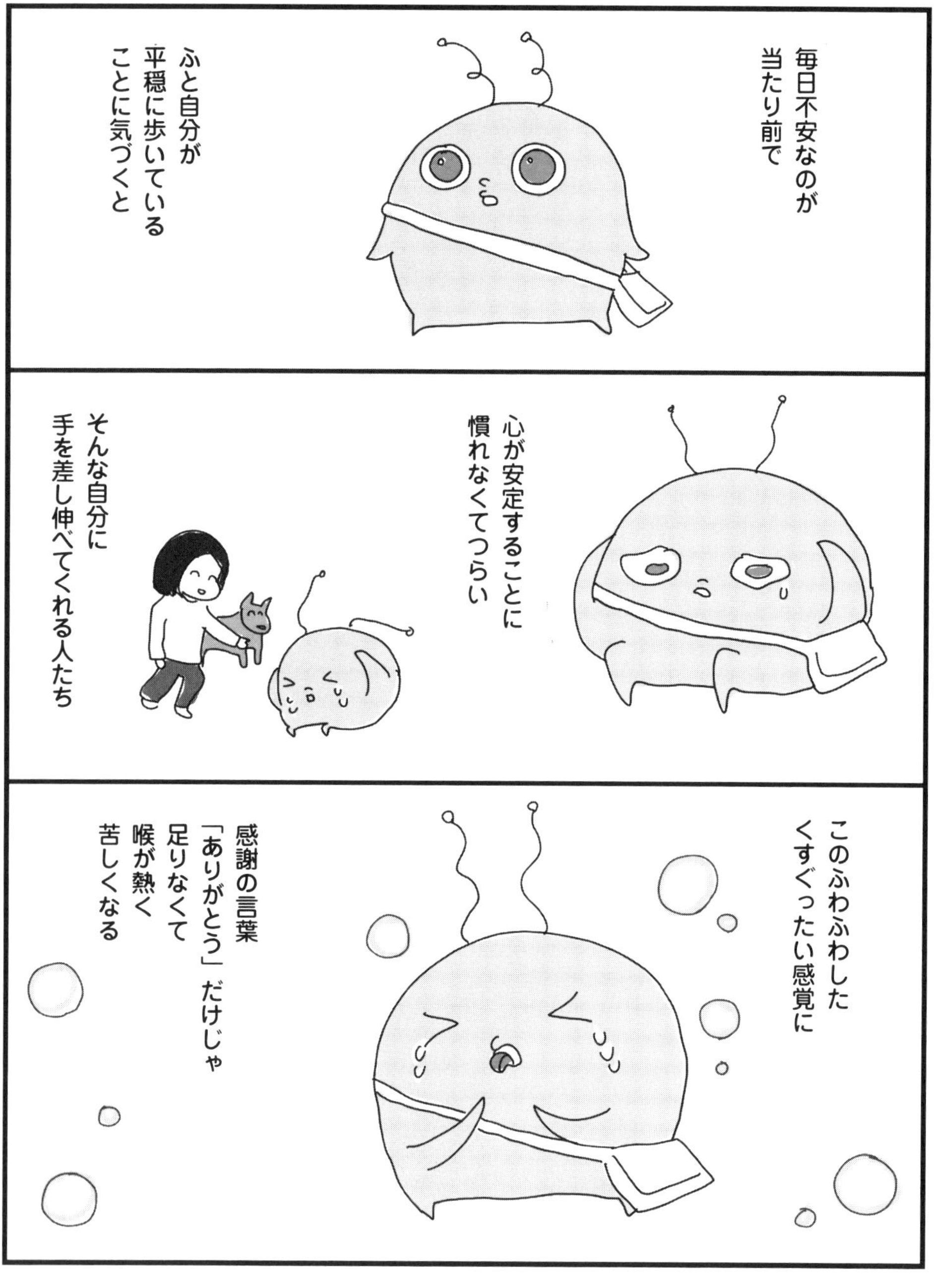
毎日不安なのが
当たり前で
ふと自分が
平穏に歩いている
ことに気づくと
心が安定することに
慣れなくてつらい
そんな自分に
手を差し伸べてくれる人たち
このふわふわした
くすぐったい感覚に
感謝の言葉
「ありがとう」だけじゃ
足りなくて
喉が熱く
苦しくなる

私なりの存在意義

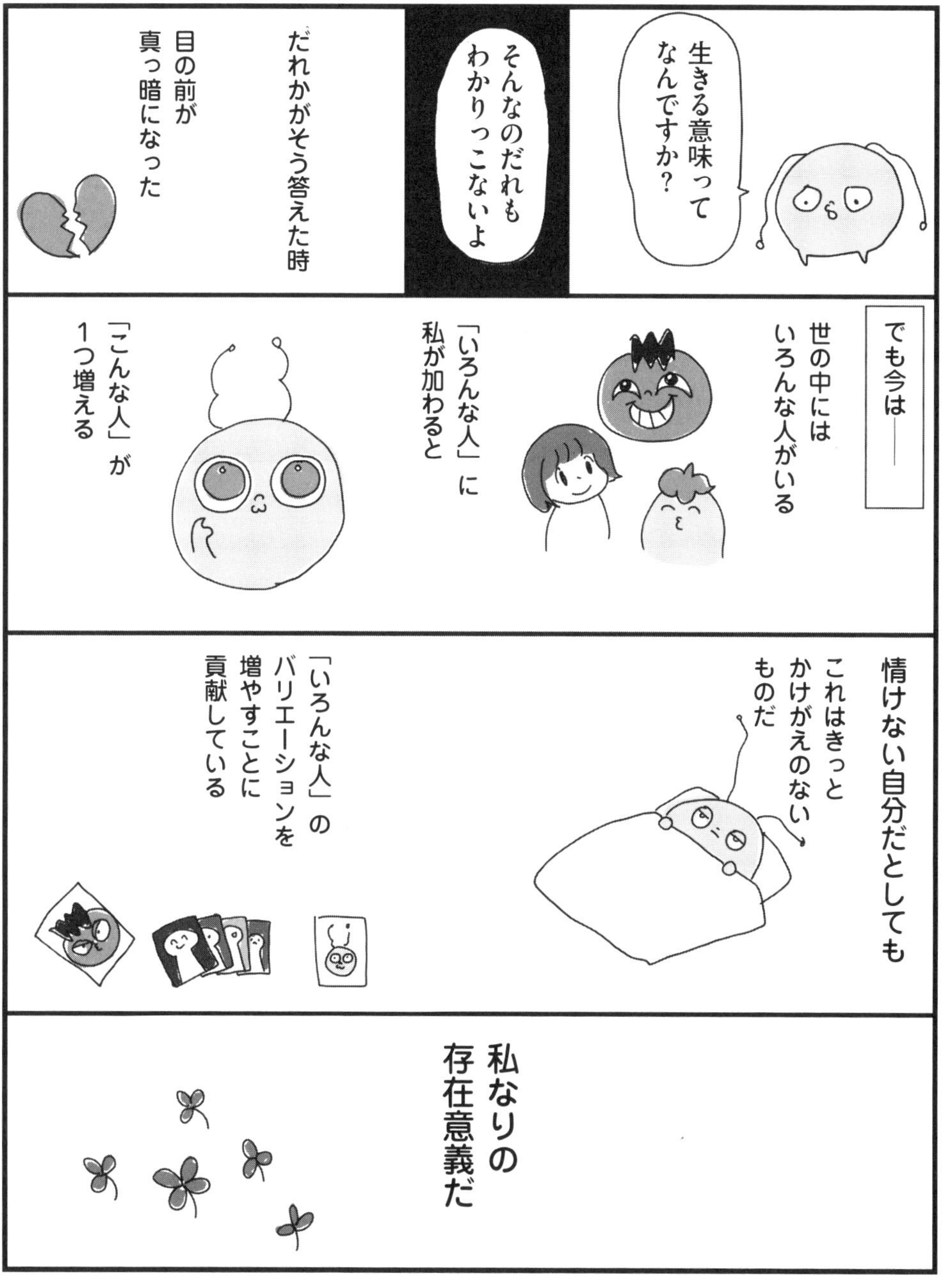
生きる意味ってなんですか？
そんなのだれもわかりっこないよ
だれかがそう答えた時
目の前が真っ暗になった
でも今は――
世の中にはいろんな人がいる
「いろんな人」に私が加わると
「こんな人」が1つ増える
情けない自分だとしても
これはきっとかけがえのないものだ
「いろんな人」のバリエーションを増やすことに貢献している
私なりの存在意義だ

周りより劣ってる

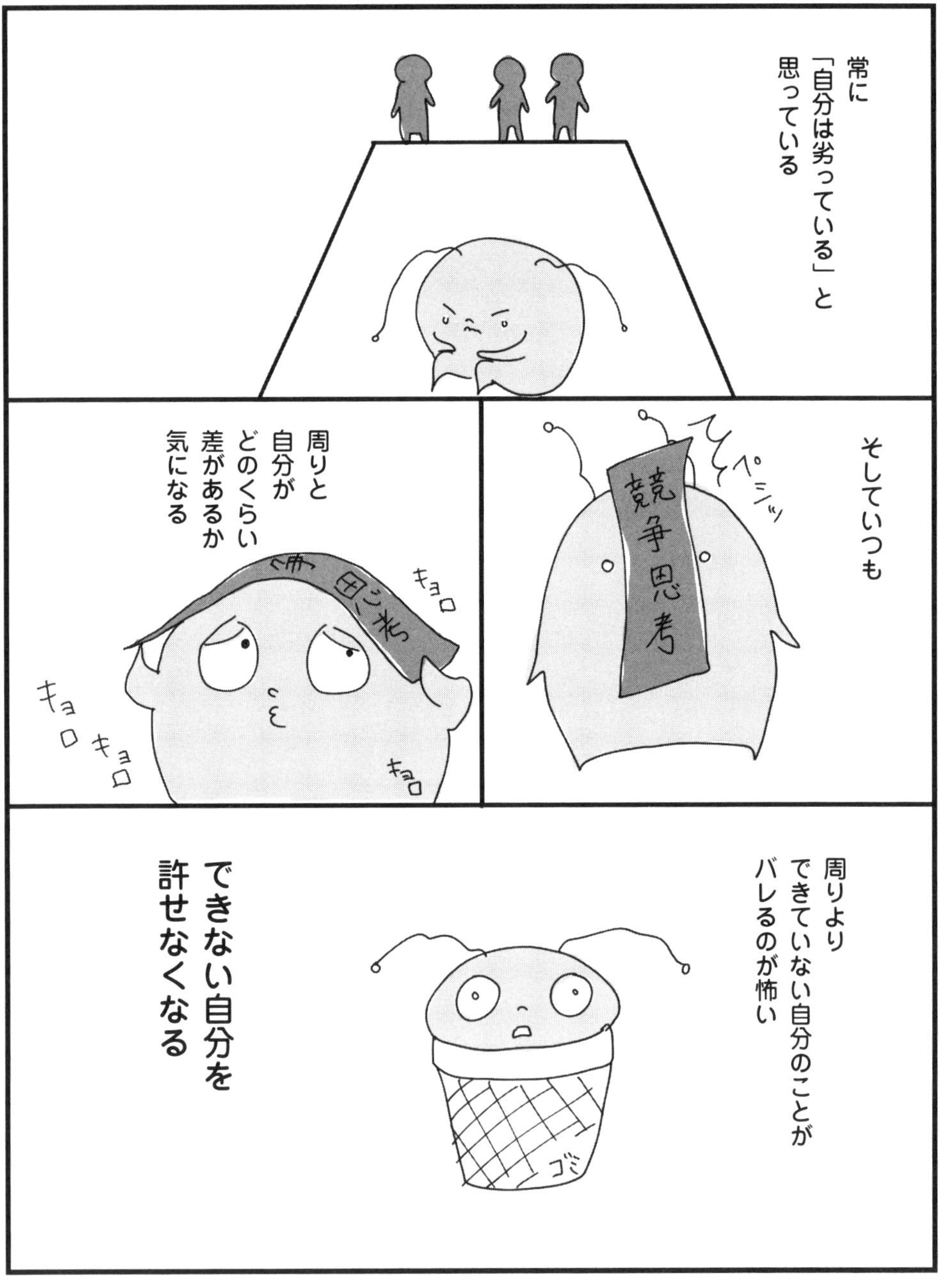
常に
「自分は劣っている」と
思っている
そしていつも
競争思考
ペシッ
周りと
自分が
どのくらい
差があるか
気になる
キョロ
キョロ
キョロ
キョロ
周りより
できていない自分のことが
バレるのが怖い
できない自分を
許せなくなる
ゴミ

「がんばらなくていいよ」もつらい

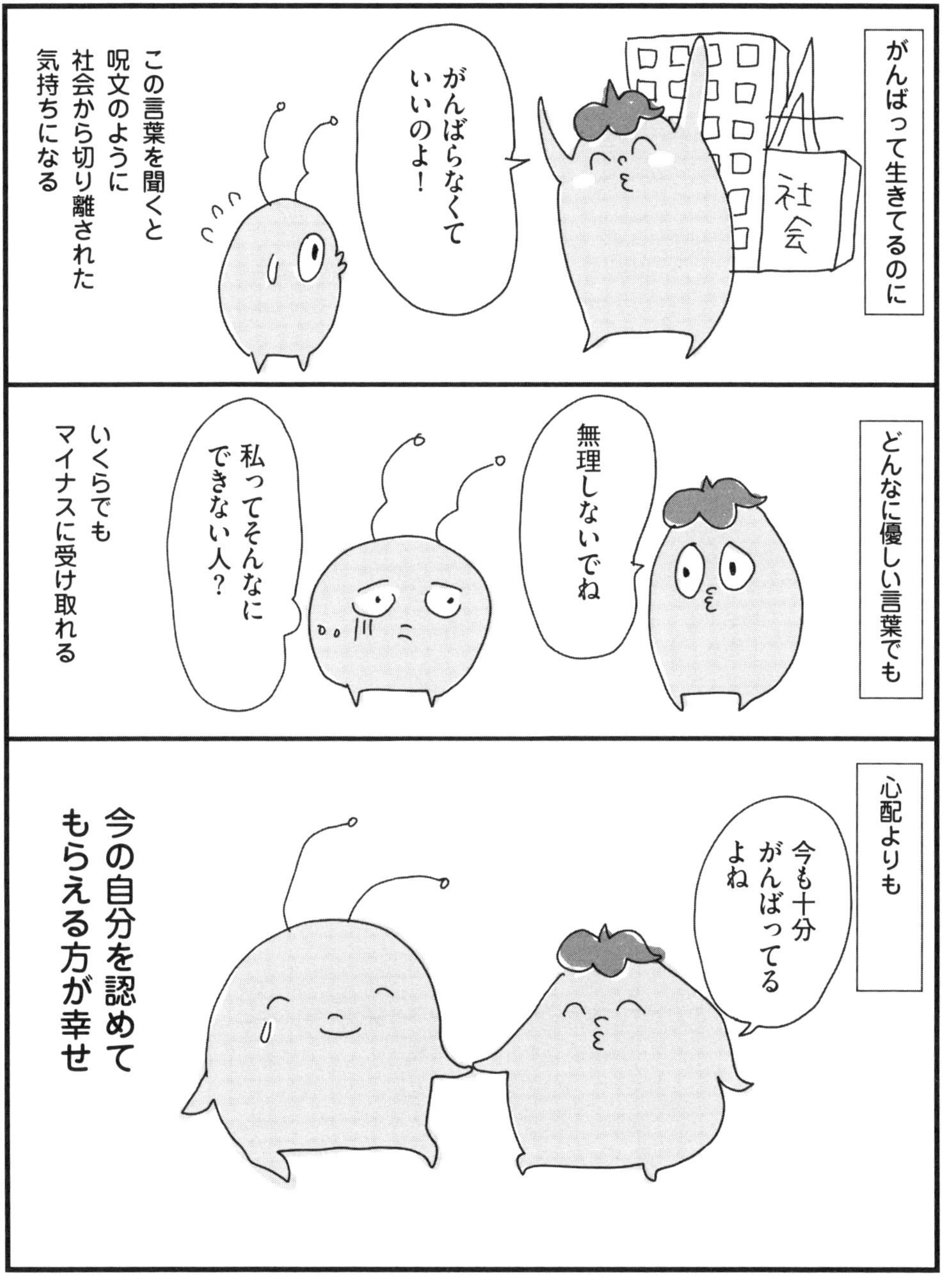

バカンスではない！

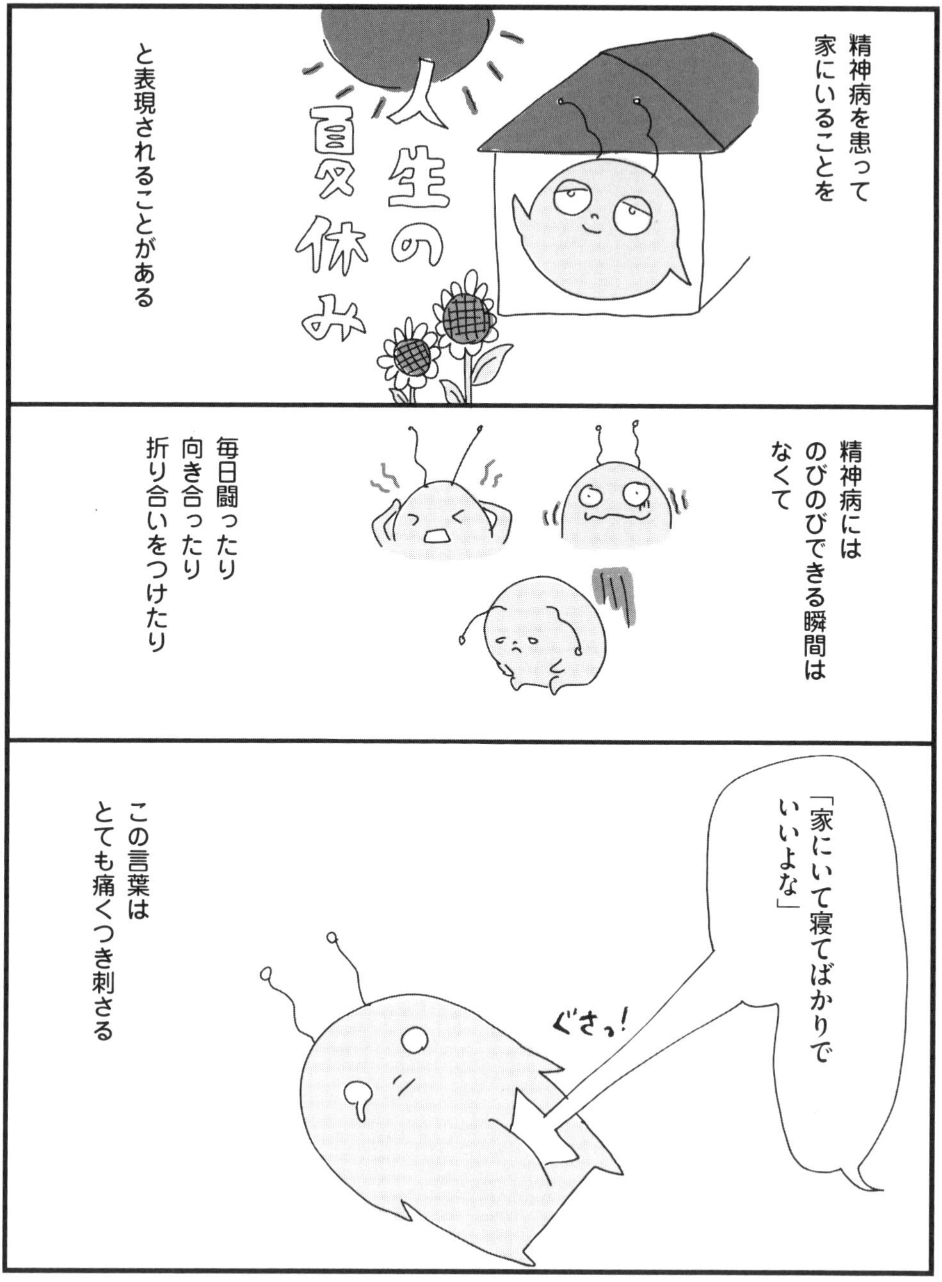

精神病を患って
家にいることを
人生の夏休み
と表現されることがある
精神病には
のびのびできる瞬間は
なくて
毎日闘ったり
向き合ったり
折り合いをつけたり
「家にいて寝てばかりで
いいよな」
ぐさっ！
この言葉は
とても痛くつき刺さる

第4章

母との不安定な距離感

——デイケアに行ってみた

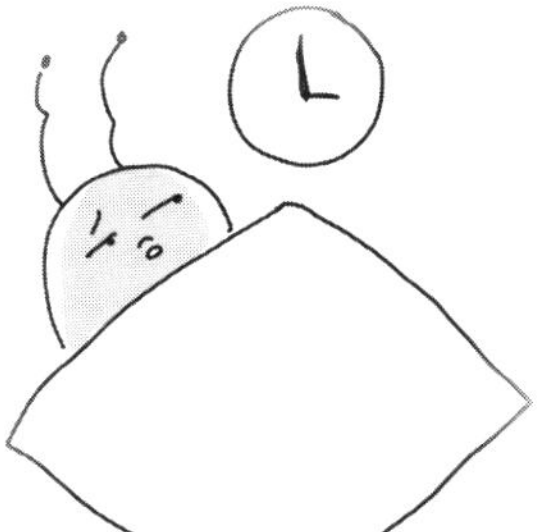

自由な時間ばかりだと…

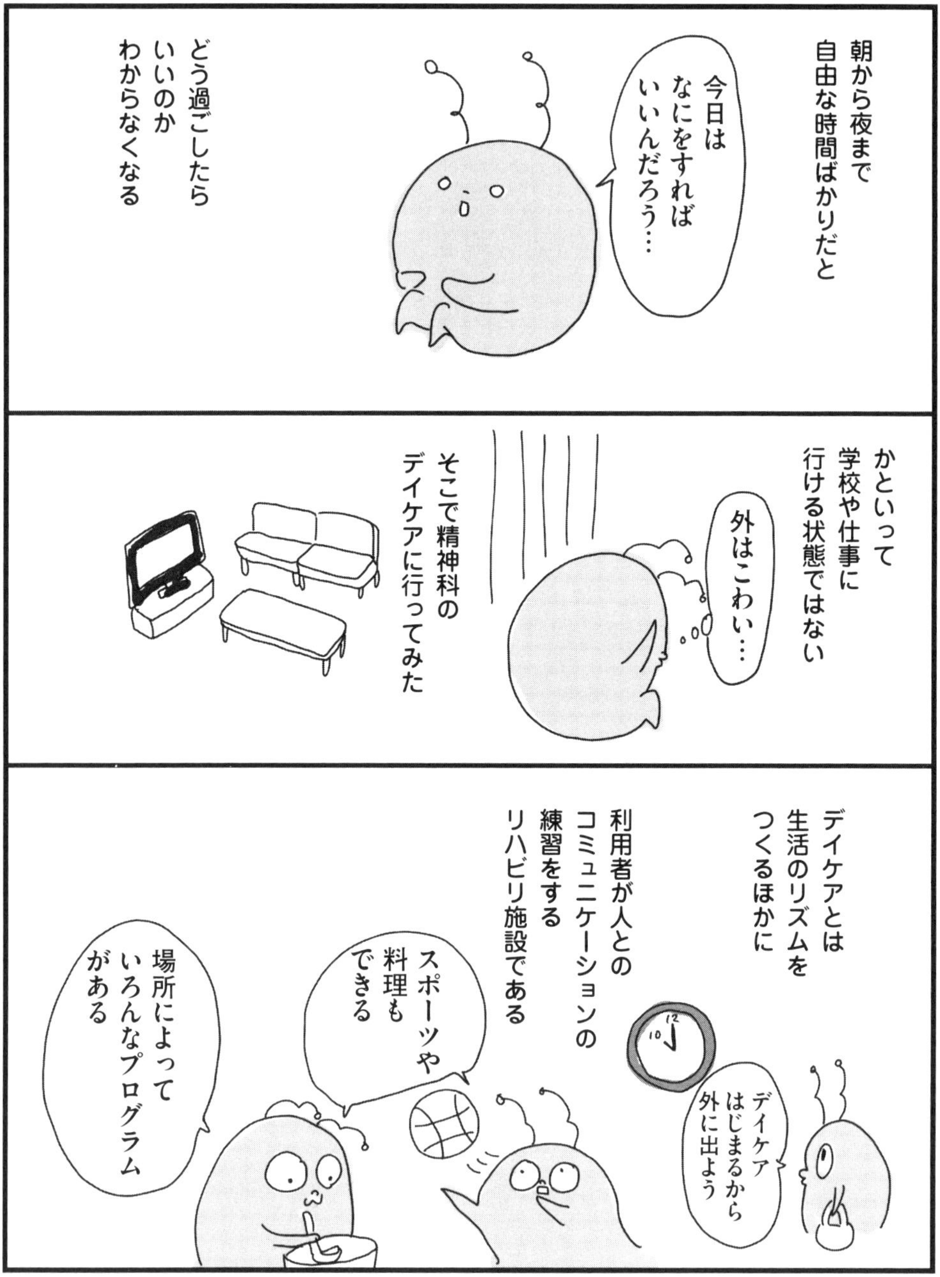

朝から夜まで
自由な時間ばかりだと
今日は
なにをすれば
いいんだろう…
どう過ごしたら
いいのか
わからなくなる
かといって
学校や仕事に
行ける状態ではない
外はこわい…
そこで精神科の
デイケアに行ってみた
デイケアとは
生活のリズムを
つくるほかに
利用者が人との
コミュニケーションの
練習をする
リハビリ施設である
デイケア
はじまるから
外に出よう
スポーツや
料理も
できる
場所によって
いろんなプログラム
がある

ここにも居場所がないの？

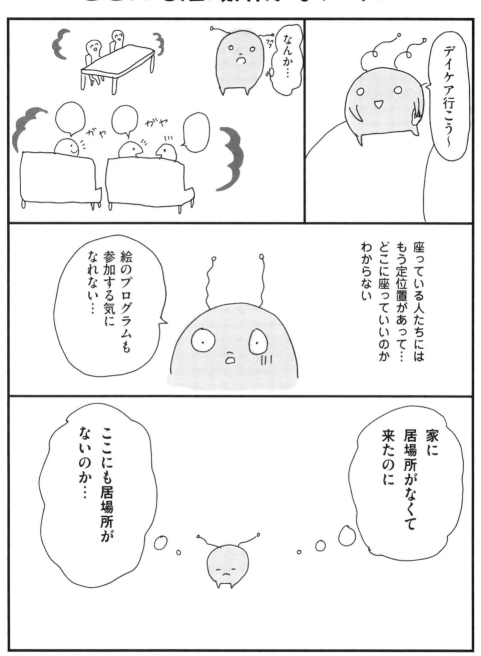

みんなはなにをしているの？

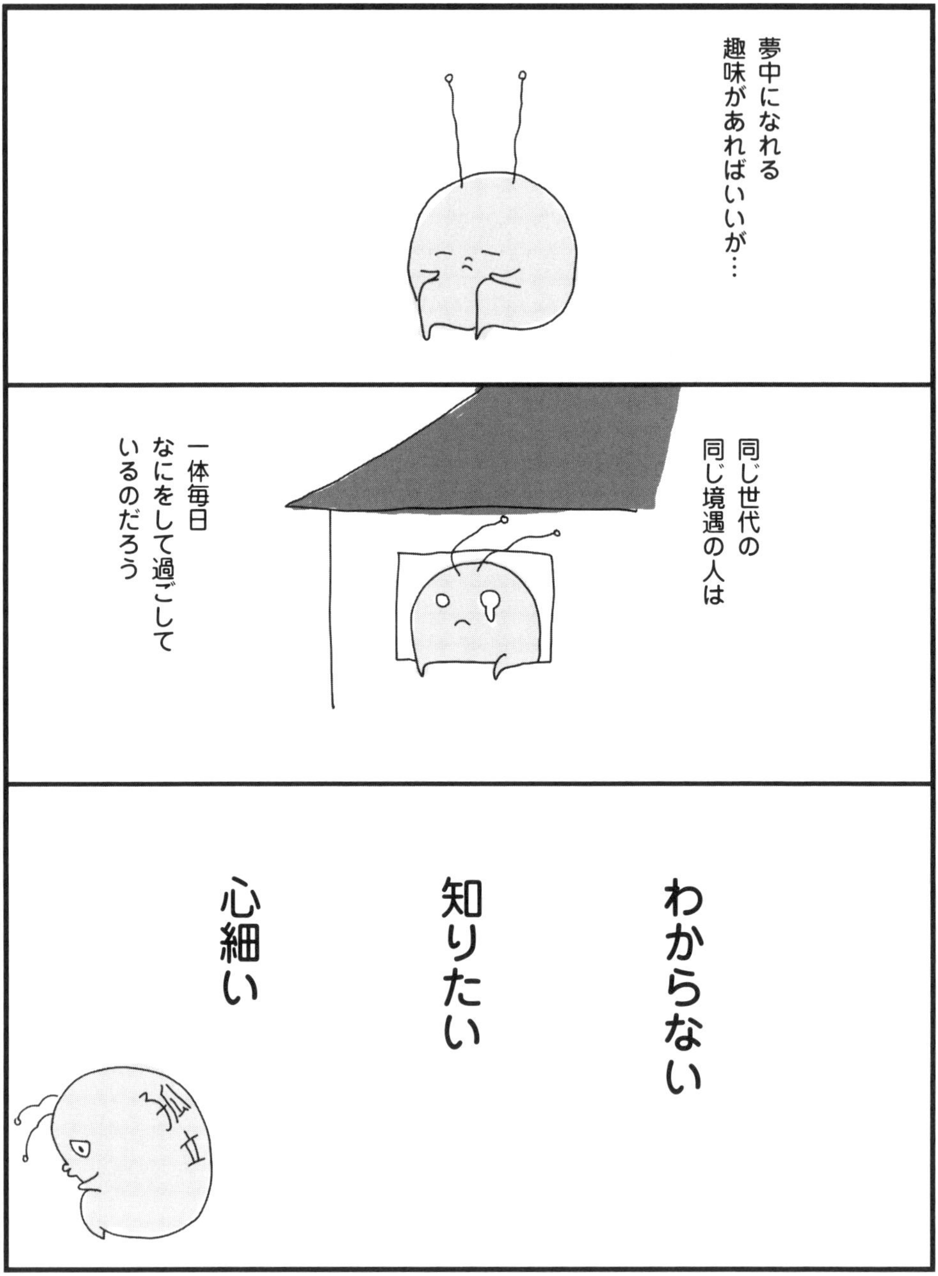

母の決意

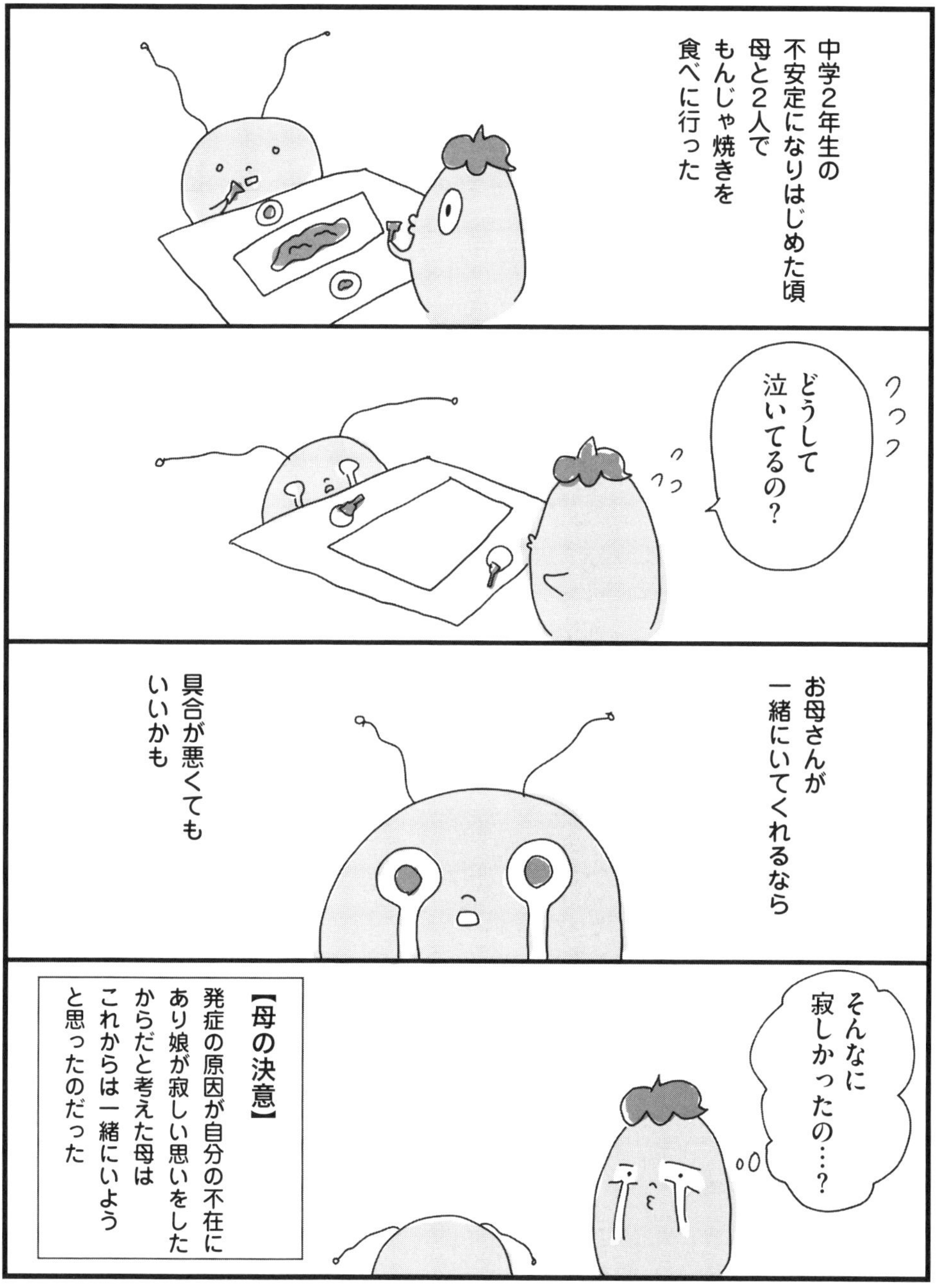
中学2年生の
不安定になりはじめた頃
母と2人で
もんじゃ焼きを
食べに行った
どうして
泣いてるの？
お母さんが
一緒にいてくれるなら
具合が悪くても
いいかも
そんなに
寂しかったの…？
【母の決意】
発症の原因が自分の不在に
あり娘が寂しい思いをした
からだと考えた母は
これからは一緒にいよう
と思ったのだった

母の付き添い

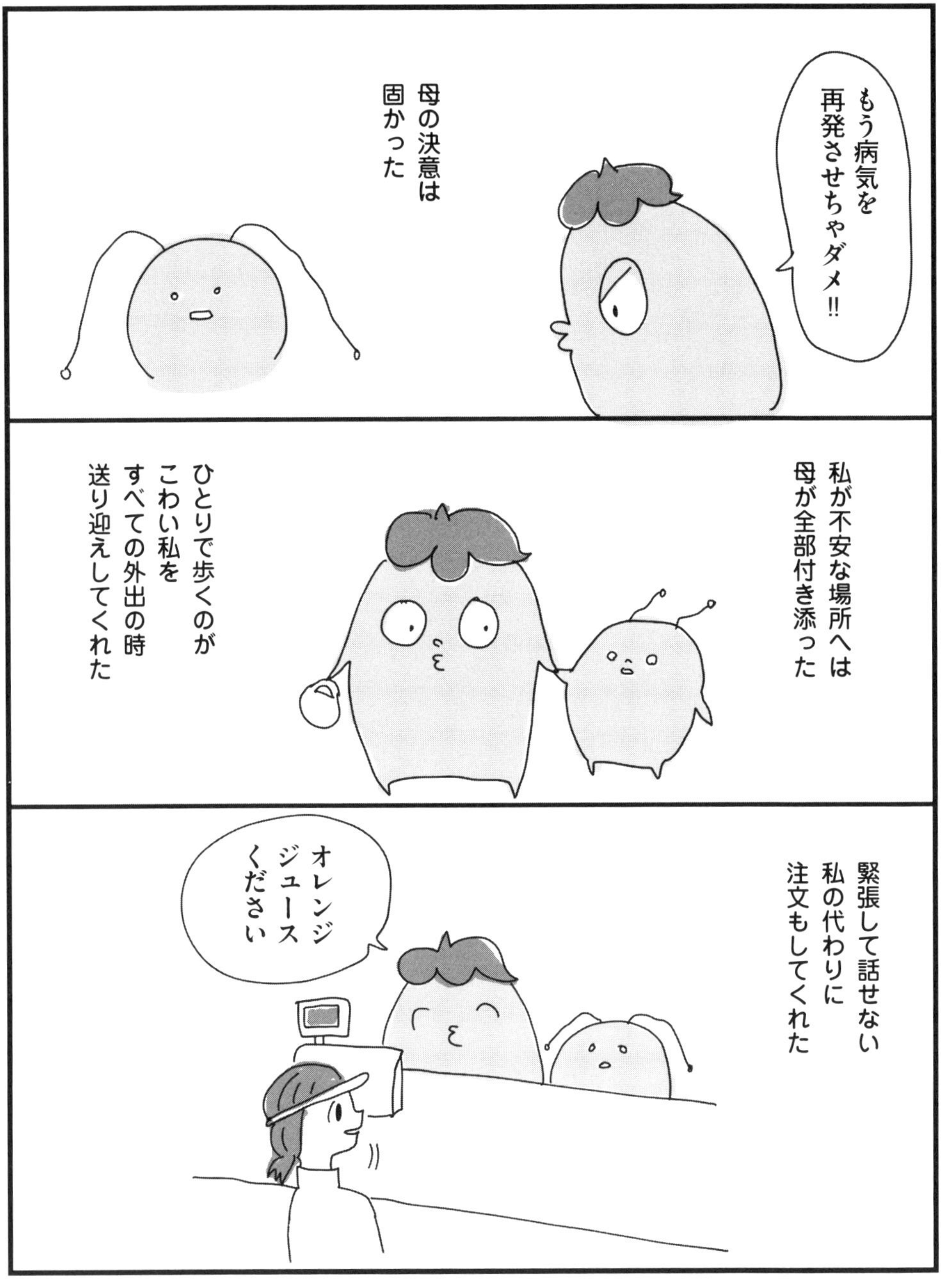
もう病気を再発させちゃダメ!!
母の決意は固かった
私が不安な場所へは母が全部付き添った
ひとりで歩くのがこわい私をすべての外出の時送り迎えしてくれた
緊張して話せない私の代わりに注文もしてくれた
オレンジジュースください

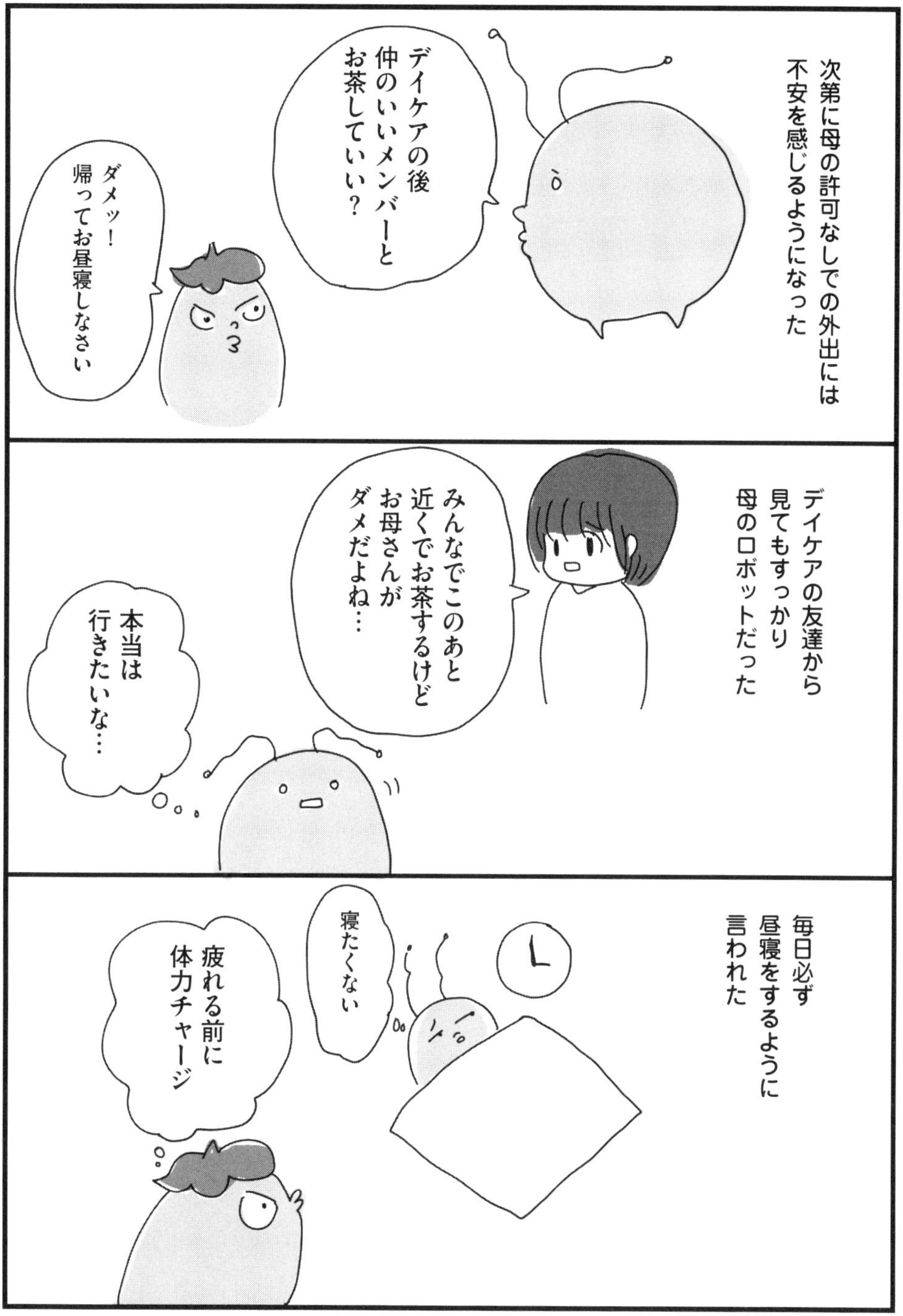
次第に母の許可なしでの外出には不安を感じるようになった
デイケアの後仲のいいメンバーとお茶していい？
ダメッ！帰ってお昼寝しなさい
デイケアの友達から見てもすっかり母のロボットだった
みんなでこのあと近くでお茶するけどお母さんがダメだよね…
本当は行きたいな…
毎日必ず昼寝をするように言われた
寝たくない
疲れる前に体力チャージ

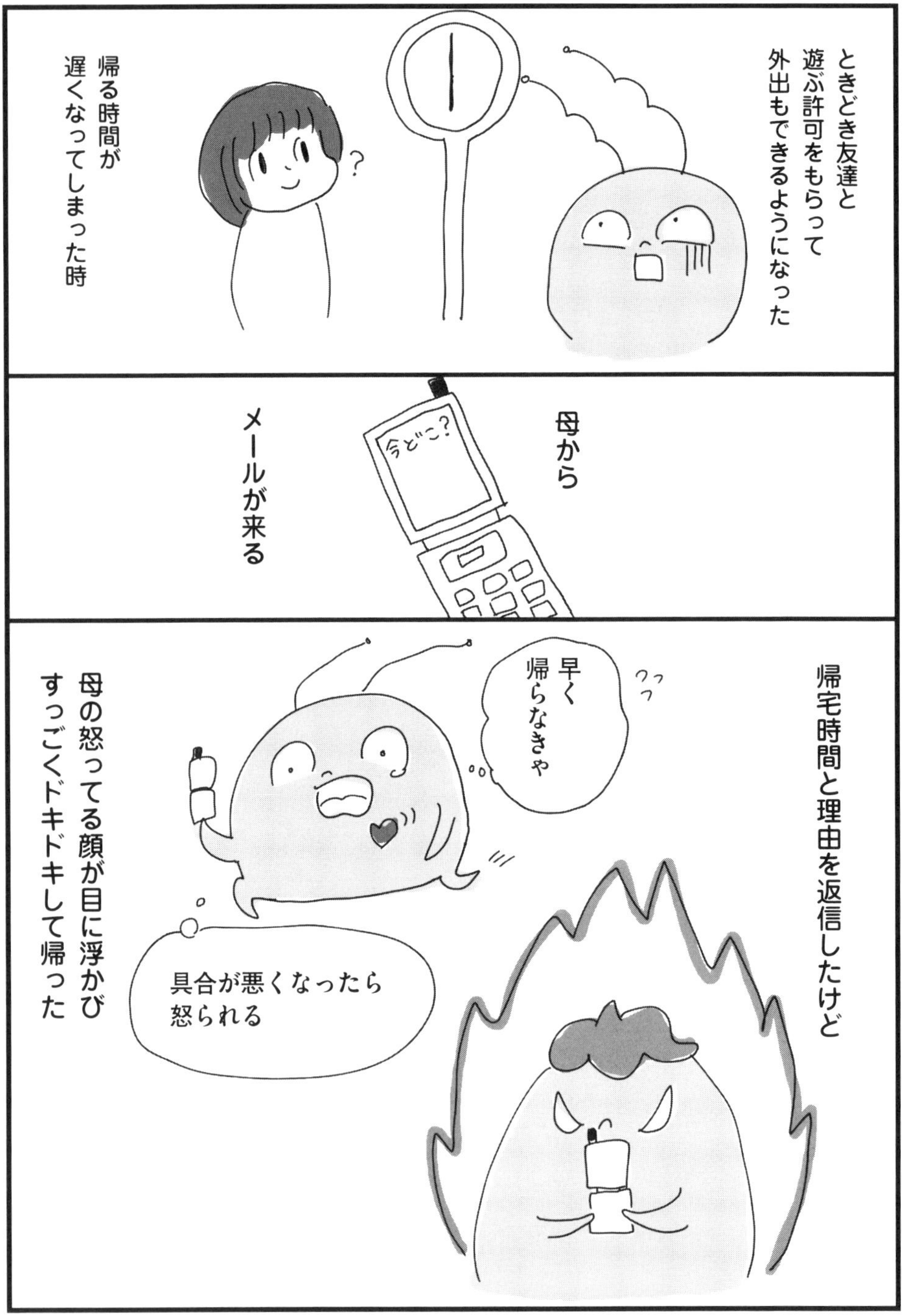
ときどき友達と
遊ぶ許可をもらって
外出もできるようになった
帰る時間が
遅くなってしまった時
母から
今どこ?
メールが来る
帰宅時間と理由を返信したけど
早く
帰らなきゃ
具合が悪くなったら
怒られる
母の怒ってる顔が目に浮かび
すっごくドキドキして帰った

母は高 EE を会得した

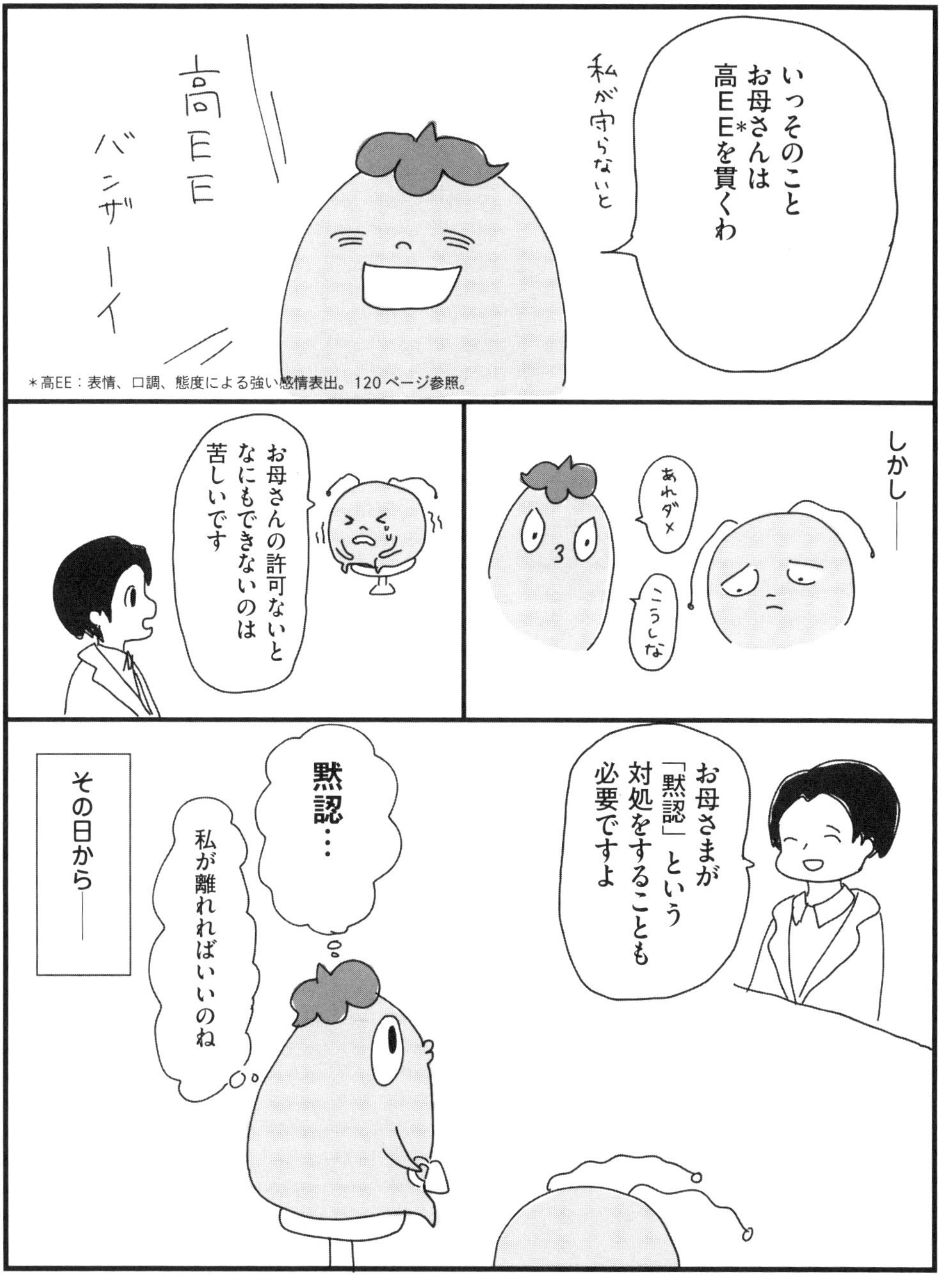
いっそのこと
お母さんは
高EE*を貫くわ
私が守らないと
高EE
バンザーーイ
しかし——
あれダメ
こうしな
お母さんの許可ないと
なにもできないのは
苦しいです
お母さまが
「黙認」という
対処をすることも
必要ですよ
黙認・・・
私が離れればいいのね
その日から——

＊高EE：表情、口調、態度による強い感情表出。120 ページ参照。

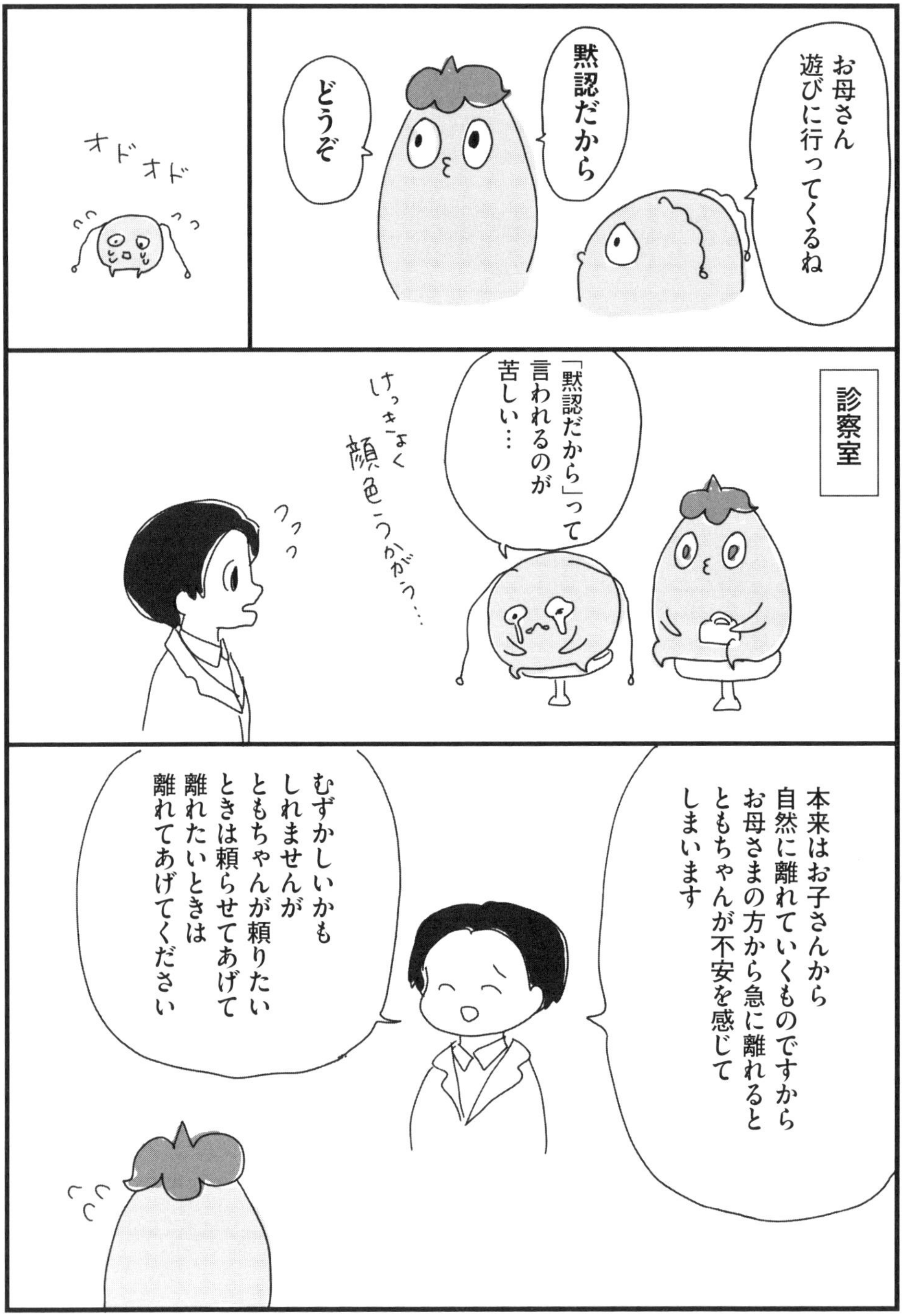

お母さん遊びに行ってくるね
黙認だから
どうぞ
オドオド
診察室
「黙認だから」って言われるのが苦しい…
けっきょく顔色うかがう…
本来はお子さんから自然に離れていくものですからお母さまの方から急に離れるとともちゃんが不安を感じてしまいます
むずかしいかもしれませんがともちゃんが頼りたいときは頼らせてあげて離れたいときは離れてあげてください

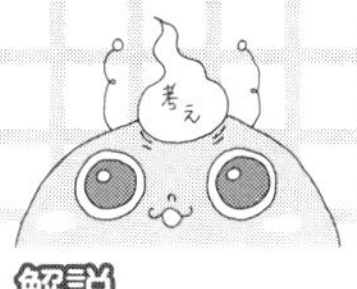

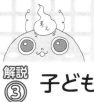

解説③ 子どもの統合失調症とは?

統合失調症は大人の病気だと思っている人も多いかもしれませんが、統合失調症の発病時期として多いのは、実は10代の半ば、中高生の時期です。統合失調症が中高生の時期に発病しやすいのは決してたまたまではありません。

中高生の時期すなわち思春期は、自分が何者であるかを試行錯誤しながら決めていく時期で、自分が周りからどう見られているのかを強く意識するようになります。そのために少しうまくいかないことがあっただけで「自分が周りの人達よりも劣っているのではないか」と感じやすく、それがきっかけで不登校になってしまうことも珍しくありません。こうした思春期特有の悩みやストレスは、少なからず統合失調症の発病に関係していると考えられるのです。

統合失調症は、必ずしも幻覚や妄想からはじまるわけではありません。むしろ多いのは「いろいろなことが気になって仕方がない」「考えがまとまらない」「なんとなく緊張が抜けない」などの漠然とした違和感がその初期にある場合です。

ただ、この時点では本人が家族や周囲に対してなにかを訴えることは少ないかもしれません。症状が進んでくると外出を嫌がったり、部屋に閉じこもりがちになったりという外部からの刺激を避ける行動が増え、学校にも行きにくくなってきます。家族や周囲がこのような状況に気づいたら、なるべく早めに精神科を受診することをおすすめします。

子どもが統合失調症を発病した際の親の気持ちを考えてみましょう。

親は子どもに対して強い責任感を持っています。そのため、子どもが病気になればそのことで自分を責め、病気が治るためならどんなことでもしたいと思います。通常であ

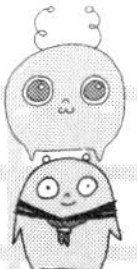

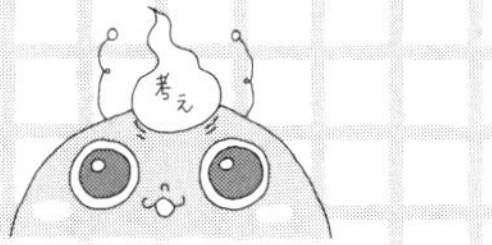

解説③ 子どもの統合失調症とは?

れば、子どもが成長し自立していく過程で、子どもの親離れにともない親も子離れしていくものですが、子どもが病気で自立が難しい状況になった場合、親はなんとかしてあげたいと思い、子どもへの関わりを深めずにはいられなくなってしまいます。

人間関係において距離感が近くなればなるほど、相手に対する期待も大きくなるため感情的な衝突（表情、口調、態度などによる感情表出。Expressed Emotion = EE）が大きくなります。このような状況で親が病気を発病した子どもに対して強い感情表出をしてしまうことを「高EE」と呼んでいます。

統合失調症の患者さんは、周囲の人たちの接し方にとても敏感です。特にご家族をはじめとする身近な人たちの感情の表し方は、病気の再発に大きな影響を与えると言われています。「高EE」といわれる感情表出は、きょうだいの関係や、祖父母と孫の関係などでも生じることがあります。

高EEには批判、敵意、過保護・過干渉があるとされますが、要は家族の病気という不条理な状況に対する家族側のやり場のない戸惑い、不安、苛立ちなどが患者さんにぶつけられてしまうことです。このような状況は患者さんにとって悩みやストレスの原因になり、実際、高EEの家族の存在は、統合失調症の再発率を高めるとされています。

そのため統合失調症の治療では、治療者は患者さん自身のさまざまなトライを後押ししつつ、家族に対してはその状況を見守ってもらうことをお願いしています。治療者が双方の間に立つ形で患者さんと家族との適度な距離感を保っていくことが重要です。

成重竜一郎（若宮病院児童精神科医長）

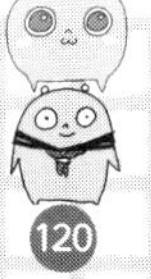

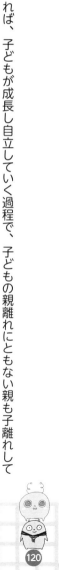

第5章
薬と治療のこと
——薬だけではよくなれない

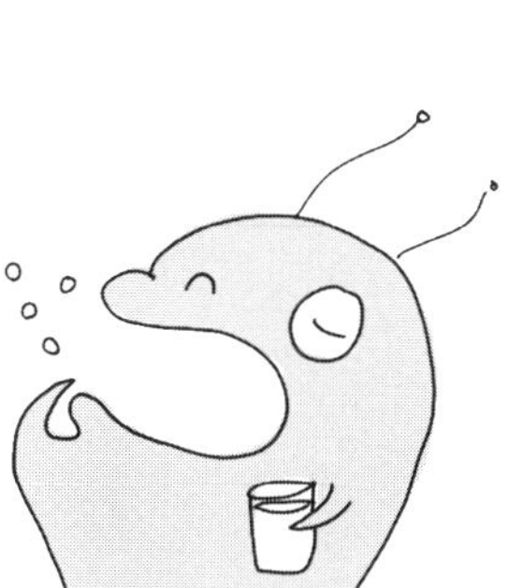

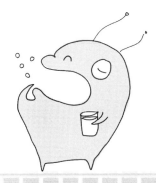

薬に身を任せる

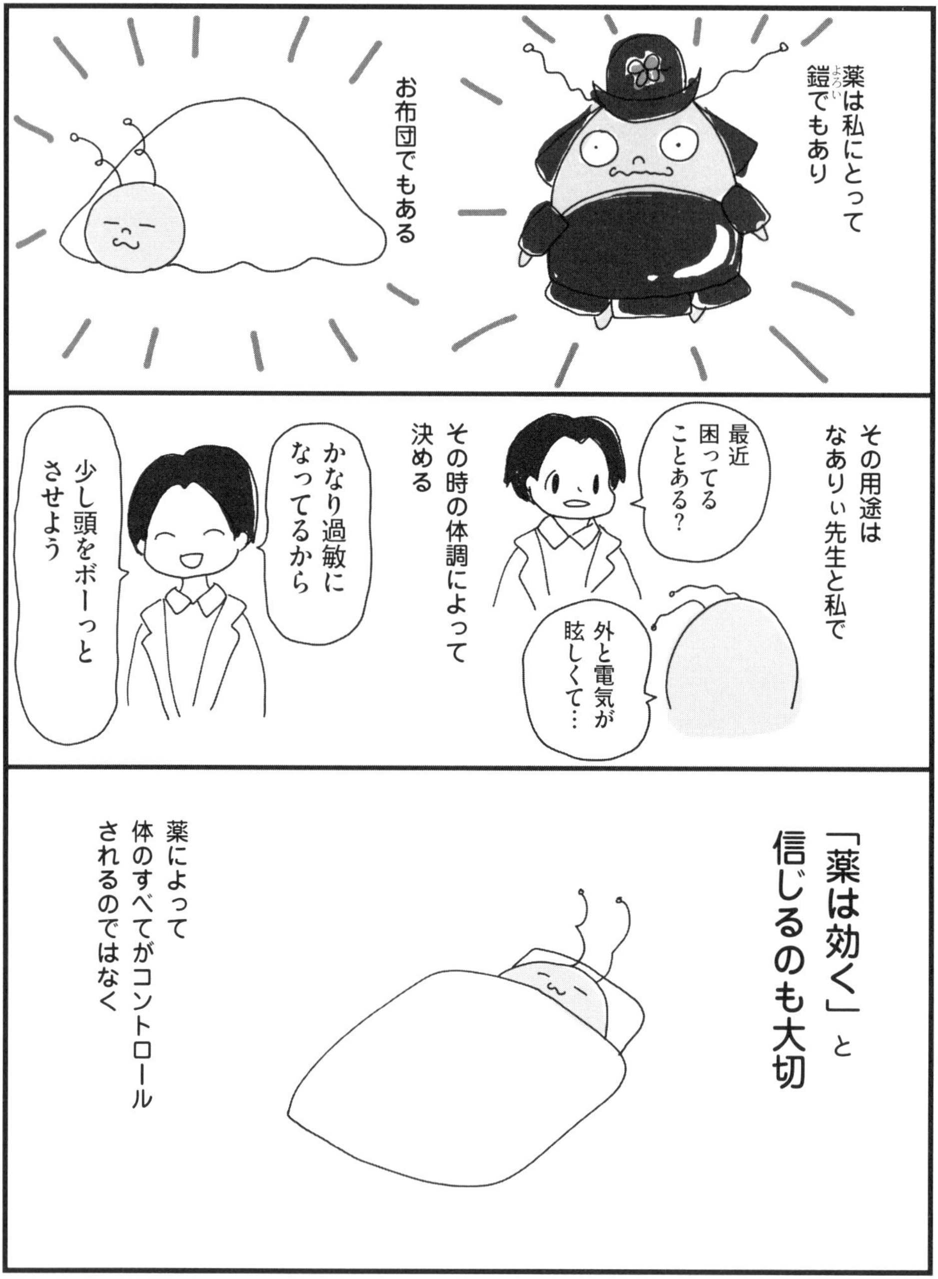
薬は私にとって
鎧《よろい》でもあり
お布団でもある
その用途は
なありぃ先生と私で
最近
困ってる
ことある？
外と電気が
眩しくて…
その時の体調によって
決める
かなり過敏に
なってるから
少し頭をボーっと
させよう
「薬は効く」と
信じるのも大切
薬によって
体のすべてがコントロール
されるのではなく

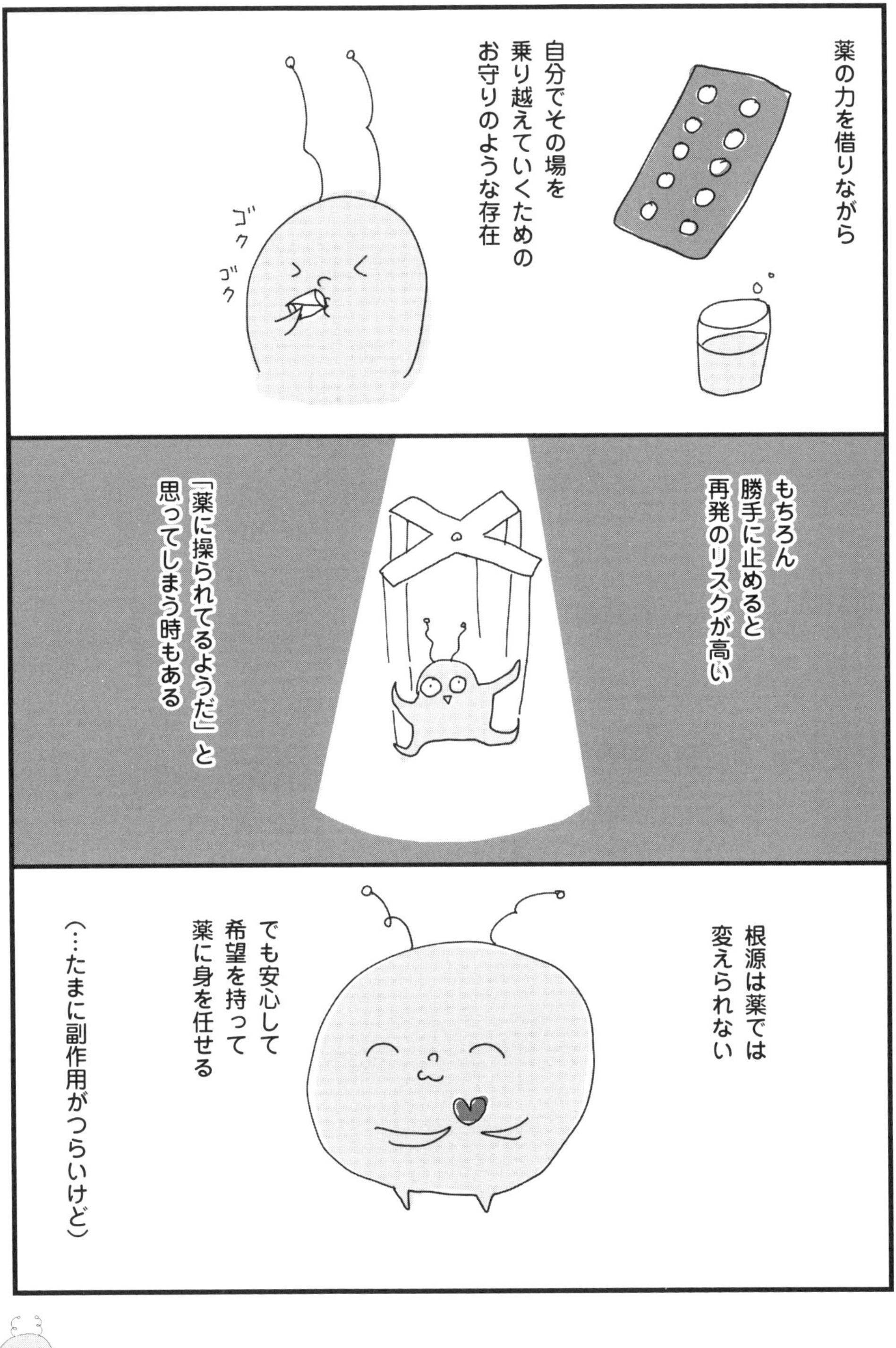

薬の力を借りながら
自分でその場を
乗り越えていくための
お守りのような存在
ゴクゴク
もちろん
勝手に止めると
再発のリスクが高い
「薬に操られてるようだ」と
思ってしまう時もある
根源は薬では
変えられない
でも安心して
希望を持って
薬に身を任せる
（…たまに副作用がつらいけど）

薬がクッション代わり

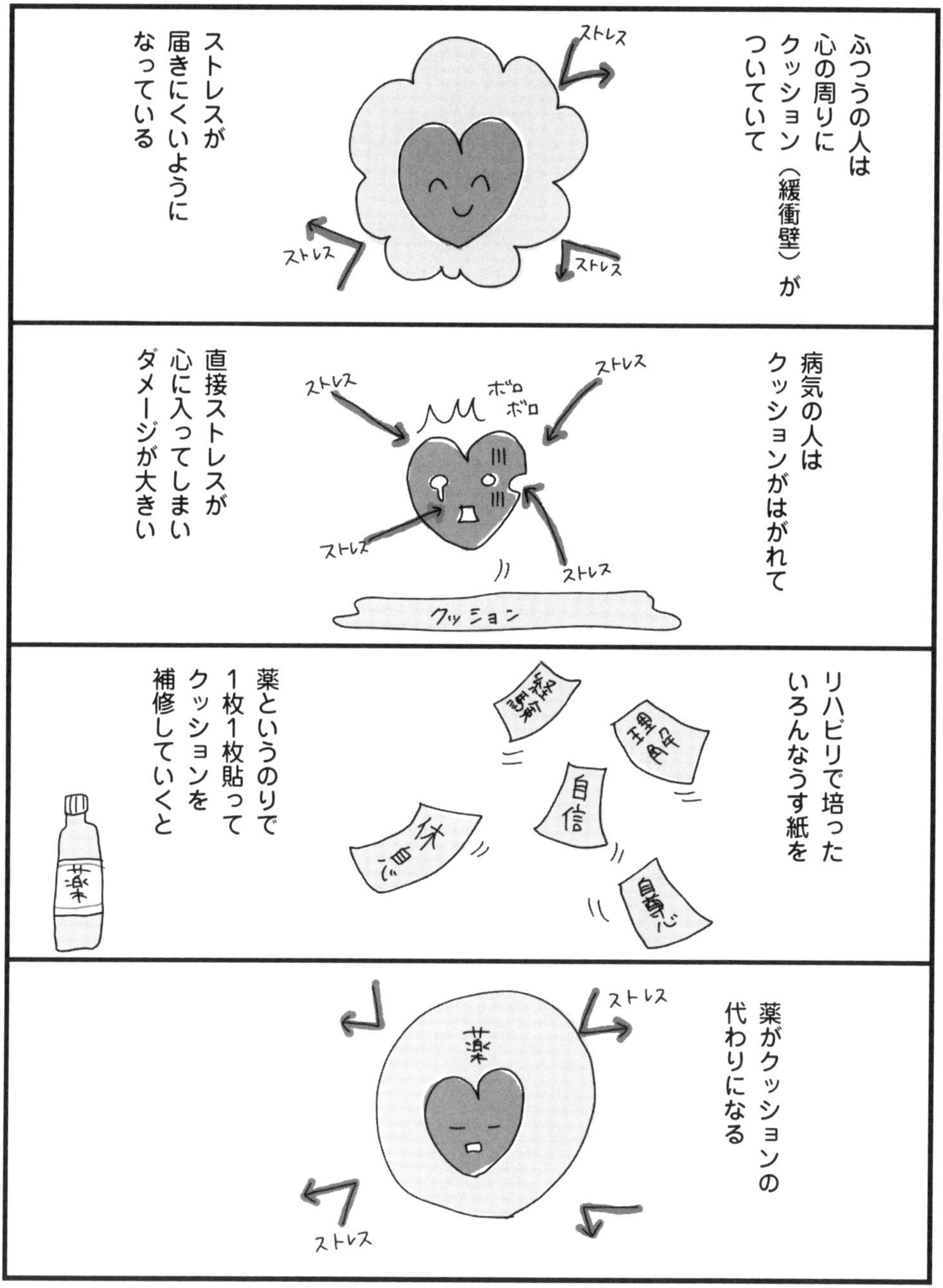
ふつうの人は
心の周りに
クッション（緩衝壁）が
ついていて
ストレス
ストレス
ストレス
ストレスが
届きにくいように
なっている
病気の人は
クッションがはがれて
ストレス
ボロ
ボロ
ストレス
ストレス
ストレス
クッション
直接ストレスが
心に入ってしまい
ダメージが大きい
リハビリで培った
いろんなうす紙を
経験
理解
自信
休息
自尊心
薬というのりで
1枚1枚貼って
クッションを
補修していくと
薬
薬がクッションの
代わりになる
ストレス
薬
ストレス

頓服はドーピング

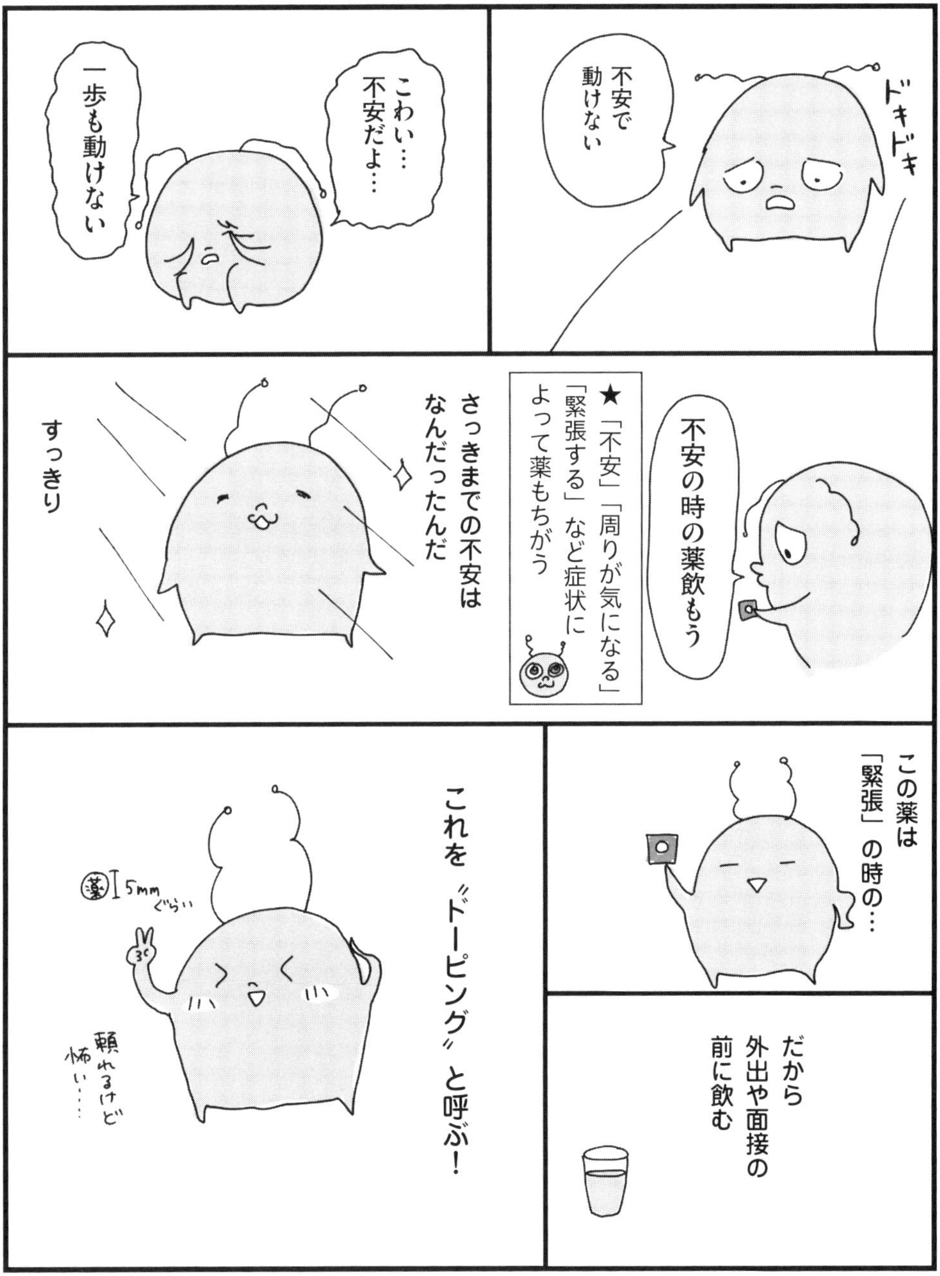

不安で動けない
ドキドキ
こわい…不安だよ…
一歩も動けない
不安の時の薬飲もう
★「不安」「周りが気になる」「緊張する」など症状によって薬もちがう
さっきまでの不安はなんだったんだ
すっきり
この薬は「緊張」の時の…
だから外出や面接の前に飲む
これを〝ドーピング〟と呼ぶ！
薬 5mmぐらい
頼れるけど怖い…

死にたい時でも薬

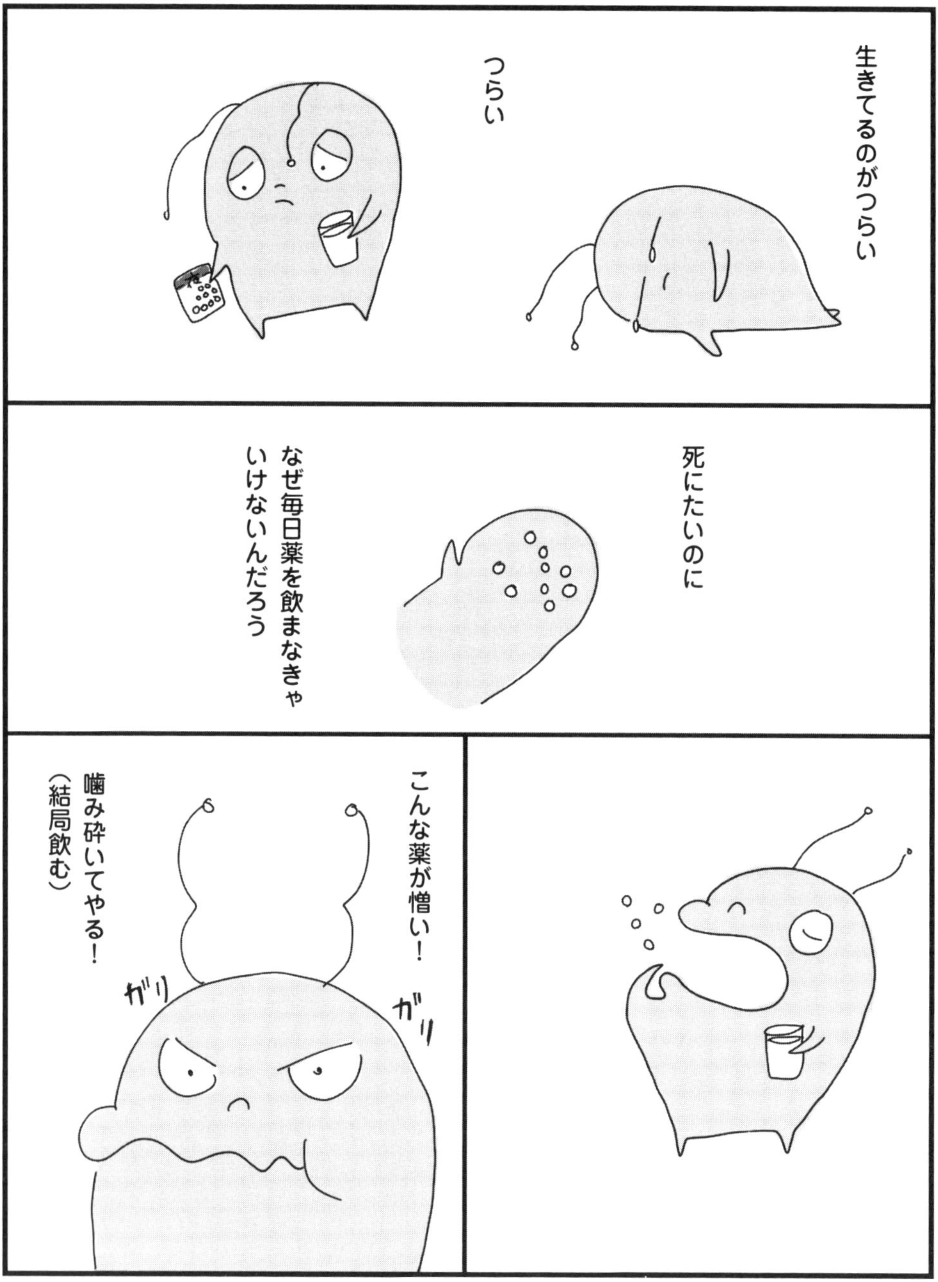
生きてるのがつらい
つらい
死にたいのに
なぜ毎日薬を飲まなきゃいけないんだろう
こんな薬が憎い！
噛み砕いてやる！
（結局飲む）
ガリ
ガリ

薬を減らす時

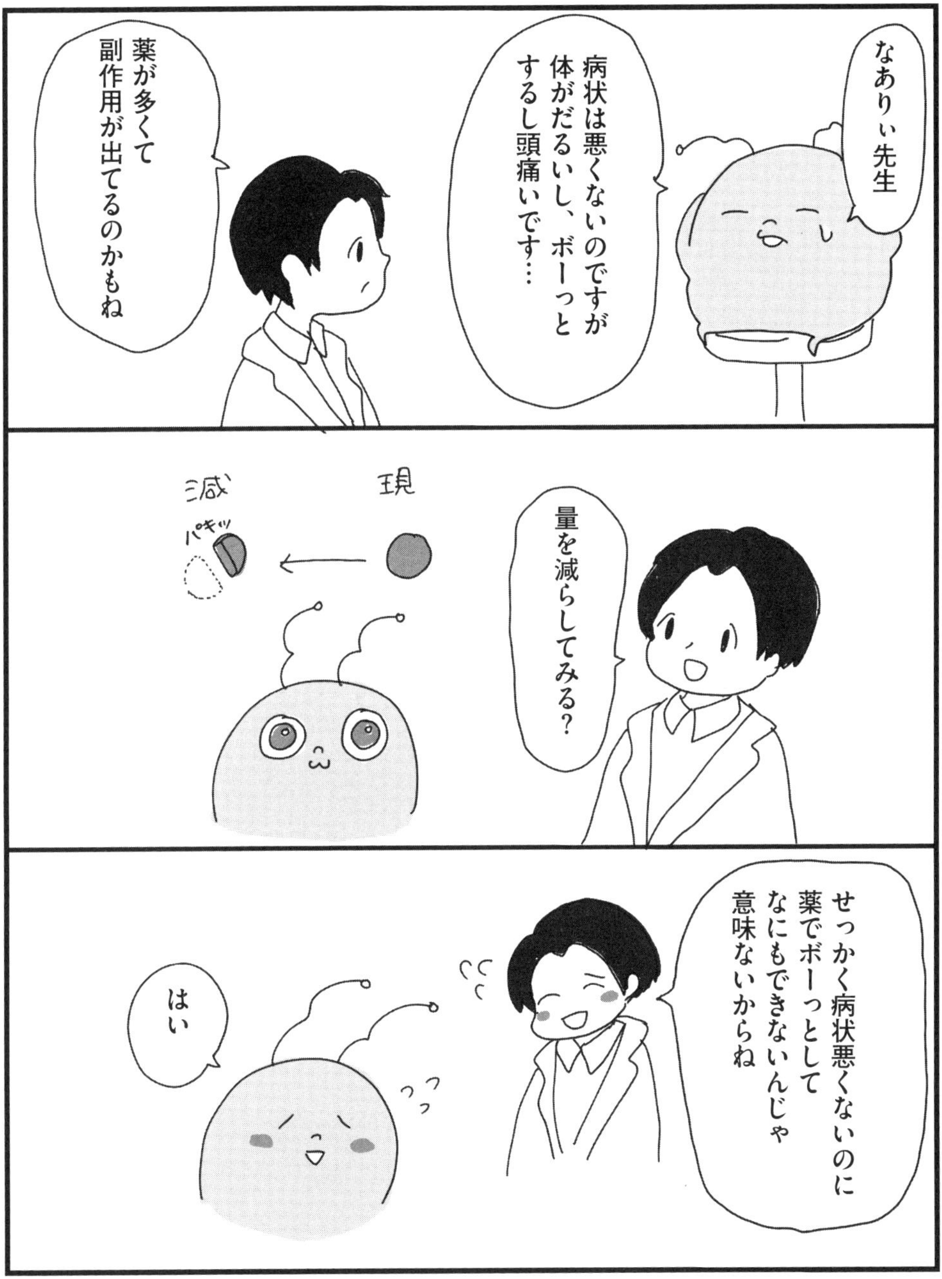
なありぃ先生
病状は悪くないのですが体がだるいし、ボーっとするし頭痛いです…
薬が多くて副作用が出てるのかもね
現
減
パキッ
量を減らしてみる？
せっかく病状悪くないのに薬でボーっとしてなにもできないんじゃ意味ないからね
はい

薬の離脱症状の一種（一時的）

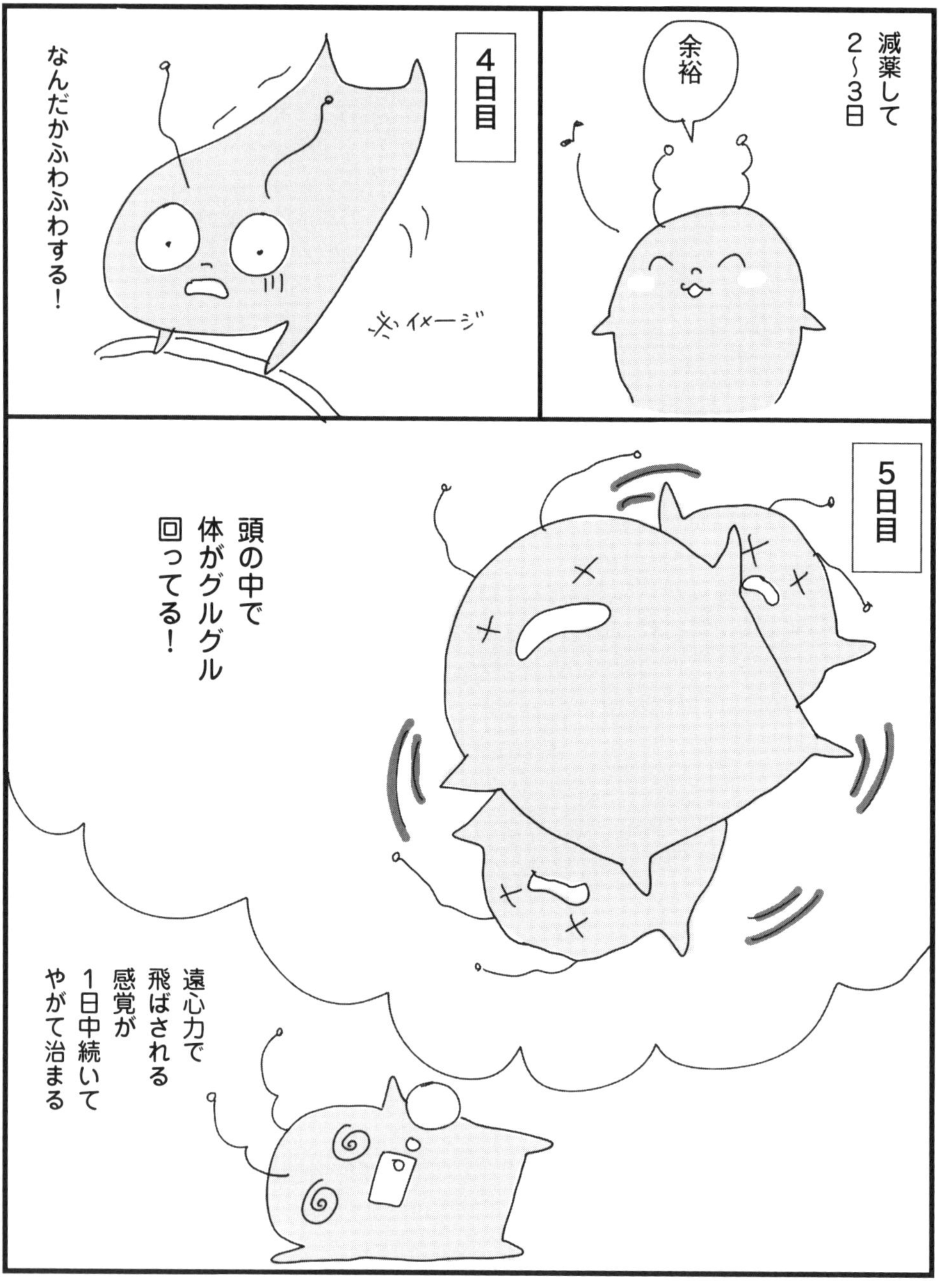
減薬して
2～3日
余裕
4日目
なんだかふわふわふわする！
※イメージ
5日目
頭の中で
体がグルグル
回ってる！
遠心力で
飛ばされる
感覚が
1日中続いて
やがて治まる

黒目が空を見る薬の副作用

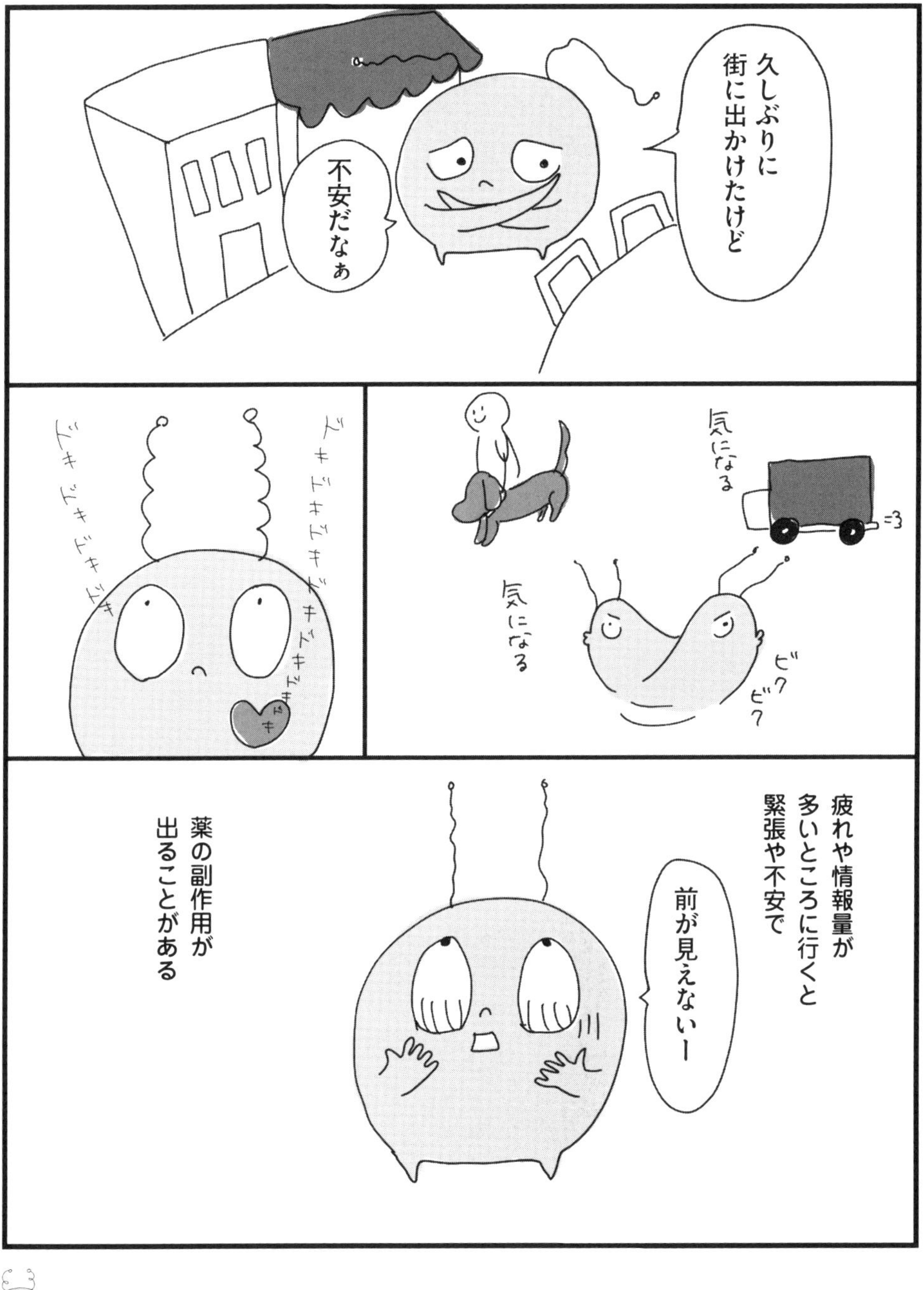

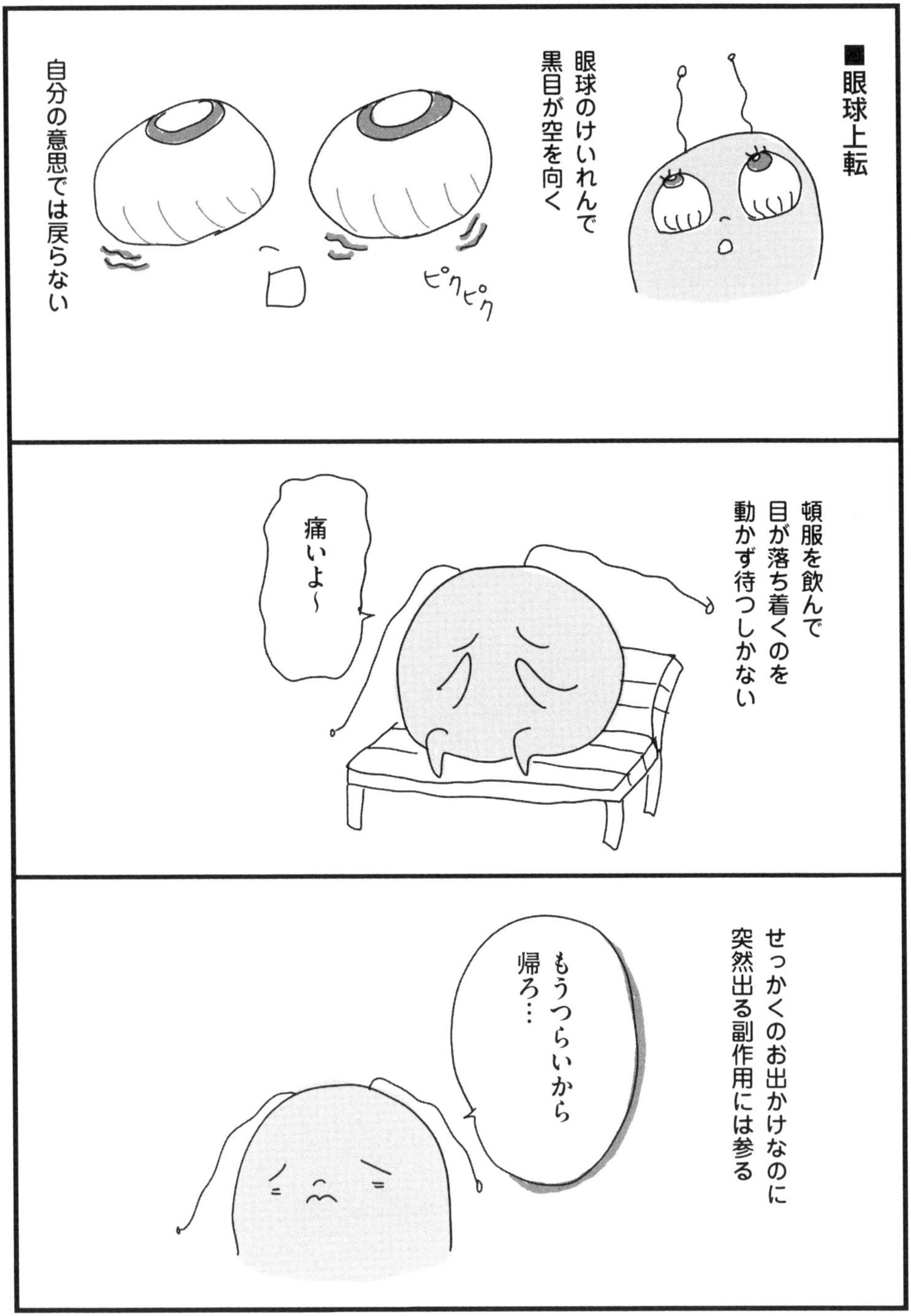
■眼球上転
眼球のけいれんで黒目が空を向く
ピクピク
自分の意思では戻らない
頓服を飲んで目が落ち着くのを動かず待つしかない
痛いよ〜
せっかくのお出かけなのに突然出る副作用には参る
もうつらいから帰ろ…

つい、薬に頼っちゃう

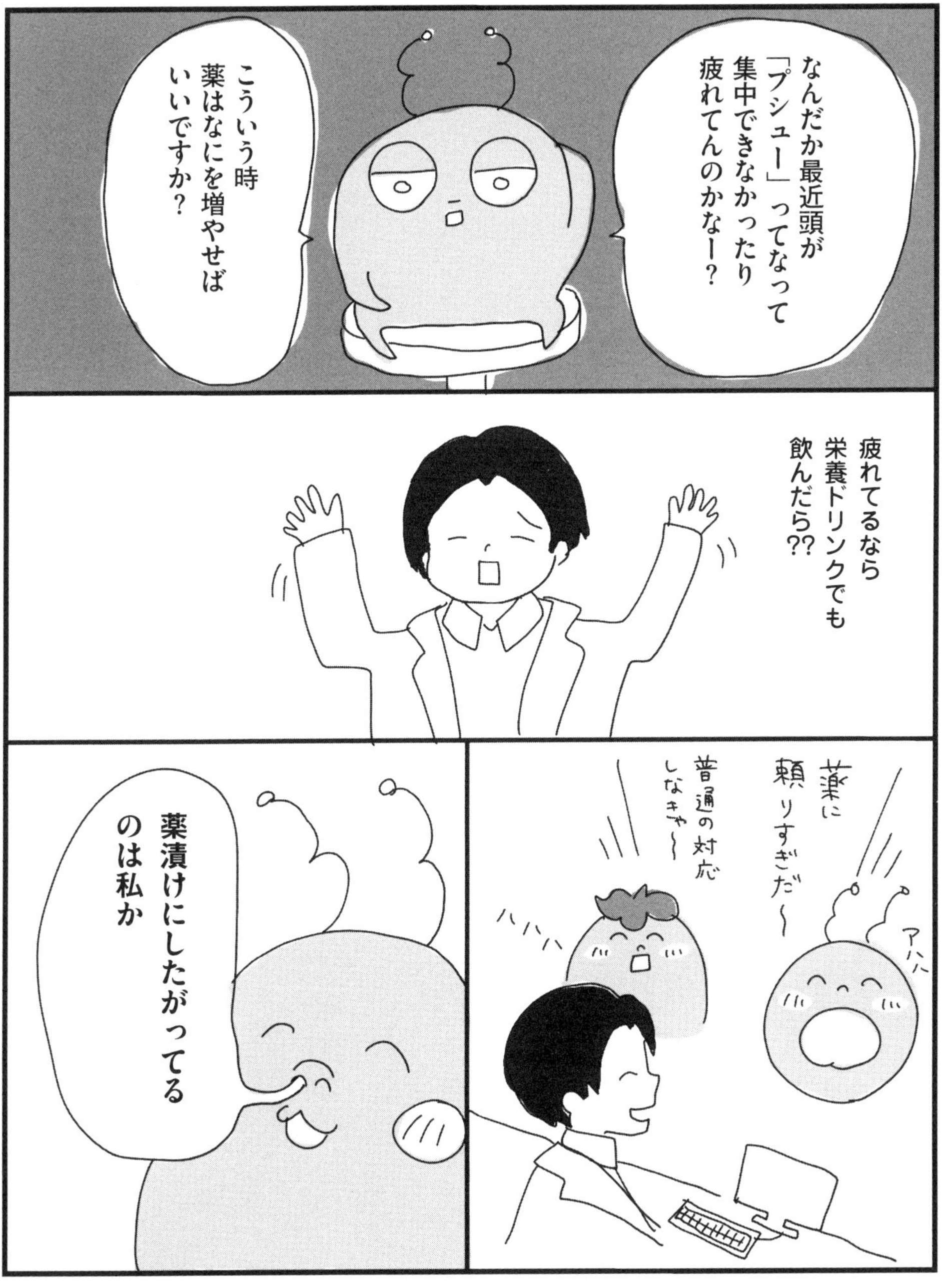
なんだか最近頭が「プシュー」ってなって集中できなかったり疲れてんのかなー？
こういう時薬はなにを増やせばいいですか？
疲れてるなら栄養ドリンクでも飲んだら⁇
薬に頼りすぎだ〜
普通の対応しなきゃ〜
アハハ
ハハハ
薬漬けにしたがってるのは私か

投げ出したくなっても

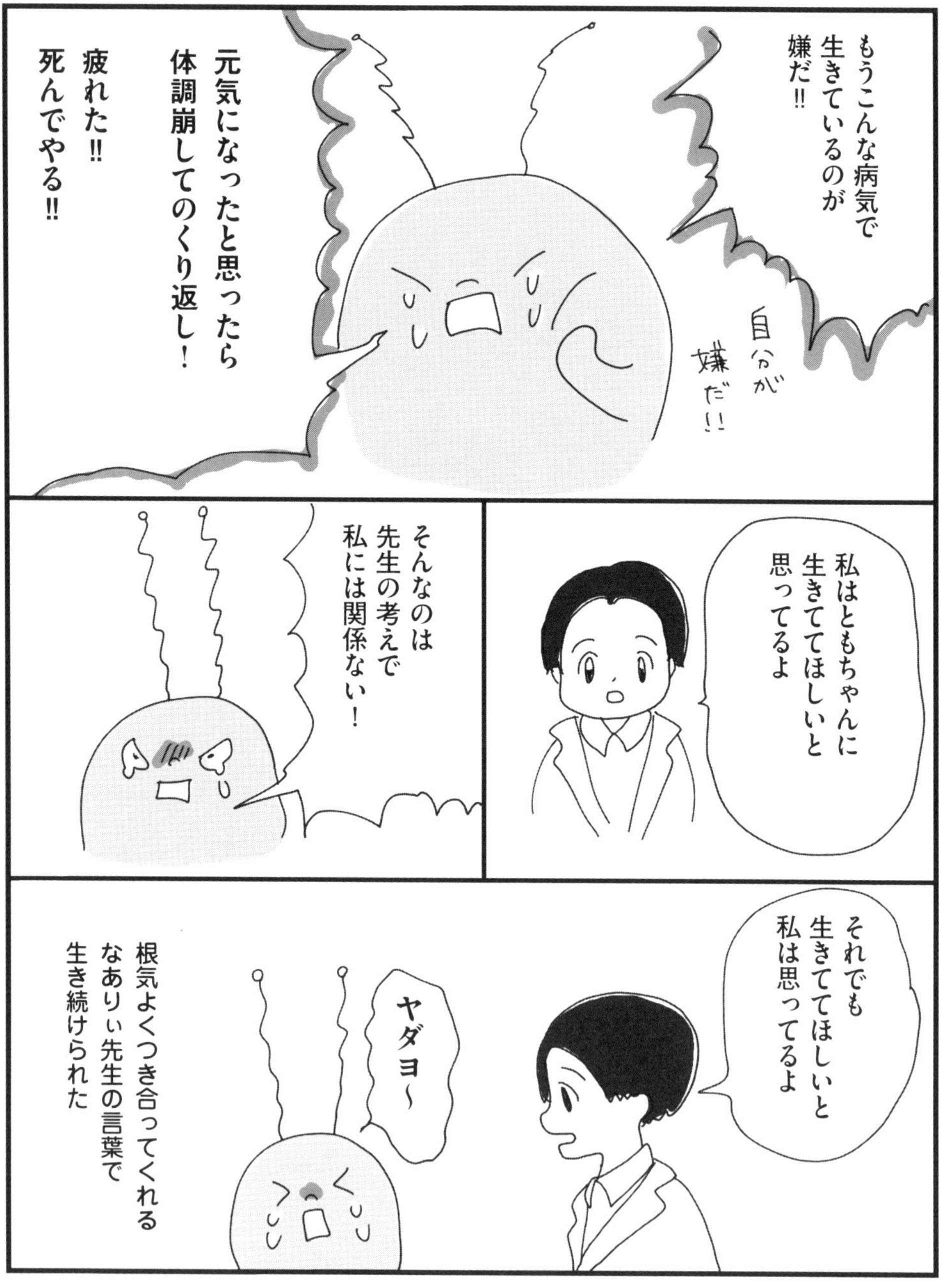
もうこんな病気で生きているのが嫌だ!!
自分が嫌だ!!
元気になったと思ったら体調崩してのくり返し!
疲れた!! 死んでやる!!
私はともちゃんに生きててほしいと思ってるよ
そんなのは先生の考えで私には関係ない!
それでも生きててほしいと私は思ってるよ
ヤダヨ〜
根気よくつき合ってくれるなありぃ先生の言葉で生き続けられた

今が過去を変える

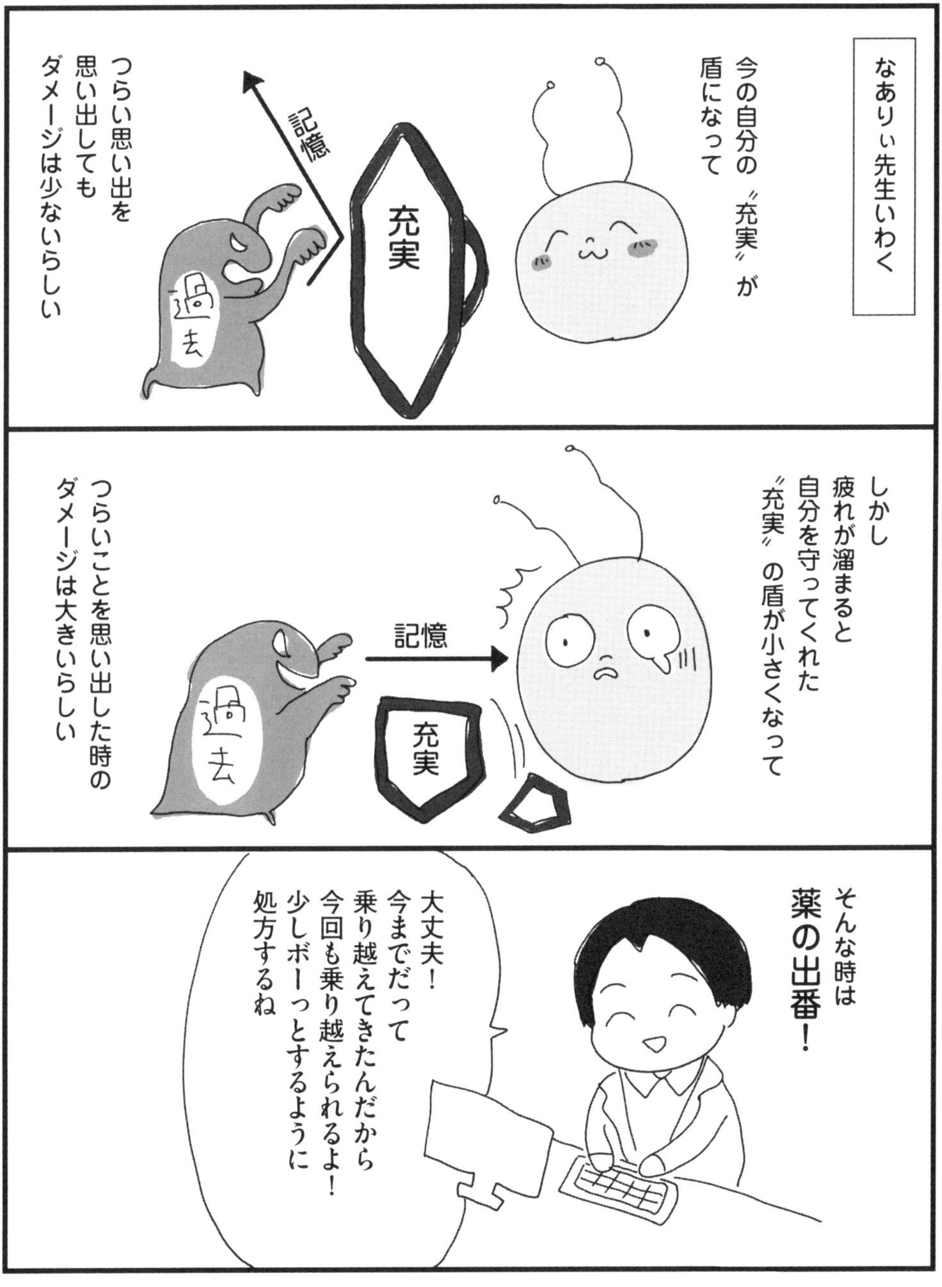
なありぃ先生いわく
今の自分の〝充実〟が盾になって
充実
記憶
過去
つらい思い出を思い出してもダメージは少ないらしい
しかし疲れが溜まると自分を守ってくれた〝充実〟の盾が小さくなって
記憶
充実
過去
つらいことを思い出した時のダメージは大きいらしい
そんな時は薬の出番！
大丈夫！今までだって乗り越えてきたんだから今回も乗り越えられるよ！少しボーっとするように処方するね

考えるな、感じろ

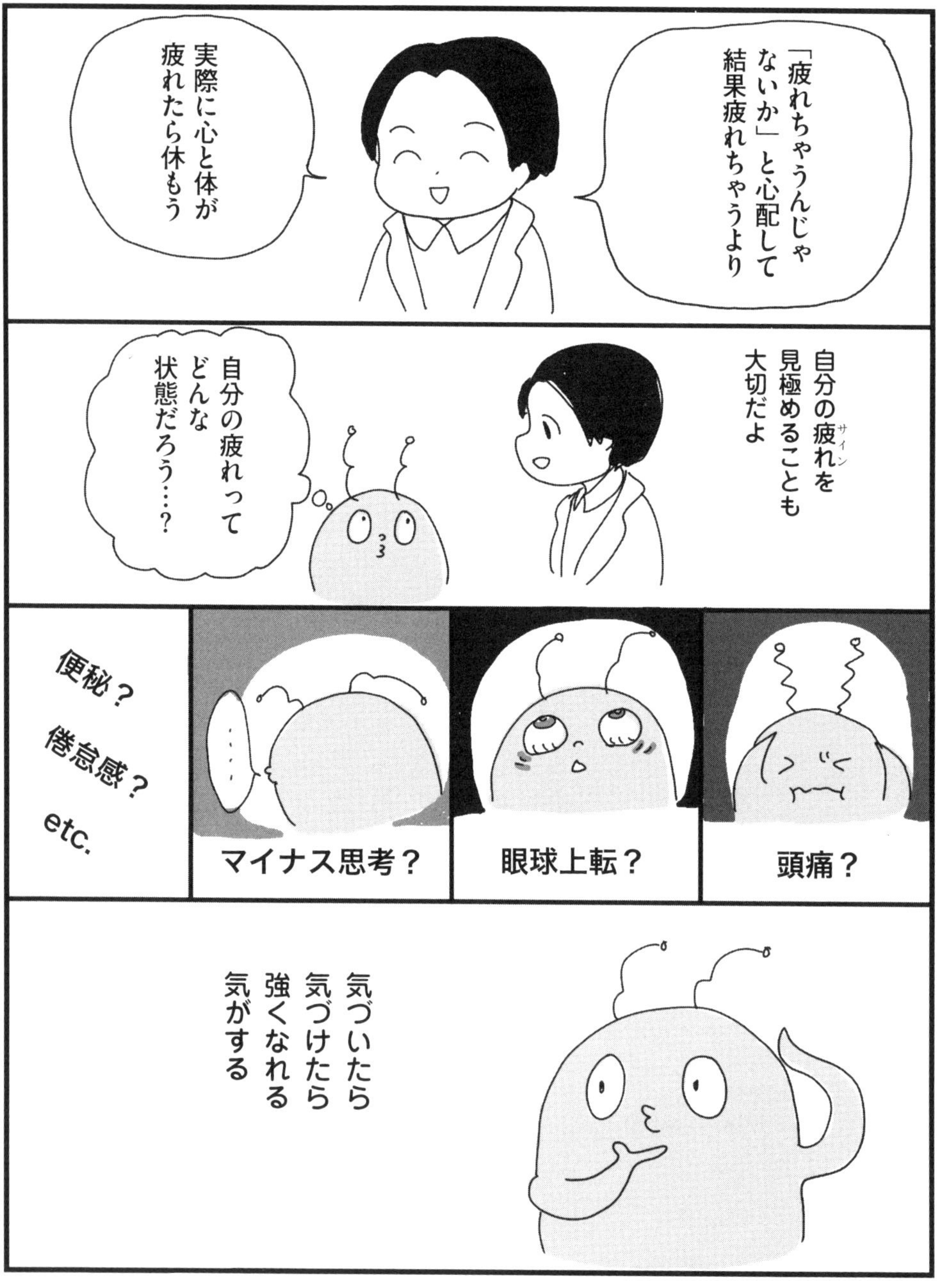

「疲れちゃうんじゃないか」と心配して結果疲れちゃうより
実際に心と体が疲れたら休もう
自分の疲れ《サイン》を見極めることも大切だよ
自分の疲れってどんな状態だろう…？
頭痛？
眼球上転？
……
マイナス思考？
便秘？
倦怠感？
etc.
気づいたら気づけたら強くなれる気がする

自分を許してあげる

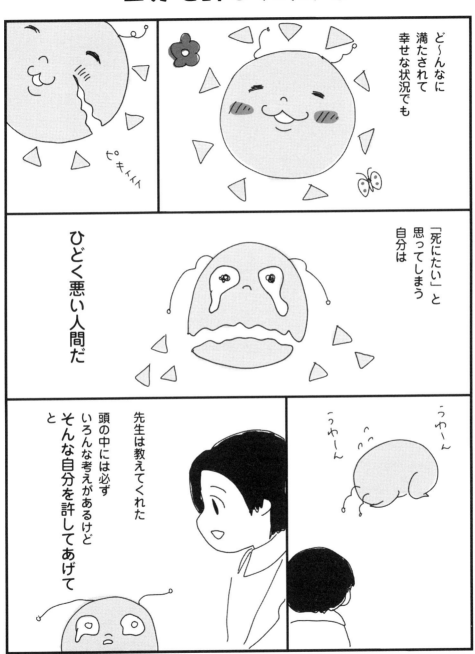

ど～んなに
満たされて
幸せな状況でも
ピキィィィ
「死にたい」と
思ってしまう
自分は
ひどく悪い人間だ
うわ～ん
うわ～ん
先生は教えてくれた
頭の中には必ず
いろんな考えがあるけど
そんな自分を許してあげて
と

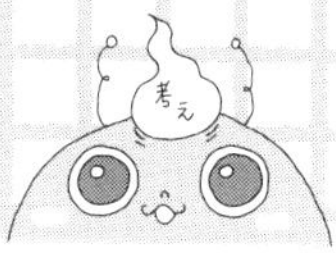

解説④ 薬とのつき合い方

統合失調症の治療においては、薬が重要な役割を果たします。しかし薬を飲むことに抵抗を感じる人は多く、実際に服薬を自己中断や自己調整することよって病状が悪化してしまうこともしばしば見られます。

服薬が嫌になる大きな理由は、薬の副作用にともなう直接的な不快感です。統合失調症の治療に用いられる抗精神病薬は、前頭前野や大脳辺縁系におけるドーパミンの働きを抑えることで脳を休ませる作用がありますが、その作用そのものが眠気やだるさにつながるため、回復期にはむしろ不快さとなります。

さらに、抗精神病薬が強く作用しすぎて前頭前野や大脳辺縁系の機能を抑えすぎてしまえば、頭の働きが鈍ったり活動性が落ちたりするなど、統合失調症の陰性症状と同じような状態にもなりえます。

抗精神病薬は、前頭前野や大脳辺縁系だけに都合よく効くわけではなく、実際には脳の他の部位にも作用してしまうため、その結果として不快な症状が出てしまうこともあります。

たとえば、抗精神病薬が運動の制御に働いている大脳基底核《だいのうきていかく》に作用するとパーキンソン症候群と呼ばれる体の動きのぎこちなさや、ジストニアと呼ばれる筋肉のつっぱりが生じることがあります。ともちゃんが訴えていた眼球上転（130ページ）はジストニアが目の筋肉で生じたものです。

また、抗精神病薬がホルモン分泌に働いている視床下部《ししょうかぶ》に作用するとプロラクチンというホルモンの分泌が増え、乳汁分泌や月経不順が生じることがあります。加えて、

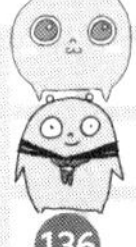

抗精神病薬によるドーパミン以外への作用によって体重増加、立ちくらみ、便秘などの症状が認められることもあります。

服薬が嫌になるのは薬の副作用による直接的な不快感のためだけではありません。統合失調症になったことでできなくなることが増え、それが劣等感の原因になることも珍しくありません。劣等感への心理的な対処として病気であることを認めたくない気持ちが生じ、それが服薬への抵抗感につながります。つまり、服薬を認めることは病気であること、自分のできなさを間接的に認めることに等しいからです。

そのように考えると、結局のところ服薬を続けられるかどうかは、病気を受け入れられるかどうかと深く関係していることになります。

患者さんに病気や薬に対する知識をしっかり持ってもらい、薬が実際に役に立つ実感を持ってもらうこと、そして「病気のせいでなにもできない」から「病気になったのは仕方ないが、薬を飲みながらいろいろできるのであればそう悪くない」と考えを変えてもらえるようサポートしていくことが、患者さんに服薬を続けてもらう上での治療者としての重要な役割になります。

残念ながら、今使われている薬は統合失調症の症状をある程度軽くはしてくれますが、病気を完全に治すことはできません。将来的により効果のある薬が開発され、患者さんの服薬での苦痛が軽減されることを治療者として切に願うところです。

成重竜一郎（若宮病院児童精神科医長）

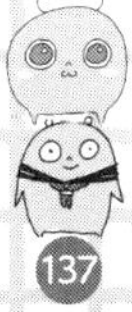

うまくいく時がくる

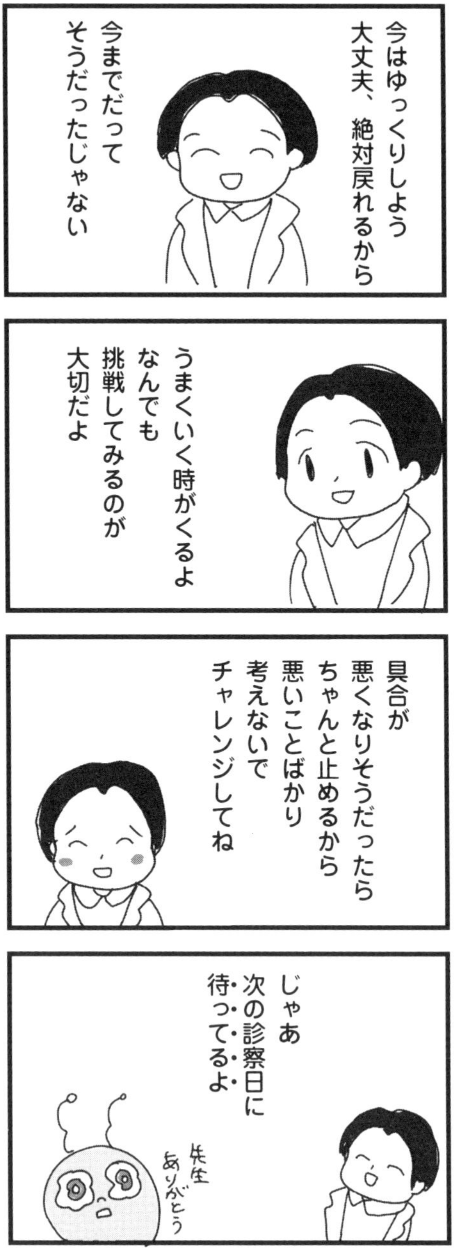
今はゆっくりしよう
大丈夫、絶対戻れるから
今までだってそうだったじゃない
うまくいく時がくるよ
なんでも挑戦してみるのが大切だよ
具合が悪くなりそうだったらちゃんと止めるから
悪いことばかり考えないでチャレンジしてね
じゃあ次の診察日に待ってるよ
先生ありがとう

まあまあ仲良くしてる

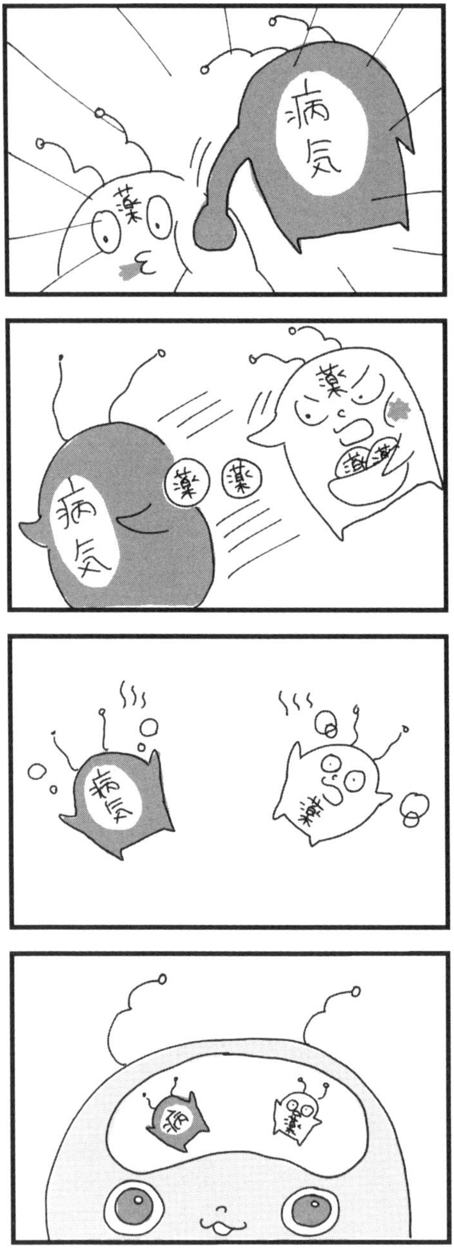
病気
薬

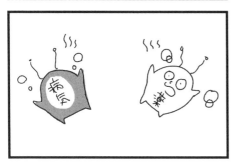

第6章
働かなくちゃ！
——社会に出てみる

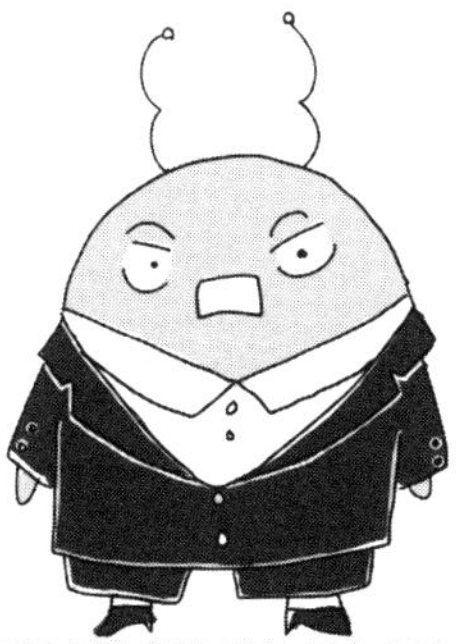

働きたい！

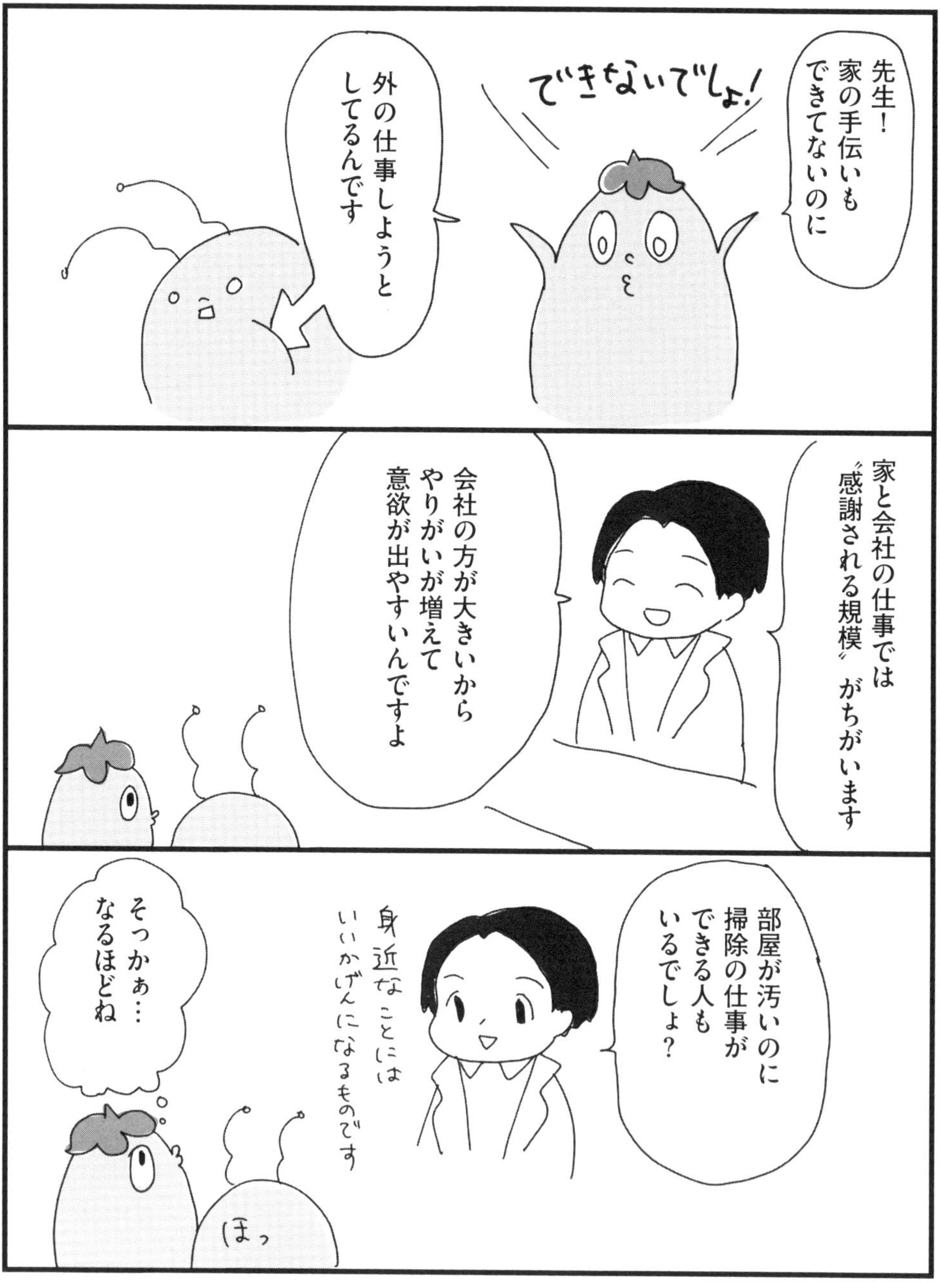
先生！
家の手伝いも
できてないのに
できないでしょ！
外の仕事しようと
してるんです
家と会社の仕事では
〝感謝される規模〟がちがいます
会社の方が大きいから
やりがいが増えて
意欲が出やすいんですよ
部屋が汚いのに
掃除の仕事が
できる人も
いるでしょ？
身近なことには
いいかげんになるものです
そっかぁ…
なるほどね
ほっ

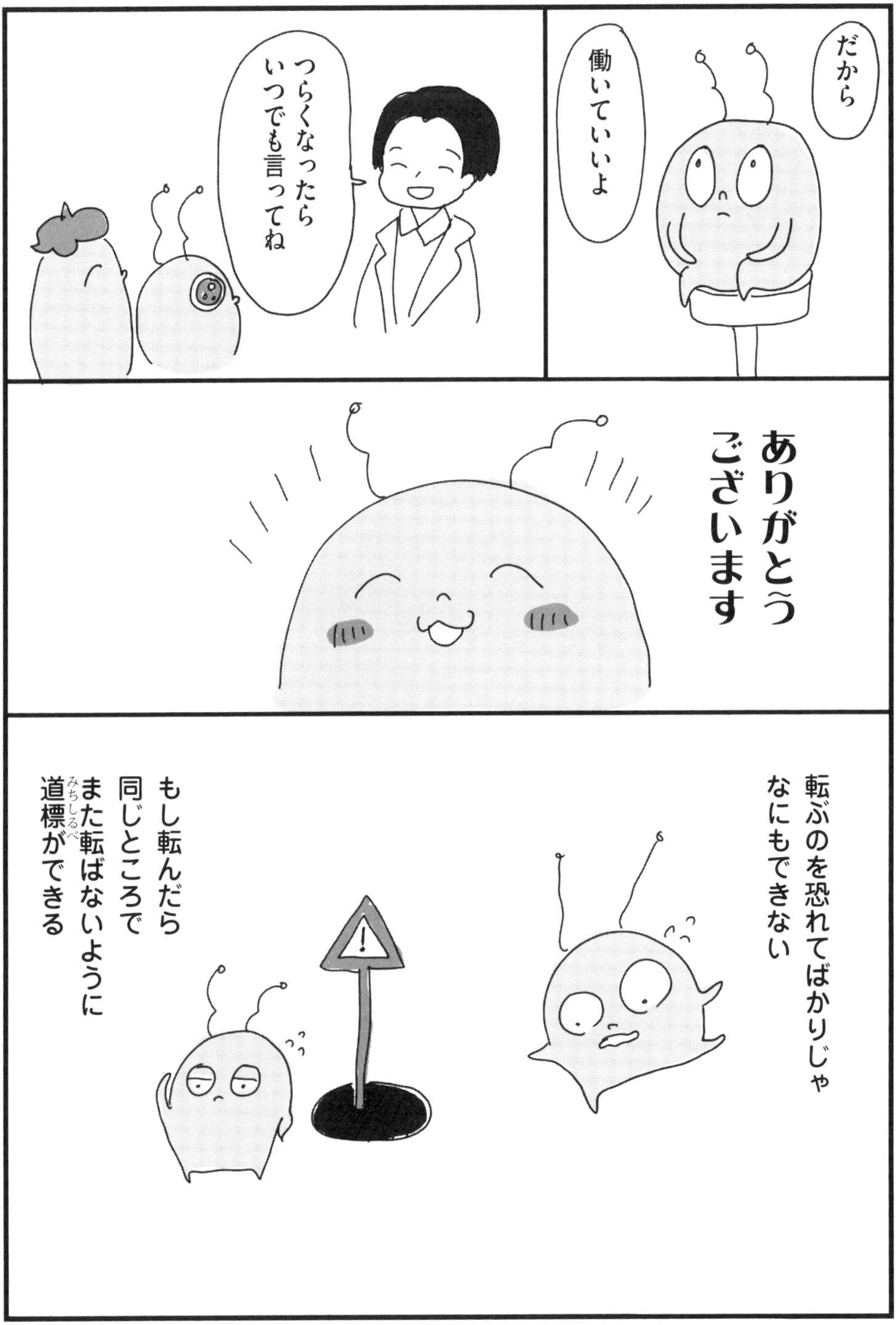
だから
働いていいよ
つらくなったらいつでも言ってね
ありがとう〜ございます
転ぶのを恐れてばかりじゃなにもできない
もし転んだら同じところでまた転ばないように道標《みちしるべ》ができる

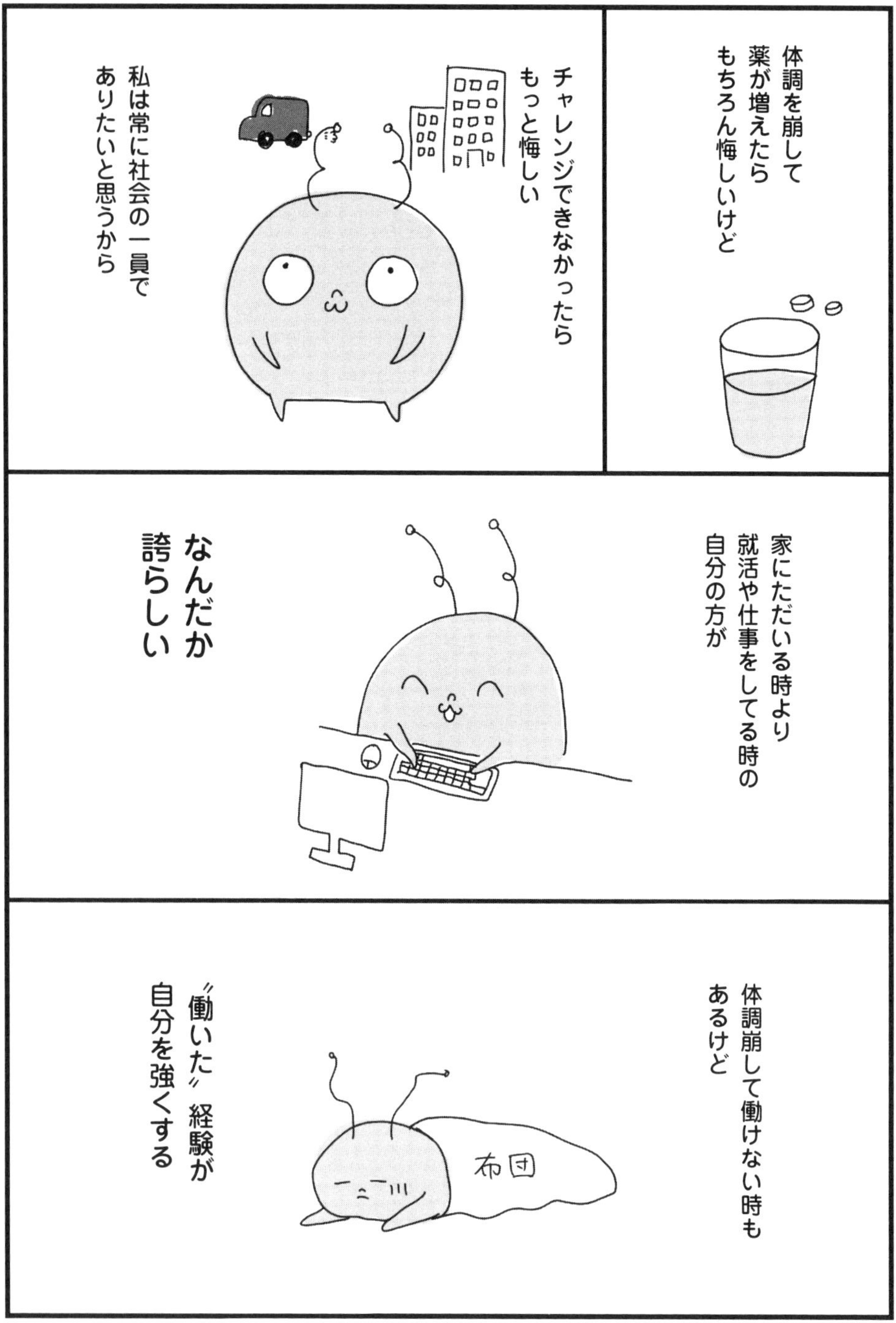
体調を崩して
薬が増えたら
もちろん悔しいけど
チャレンジできなかったら
もっと悔しい
私は常に社会の一員で
ありたいと思うから
家にただいる時より
就活や仕事をしてる時の
自分の方が
なんだか
誇らしい
体調崩して働けない時も
あるけど
布団
〝働いた〟経験が
自分を強くする

生きる権利＝死ぬ権利

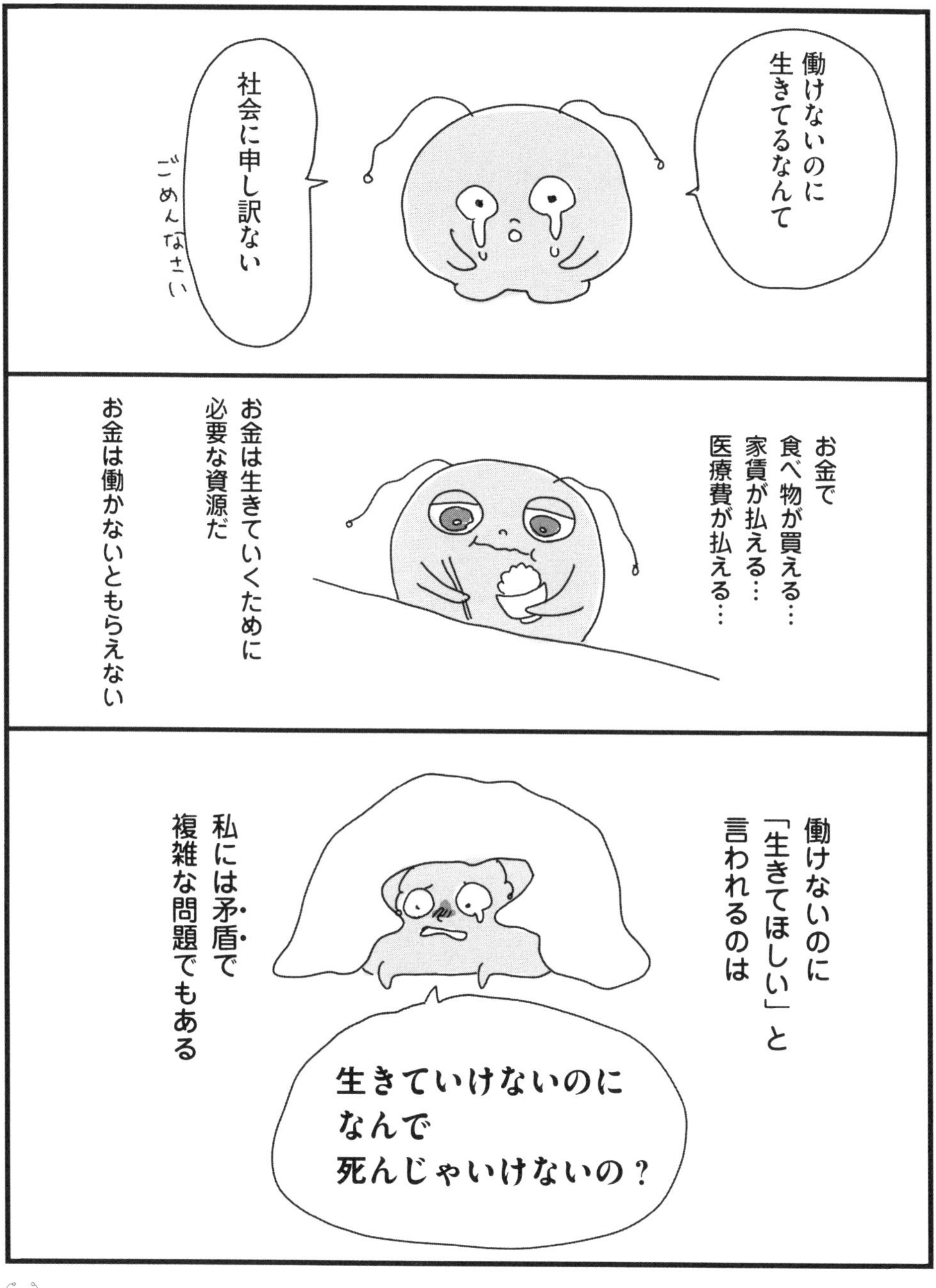
働けないのに
生きてるなんて
社会に申し訳ない
ごめんなさい
お金で
食べ物が買える…
家賃が払える…
医療費が払える…
お金は生きていくために
必要な資源だ
お金は働かないともらえない
働けないのに
「生きてほしい」と
言われるのは
生きていけないのに
なんで
死んじゃいけないの？
私には矛盾で
複雑な問題でもある

働くことにこだわるワケ

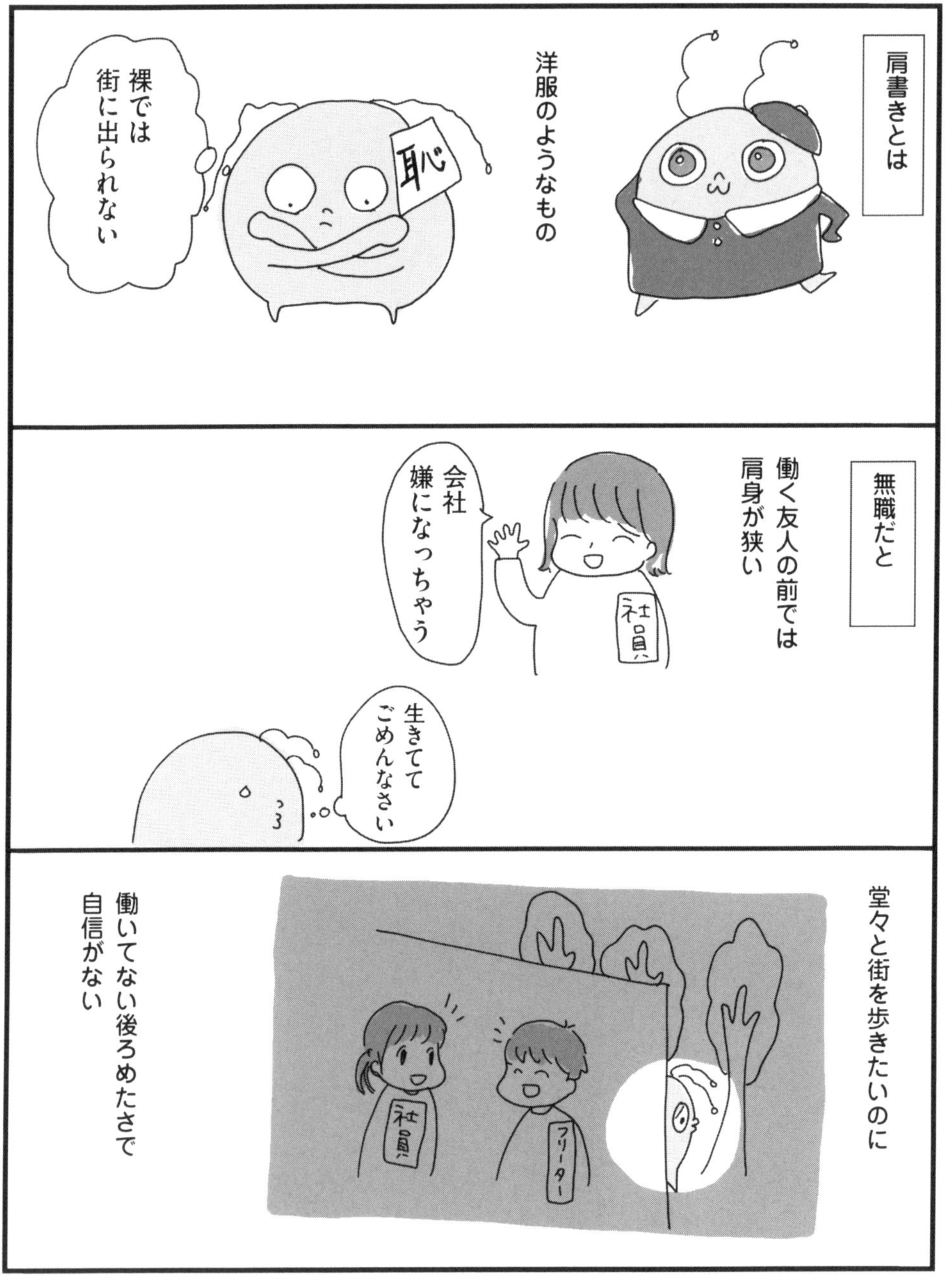
肩書きとは
洋服のようなもの
恥
裸では
街に出られない
無職だと
働く友人の前では
肩身が狭い
会社
嫌になっちゃう
社員
生きてて
ごめんなさい
堂々と街を歩きたいのに
社員
フリーター
働いてない後ろめたさで
自信がない

社会復帰を計画する

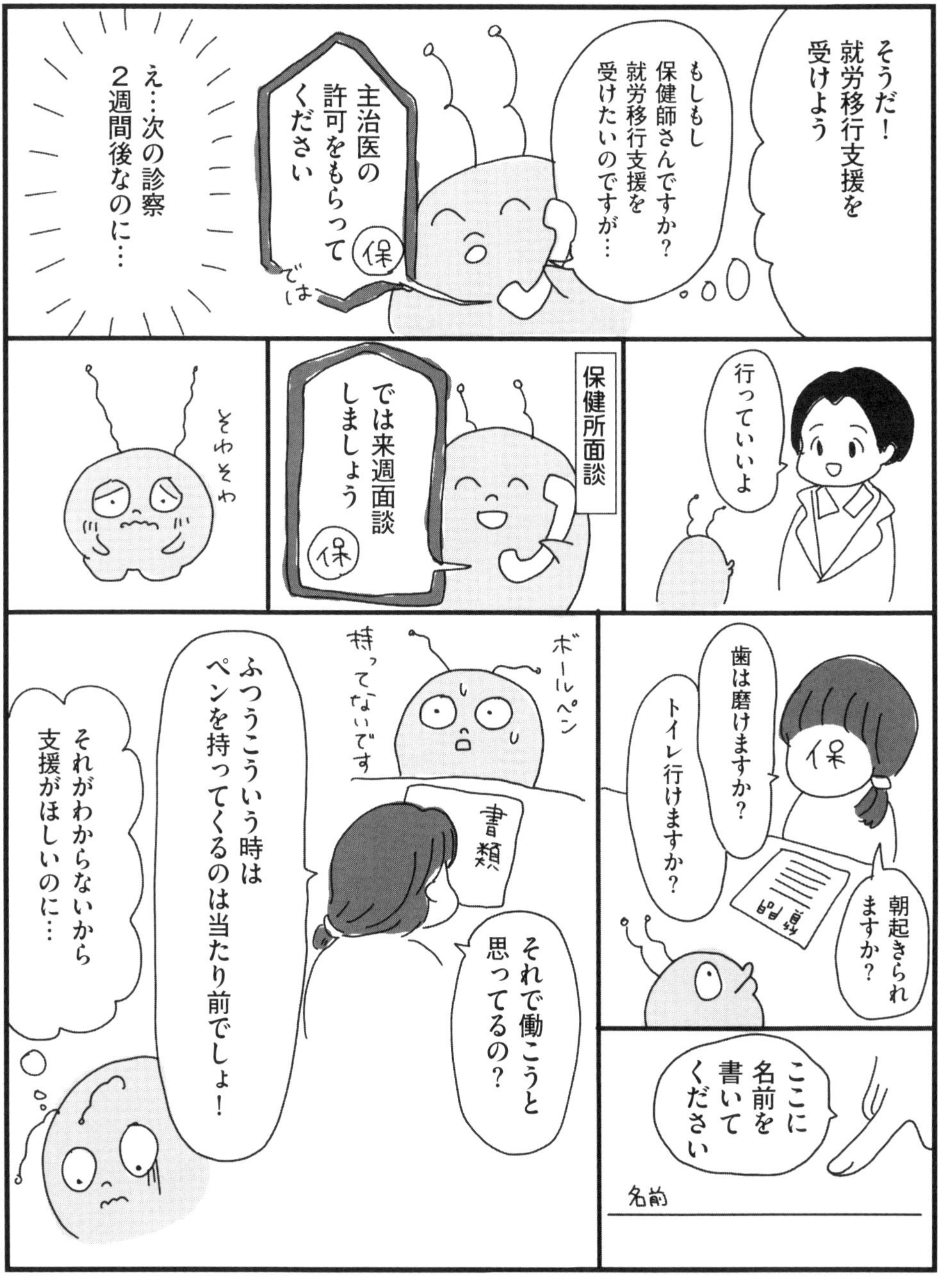

そうだ！
就労移行支援を受けよう
もしもし
保健師さんですか？
就労移行支援を受けたいのですが…
主治医の許可をもらってください
保
では
え…次の診察
2週間後なのに…
行っていいよ
保健所面談
では来週面談しましょう
保
そわそわ
歯は磨けますか？
トイレ行けますか？
朝起きられますか？
保
ここに名前を書いてください
名前
ボールペン
持ってないです
書類
それで働こうと思ってるの？
ふつうこういう時はペンを持ってくるのは当たり前でしょ！
それがわからないから支援がほしいのに…

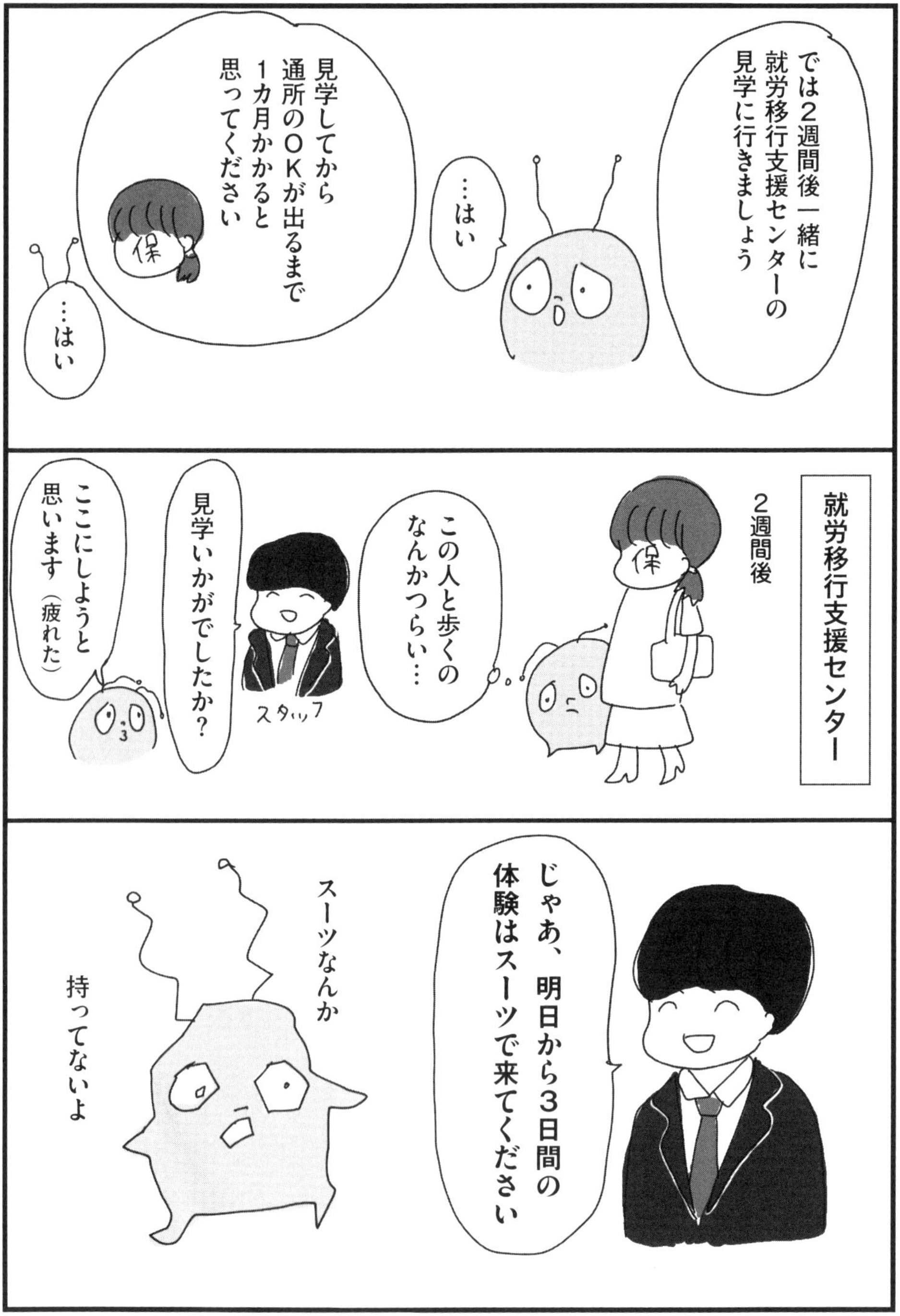
では2週間後一緒に就労移行支援センターの見学に行きましょう
…はい
見学してから通所のOKが出るまで1カ月かかると思ってください
保
…はい
就労移行支援センター
2週間後
保
この人と歩くのなんかつらい…
スタッフ
見学いかがでしたか?
ここにしようと思います（疲れた）
じゃあ、明日から3日間の体験はスーツで来てください
スーツなんか持ってないよ

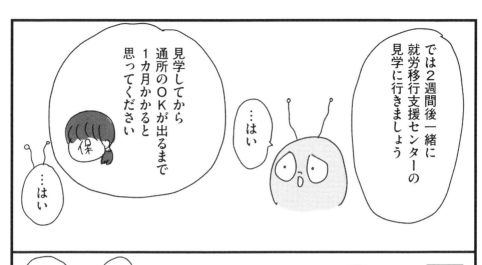

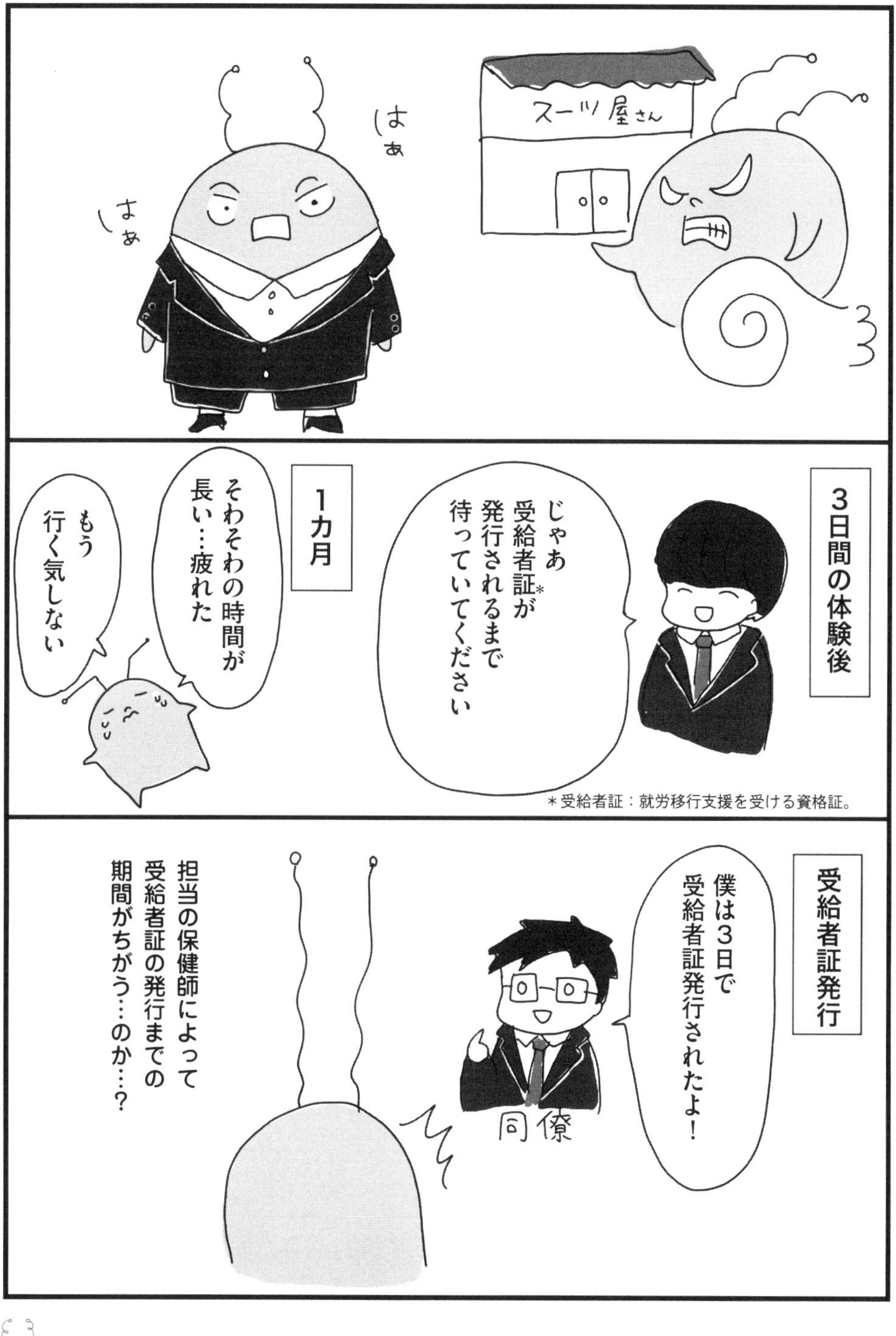
スーツ屋さん
はぁ
はぁ
3日間の体験後
じゃあ 受給者証*が 発行されるまで 待っていてください
1カ月
そわそわの時間が 長い…疲れた
もう 行く気しない
＊受給者証：就労移行支援を受ける資格証。
受給者証発行
僕は3日で 受給者証発行されたよ！
同僚
担当の保健師によって 受給者証の発行までの 期間がちがう…のか…？

就活に失敗

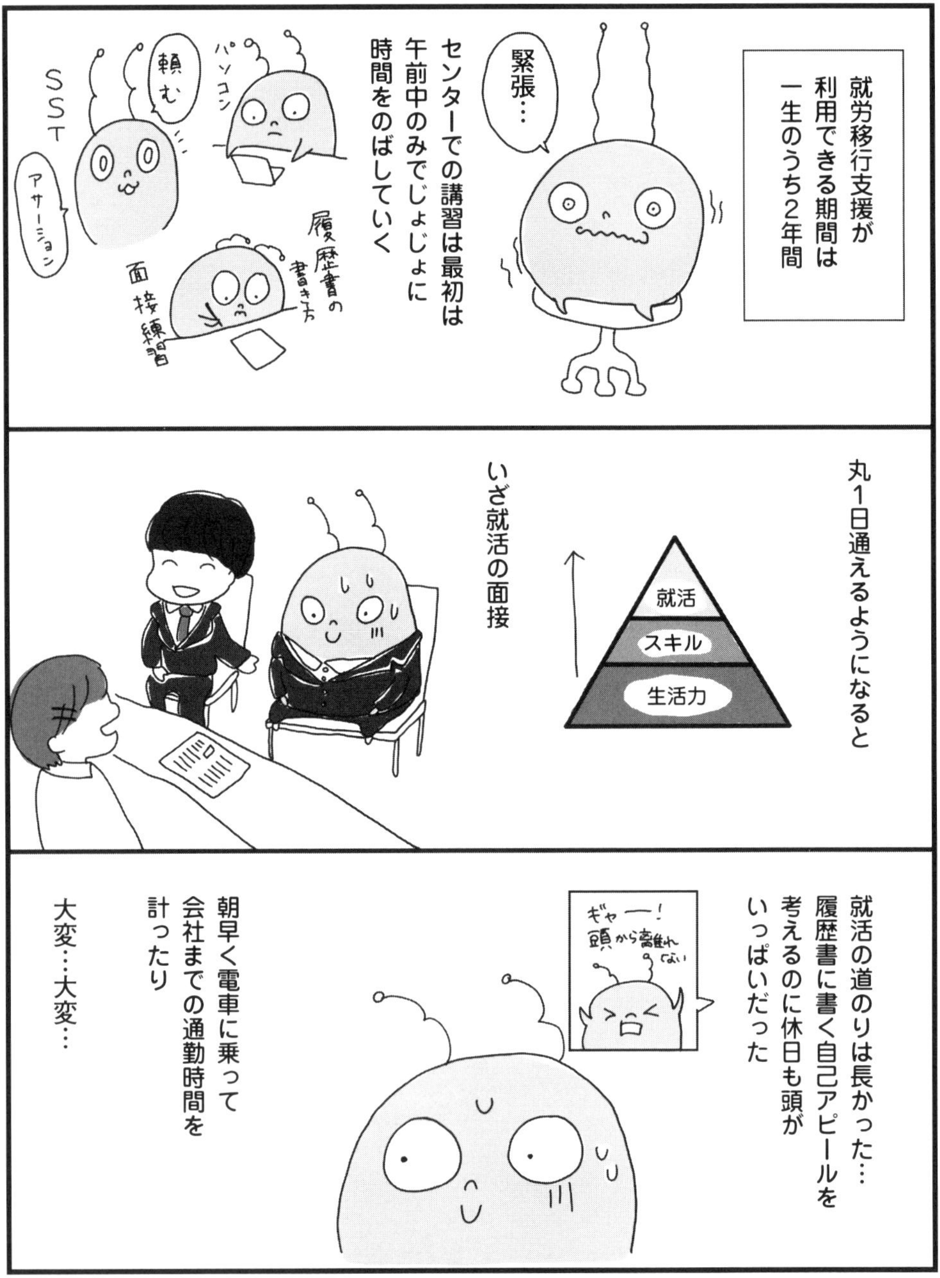
就労移行支援が利用できる期間は一生のうち2年間
緊張…
センターでの講習は最初は午前中のみでじょじょに時間をのばしていく
パソコン
頼む
SST
アサーション
履歴書の書き方
面接練習
丸1日通えるようになると
就活
スキル
生活力
いざ就活の面接
就活の道のりは長かった…履歴書に書く自己アピールを考えるのに休日も頭がいっぱいだった
ギャー！
頭から離れない
朝早く電車に乗って会社までの通勤時間を計ったり
大変…大変…

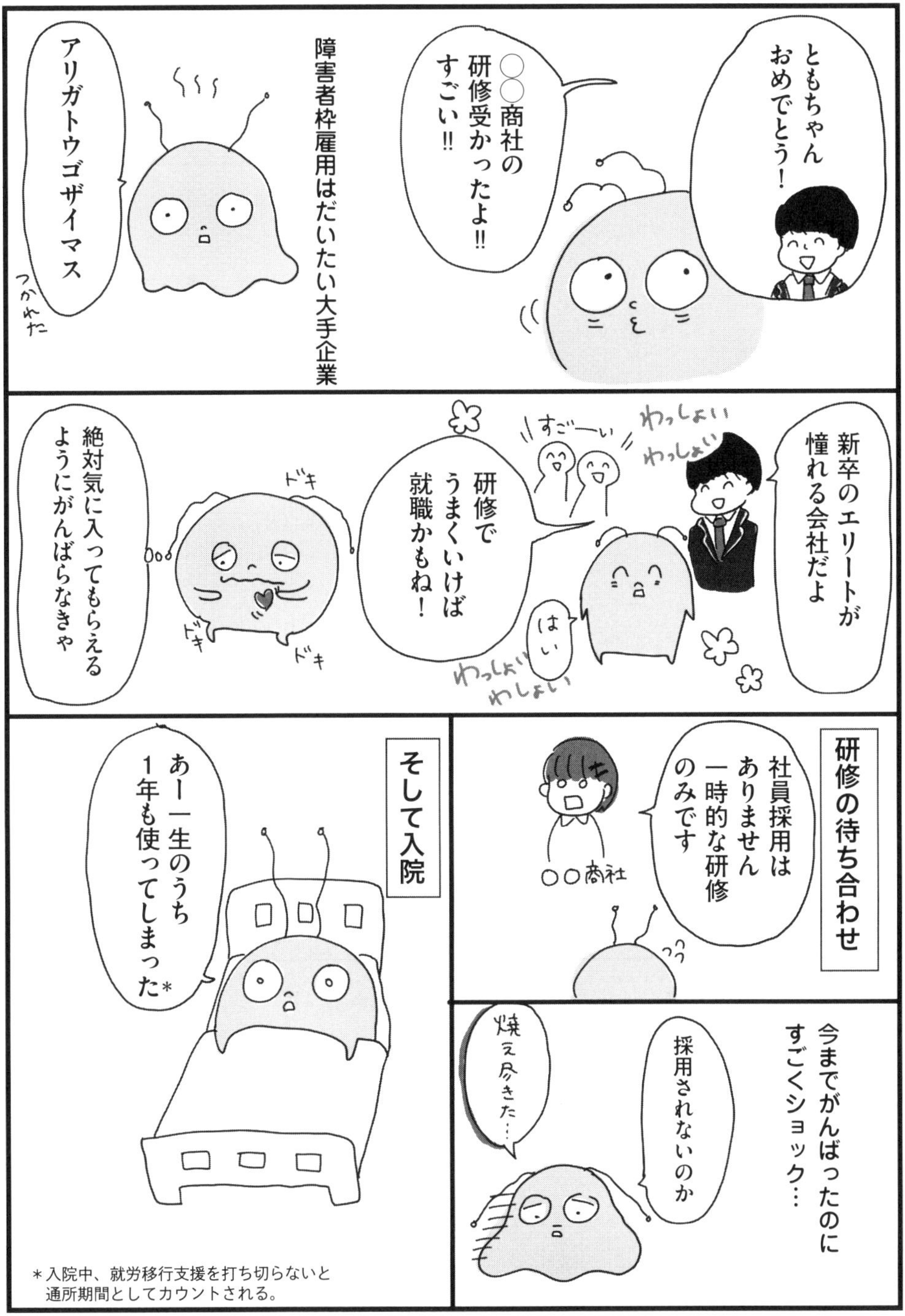

ともちゃんおめでとう！
○○商社の研修受かったよ!! すごい!!
障害者枠雇用はだいたい大手企業
アリガトウゴザイマス
つかれた
新卒のエリートが憧れる会社だよ
わっしょい わっしょい
すごーーい
研修でうまくいけば就職かもね！
はい
わっしょい わしょい
ドキ ドキ ドキ
絶対気に入ってもらえるようにがんばらなきゃ
研修の待ち合わせ
社員採用はありません 一時的な研修のみです
○○商社
今までがんばったのにすごくショック…
採用されないのか
焼え尽きた…
そして入院
あー一生のうち1年も使ってしまった＊

＊入院中、就労移行支援を打ち切らないと通所期間としてカウントされる。

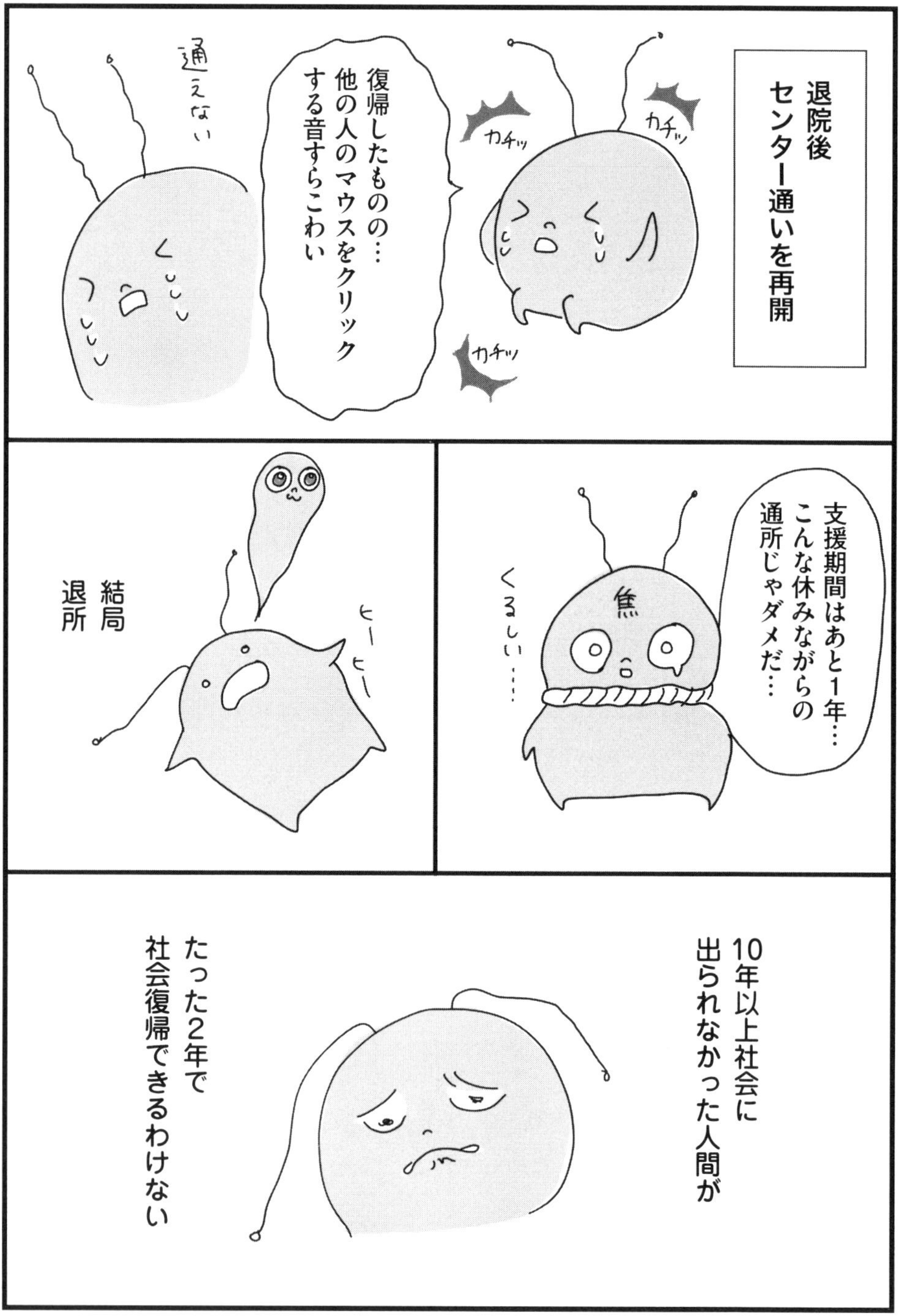
退院後
センター通いを再開
カチッ
カチッ
カチッ
復帰したものの…他の人のマウスをクリックする音すらこわい
通えない
支援期間はあと1年…こんな休みながらの通所じゃダメだ…
焦
くるしい……
ヒー ヒー
結局
退所
10年以上社会に出られなかった人間が
たった2年で社会復帰できるわけない

二次障害

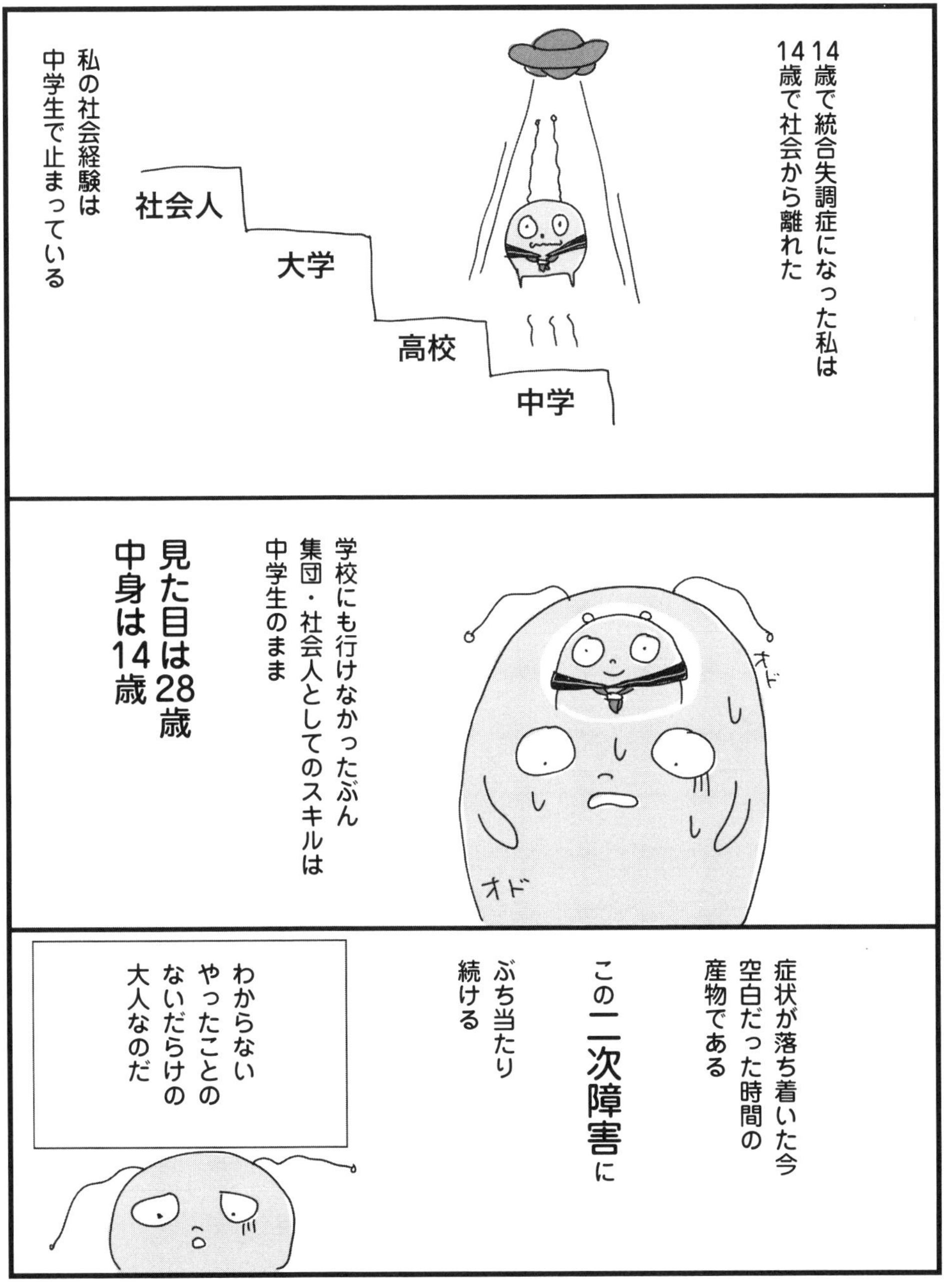
14歳で統合失調症になった私は
14歳で社会から離れた
中学
高校
大学
社会人
私の社会経験は
中学生で止まっている
学校にも行けなかったぶん
集団・社会人としてのスキルは
中学生のまま
見た目は28歳
中身は14歳
オド
オド
症状が落ち着いた今
空白だった時間の
産物である
この二次障害に
ぶち当たり
続ける
わからない
やったことの
ないだらけの
大人なのだ

「水色ともちゃん」のはじまり

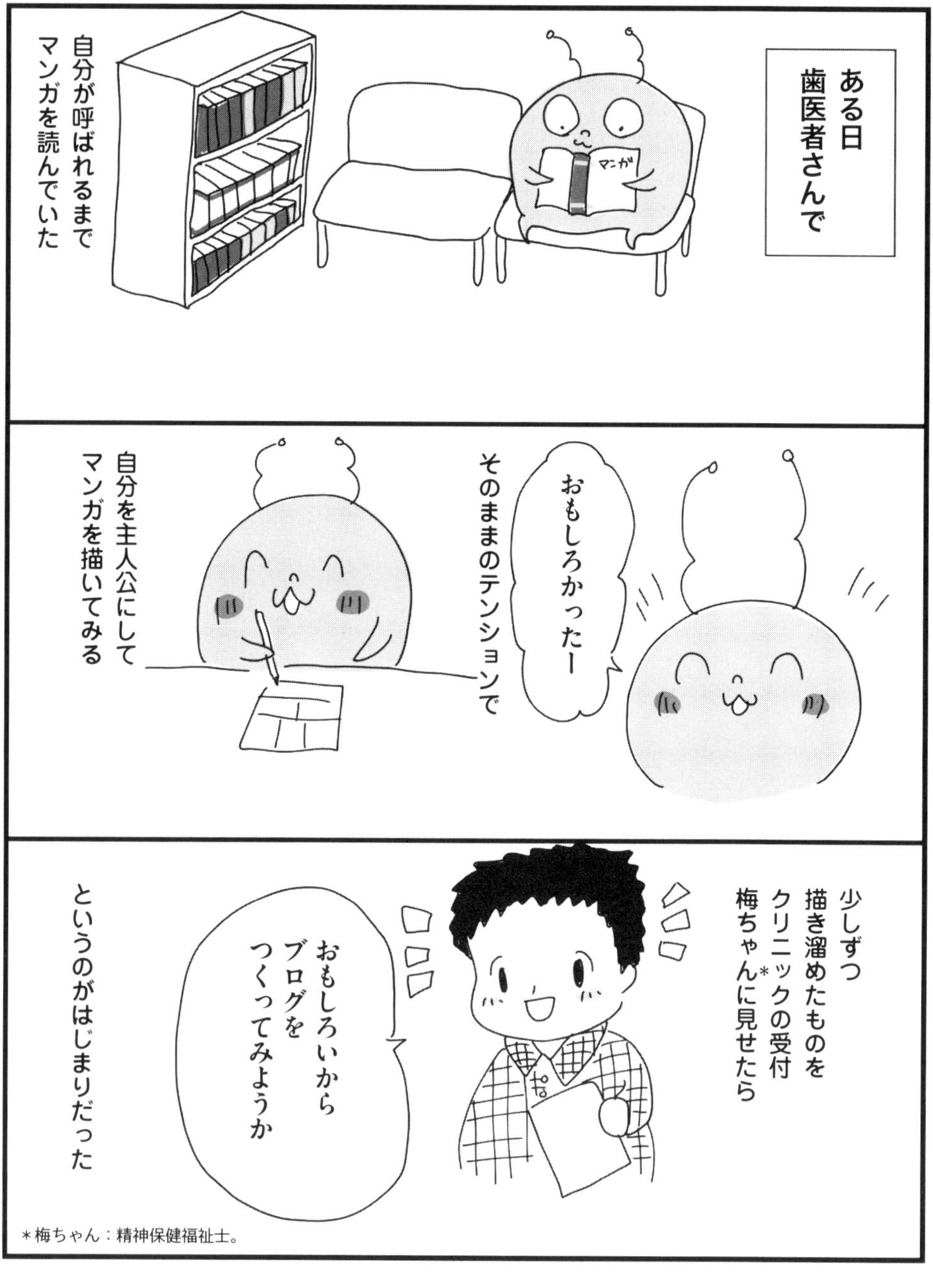
ある日
歯医者さんで
マンガ
自分が呼ばれるまで
マンガを読んでいた
おもしろかったー
そのままのテンションで
自分を主人公にして
マンガを描いてみる
少しずつ
描き溜めたものを
クリニックの受付
梅ちゃん＊に見せたら
おもしろいから
ブログを
つくってみようか
というのがはじまりだった

＊梅ちゃん：精神保健福祉士。

マンガを描きはじめて

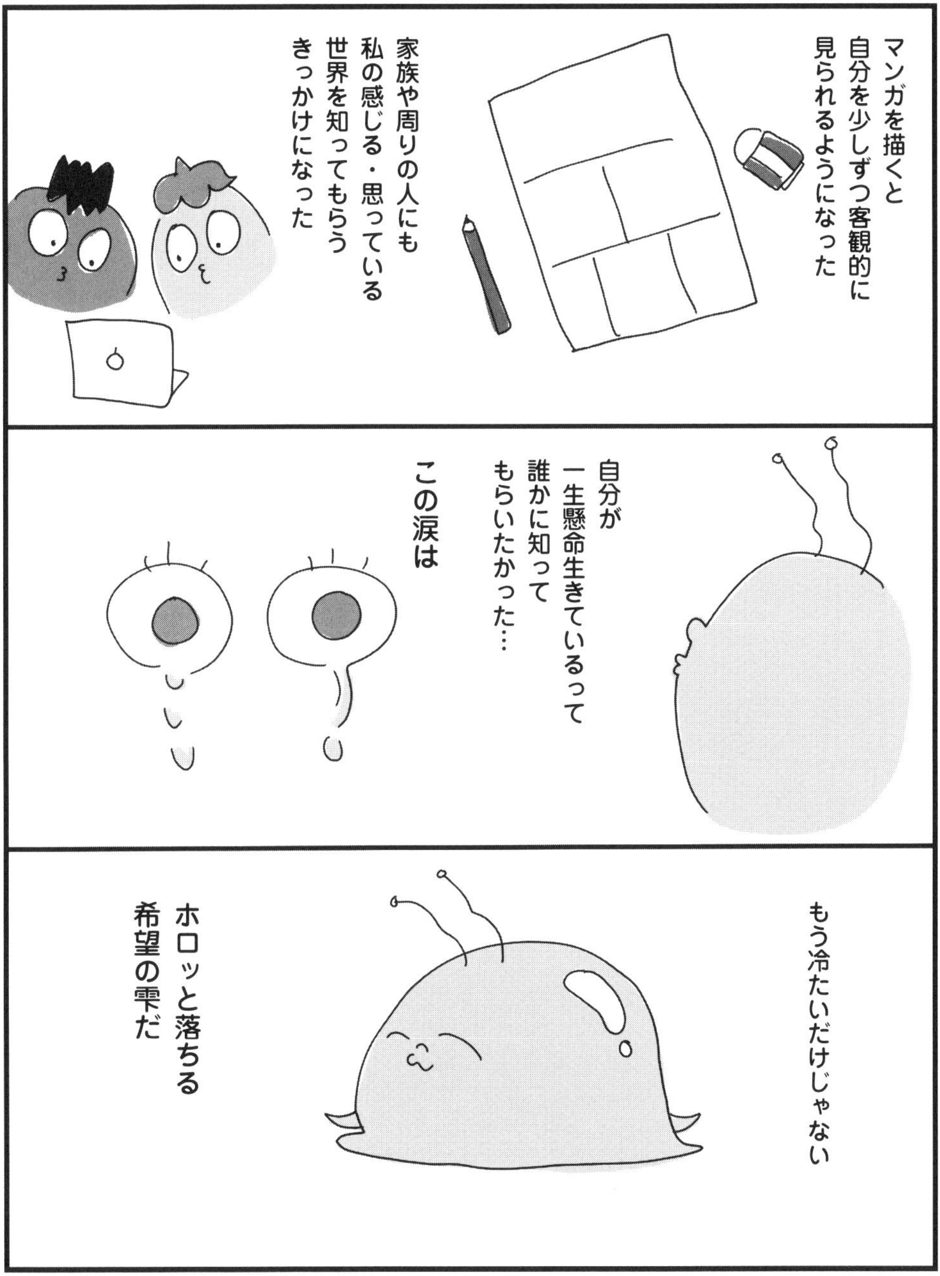
マンガを描くと自分を少しずつ客観的に見られるようになった
家族や周りの人にも私の感じる・思っている世界を知ってもらうきっかけになった
自分が一生懸命生きているって誰かに知ってもらいたかった…
この涙は
もう冷たいだけじゃない
ホロッと落ちる希望の雫だ

こんな配慮があれば働ける

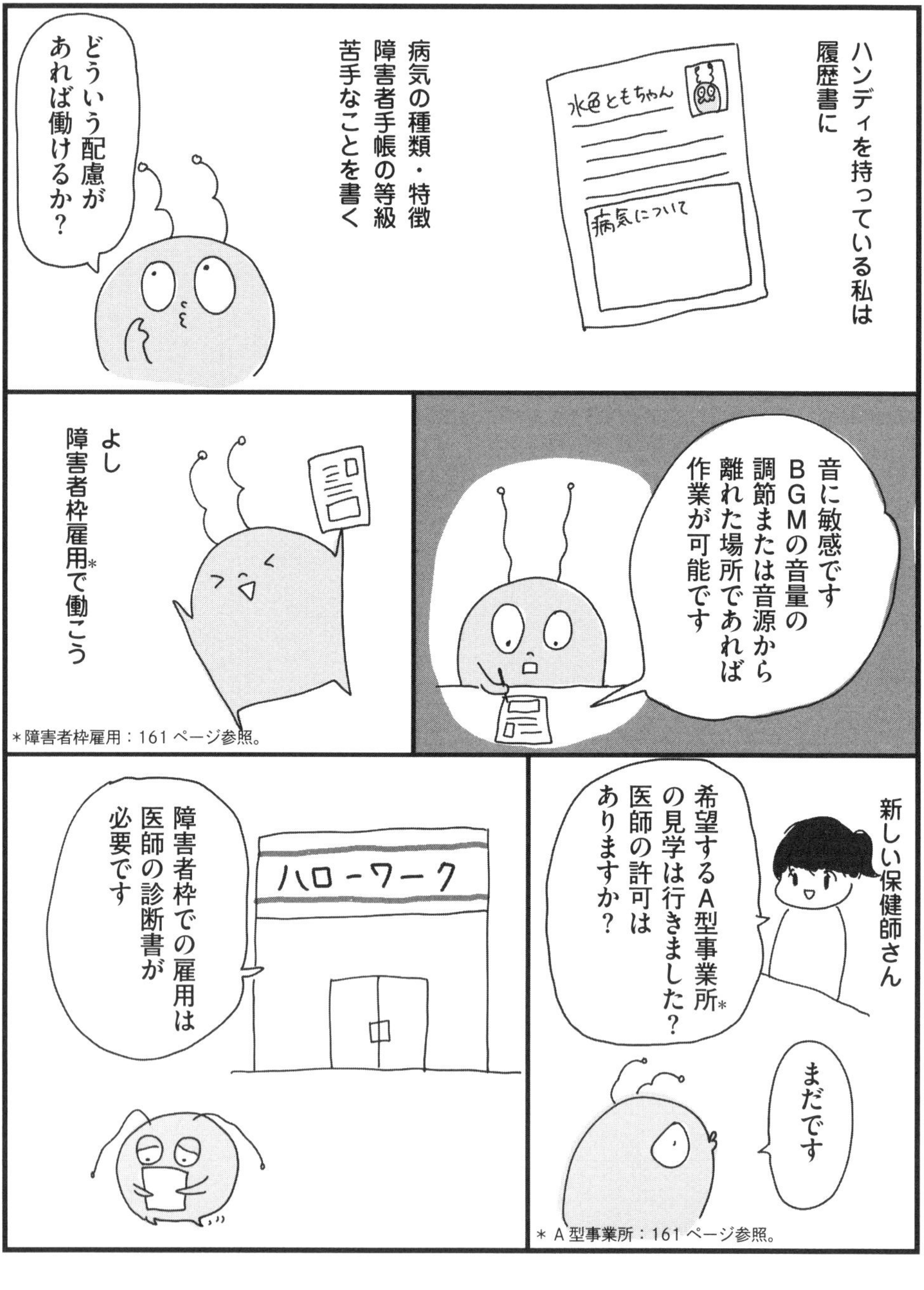
ハンディを持っている私は履歴書に
水色ともちゃん
病気について
病気の種類・特徴
障害者手帳の等級
苦手なことを書く
どういう配慮があれば働けるか？
音に敏感です
BGMの音量の調節または音源から離れた場所であれば作業が可能です
よし
障害者枠雇用＊で働こう
新しい保健師さん
希望するA型事業所＊の見学は行きました？
医師の許可はありますか？
まだです
ハローワーク
障害者枠での雇用は医師の診断書が必要です

＊障害者枠雇用：161 ページ参照。

＊ A 型事業所：161 ページ参照。

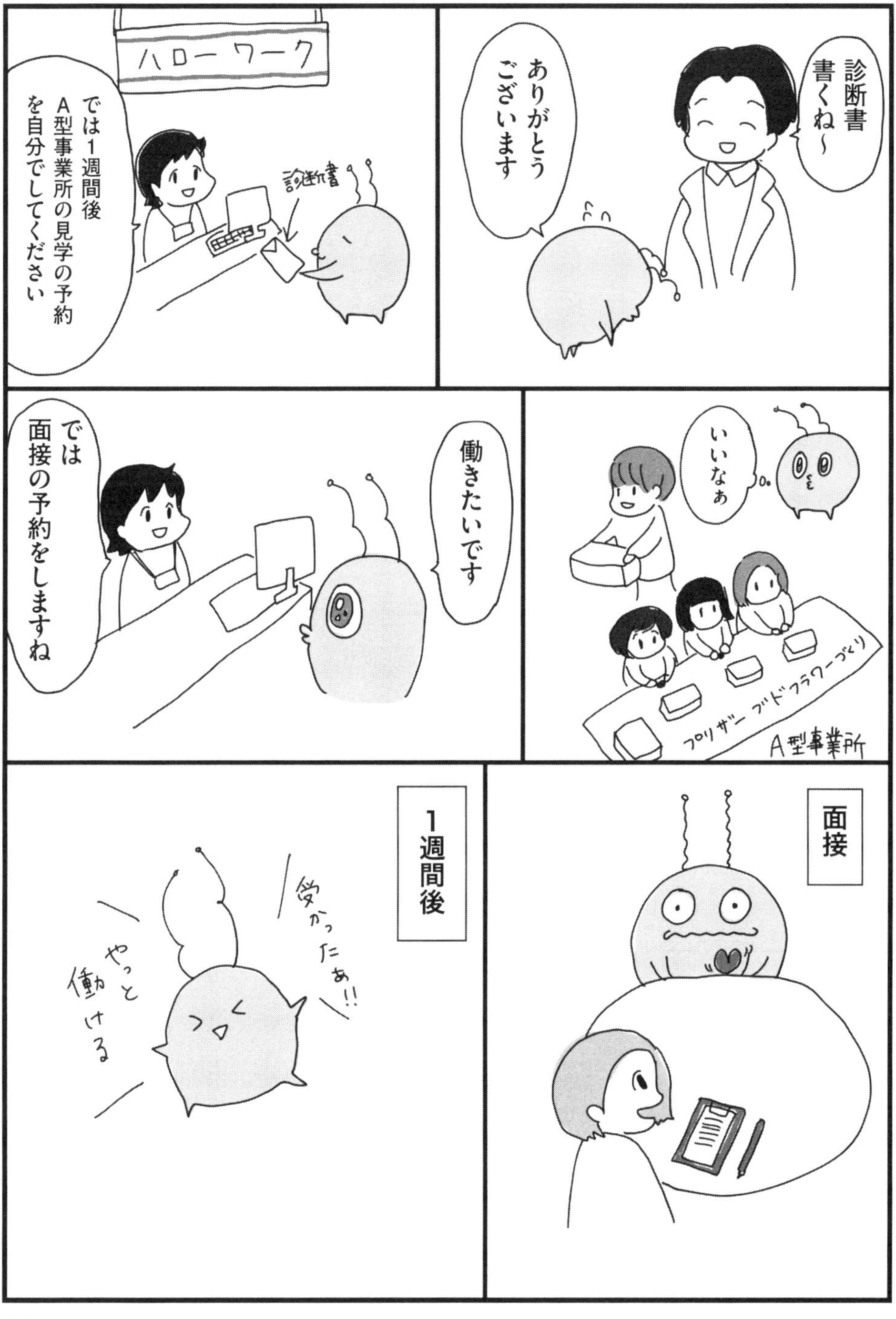
診断書書くね～
ありがとうございます
ハローワーク
診断書
では1週間後A型事業所の見学の予約を自分でしてください
いいなぁ
プリザーブドフラワーづくり
A型事業所
働きたいです
では面接の予約をしますね
面接
1週間後
受かったぁ!!
やっと働ける

受かりました♪
職場で困った時に支援してくれる〝相談支援員〟と面談しましょう
保健師さん
え～まだあるの…？
相談支援員との面談
受給者証は来月発行になります
相
相談相手は増えたけど
ここまで来るのに疲れた…
翌月初出勤
ヨロシクオネガイシマス
やる気

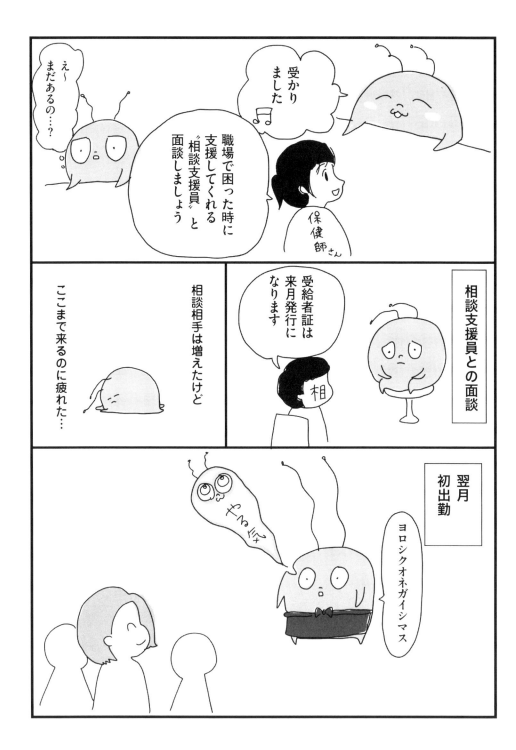

障害者として働く

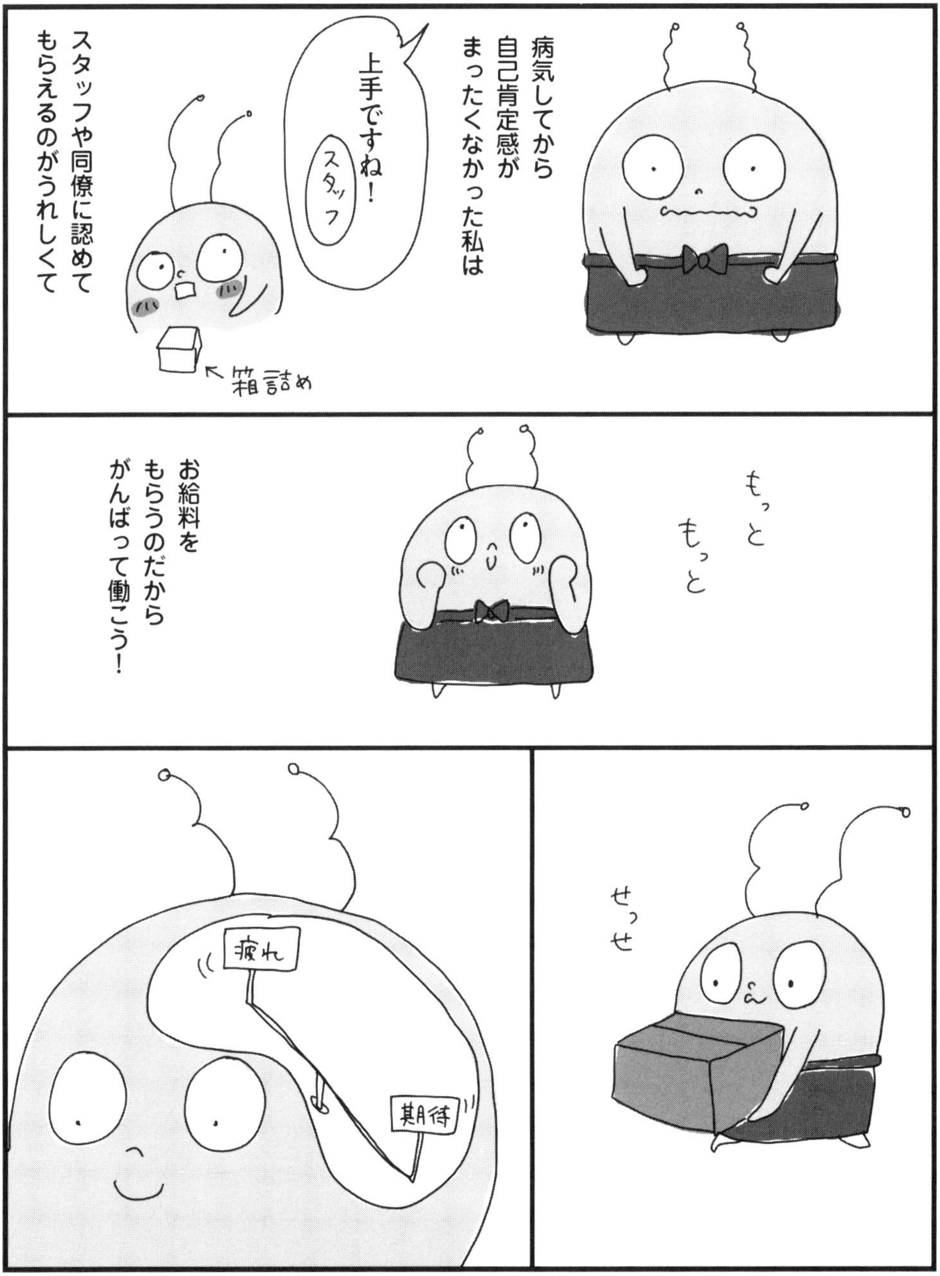
病気してから
自己肯定感が
まったくなかった私は
上手ですね！
スタッフ
スタッフや同僚に認めて
もらえるのがうれしくて
箱詰め
もっと
もっと
お給料を
もらうのだから
がんばって働こう！
せっせ
疲れ
期待

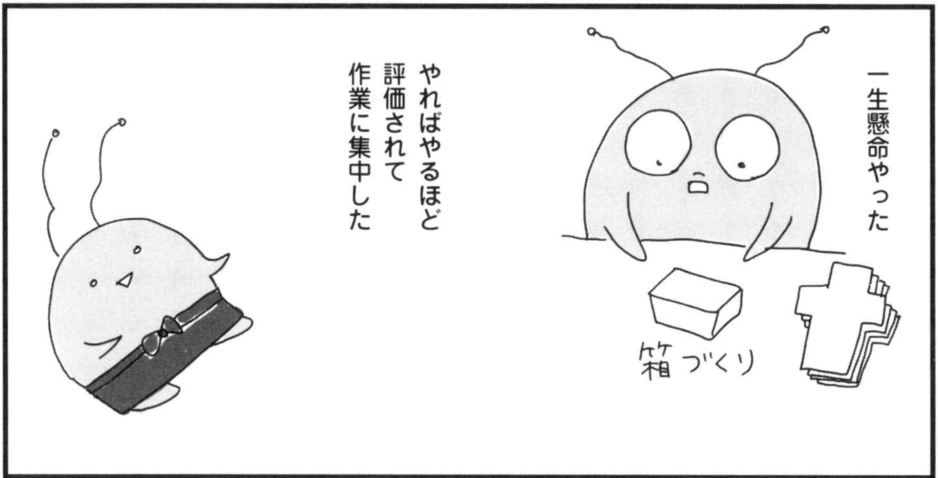
一生懸命やった
箱づくり
やればやるほど
評価されて
作業に集中した

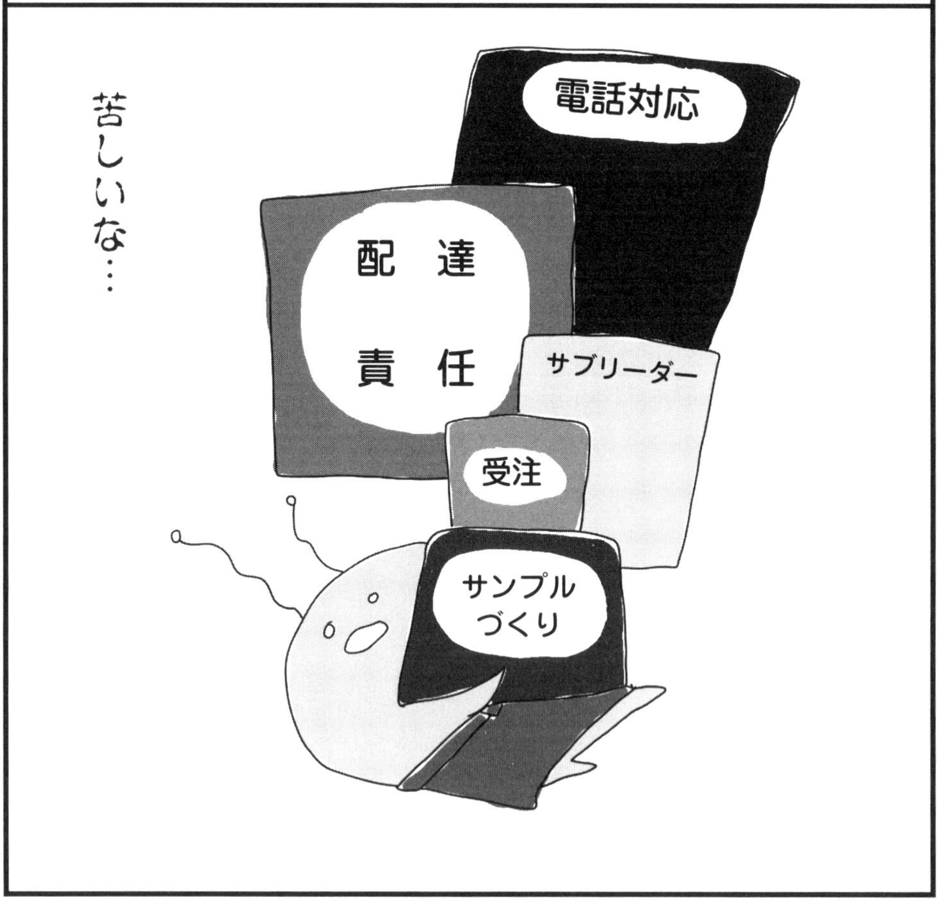
電話対応
配達
責任
サブリーダー
受注
サンプル
づくり
苦しいな…

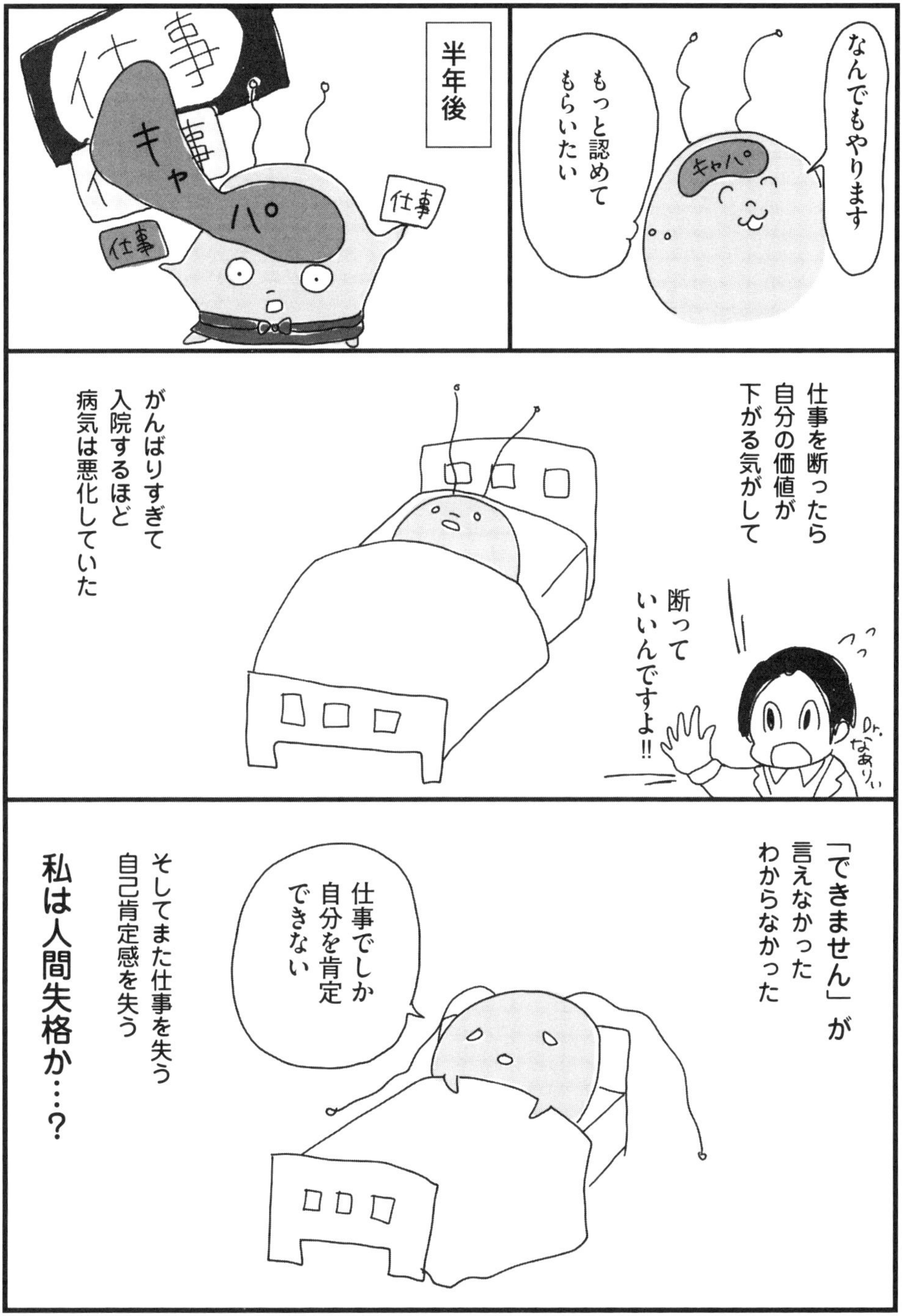

なんでもやります
もっと認めてもらいたい
キャパ
半年後
仕事
キャパ
仕事
仕事
仕事
仕事を断ったら自分の価値が下がる気がして
断っていいんですよ!!
Dr.なありい
がんばりすぎて入院するほど病気は悪化していた
「できません」が言えなかったわからなかった
仕事でしか自分を肯定できない
そしてまた仕事を失う自己肯定感を失う
私は人間失格か…?

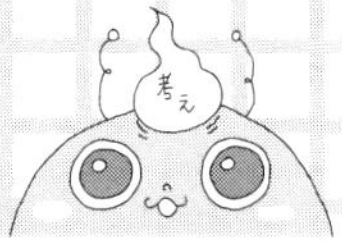

解説⑤ 統合失調症と就労

かつて統合失調症は症状が慢性的に続き、徐々に悪化していく病気と考えられていましたが、最近ではそのような経過をたどる人の方が少数であり、5〜7割の人は完全に回復するか軽度の症状が残る程度であることがわかっています。

そうなると当然考えていかなければならないのが病気の後の社会参加、成人であれば就労についてです。社会参加が自己肯定感を高め、結果として病気の安定につながることが多いのはすでに紹介した通りです（65ページ参照）。

とは言え、統合失調症によって後遺症や社会生活からのブランクが生じている状況でいきなりの社会参加は簡単なことではありません。とくに子どもの頃に統合失調症を発病した場合には、本来獲得しているはずの社会的スキルが獲得できない、成功体験の積み上げが少ないために自信を持ちにくいなど、病気による経験不足からくる二次障害としての困難さも抱えることになるため、社会参加のためのハードルはさらに上がります。このような場合には社会参加のためのリハビリテーションが必要です。

統合失調症の病後の社会参加の過程では、就労する前に精神科デイケアという通所のリハビリテーション施設を利用することがよくあります。多くは精神科に併設されていますが、保健所や精神保健福祉センターが実施しているところもあります。

精神科デイケアでは、レクリエーションや作業療法などを通じて社会生活機能を高めるようなプログラムが一般的におこなわれていますが、職業訓練をおこなっているところもあります。統合失調症の症状のコントロールがある程度できている場合、就労移行支援事業所を利用した就労に向けての社会復帰訓練が用いられます。

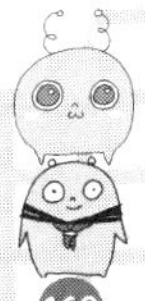

就労移行支援事業所は、一般企業への就労を支援するための福祉サービスで、仕事で実際に用いることの多い技術の習得を目的とした訓練をおこないます。福祉サービスですので、利用にあたっては市区町村から受給者証を発行してもらう必要があります。就労移行支援事業所からの一般企業への就労については、病気に対する配慮を企業側に求めない形での就労もあり得ますが、病気を前提とした配慮の下で就労する障害者枠雇用の形での就労が一般的です。その場合、精神障害者保健福祉手帳を取得していると企業側が法定雇用率に算定可能となるため、就労に有利に働きます。

病状から一般企業への就労がすぐには難しい場合、福祉的就労を目指します。福祉的就労とは、福祉事業所で軽作業などの実際の労働をおこないながら、実地で職業的な能力を高めていくための福祉サービスです。福祉的就労には、事業所と雇用契約を結ぶ就労継続支援A型と、雇用契約を結ばない就労継続支援B型があり、A型よりB型の方が仕事の負担を少なくできる一方で、もらえる賃金は大分安くなります。就労継続支援事業所の利用についても、就労移行支援事業所と同じく市区町村から福祉サービスを受けるための受給者証を発行してもらう必要があります。ただ、就労移行支援事業所の場合利用期間が2年間と決まっているのに対して、就労継続支援事業所の場合は利用期間の縛りはありません。

なお、障害者枠雇用にしても福祉的就労にしても、もらえる賃金で自立した生活をおこなうことが難しいことも多く、その場合、障害年金を受給している人もいます。

成重竜一郎（若宮病院児童精神科医長）

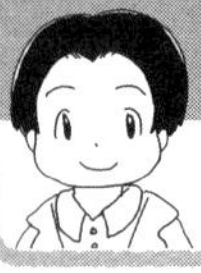

なありぃ先生のホッとアドバイス❸

なありぃ先生の思い

新入りの大人

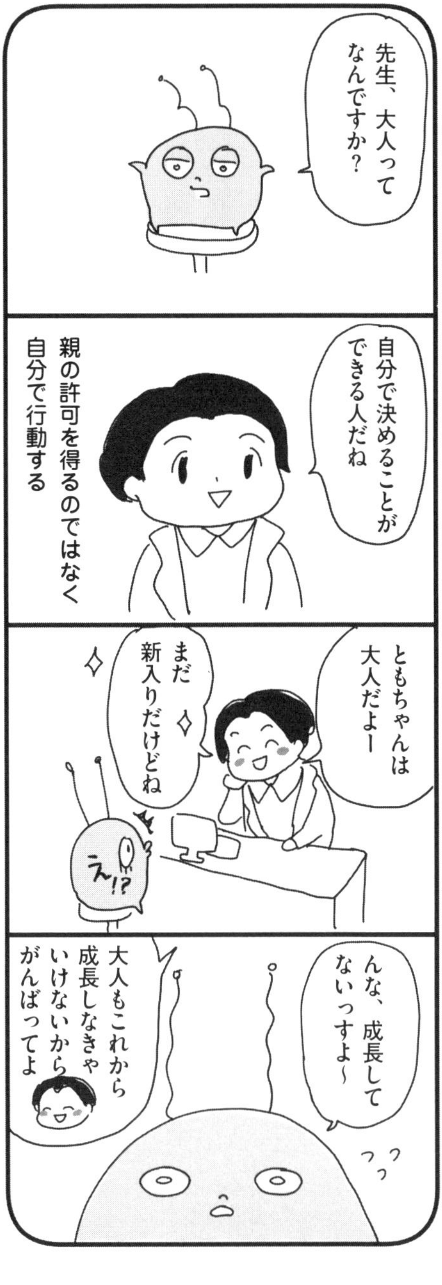

自信のつくり方

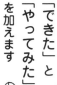

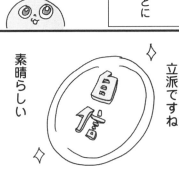

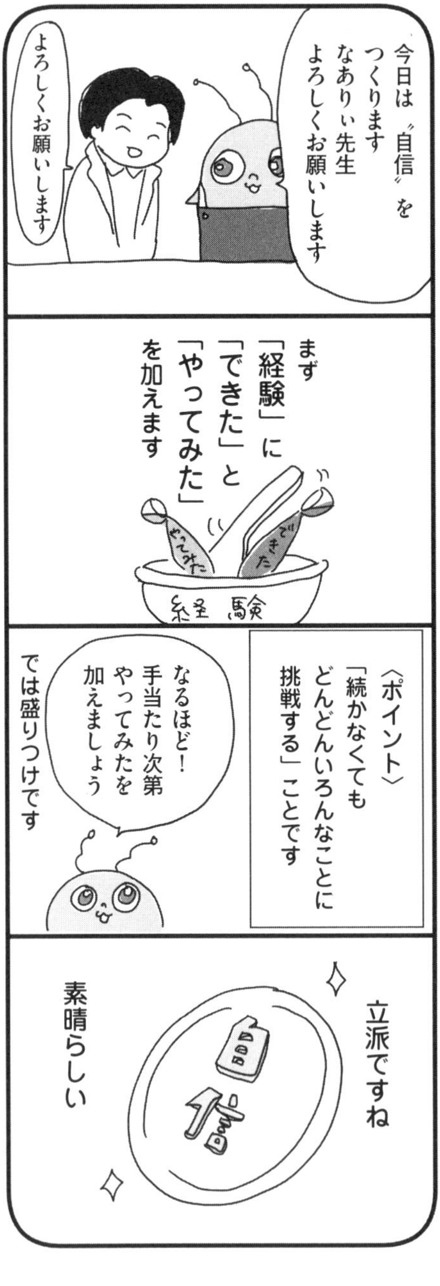

エピローグ

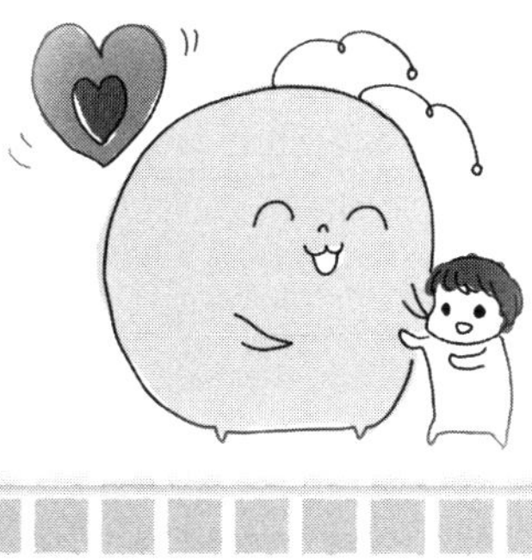

少しずつ社会にふれていく

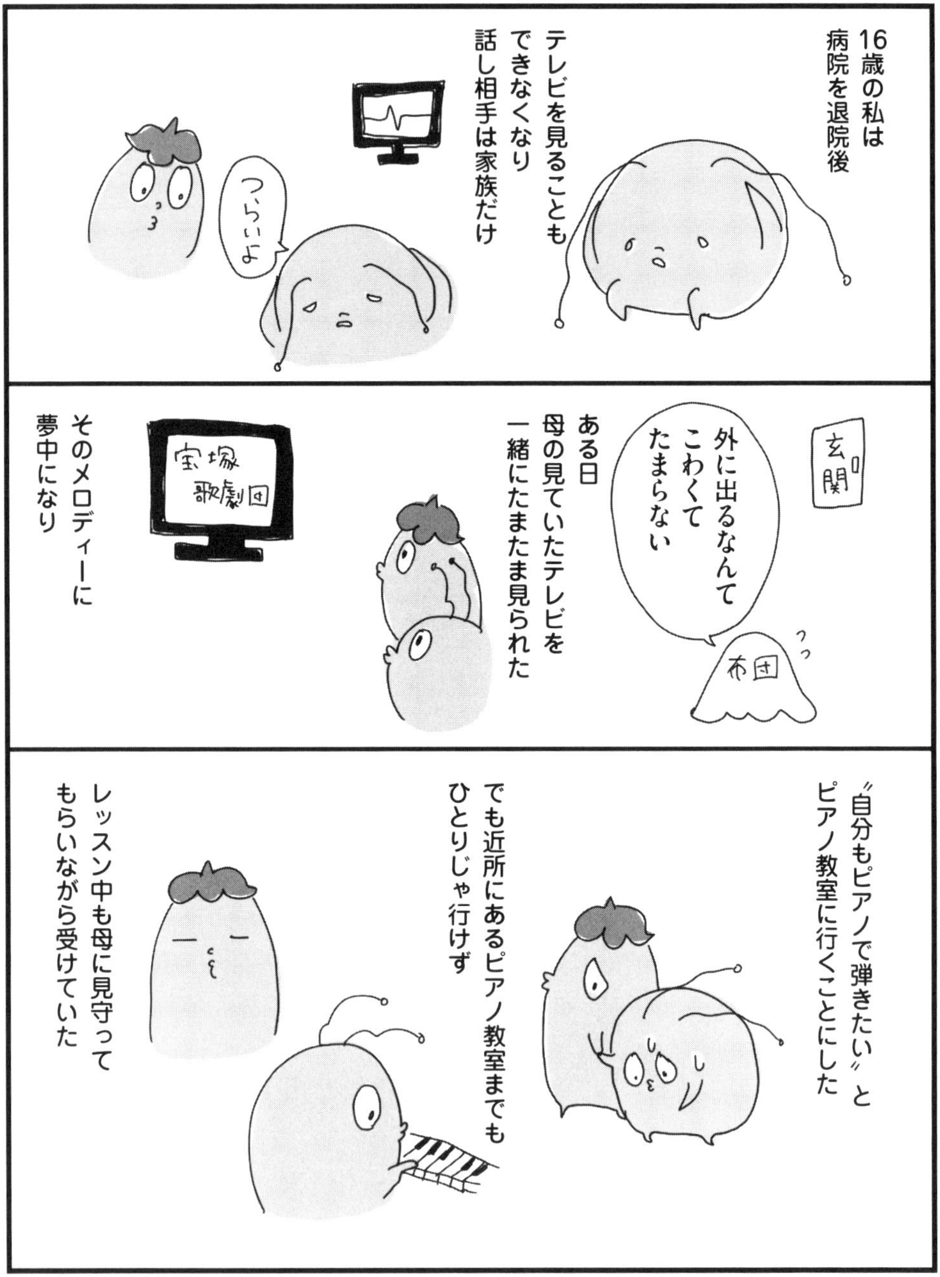
16歳の私は
病院を退院後
テレビを見ることも
できなくなり
話し相手は家族だけ
つらいよ
玄関
外に出るなんて
こわくて
たまらない
布団
ある日
母の見ていたテレビを
一緒にたまたま見られた
宝塚歌劇団
そのメロディーに
夢中になり
〝自分もピアノで弾きたい〟と
ピアノ教室に行くことにした
でも近所にあるピアノ教室までも
ひとりじゃ行けず
レッスン中も母に見守って
もらいながら受けていた

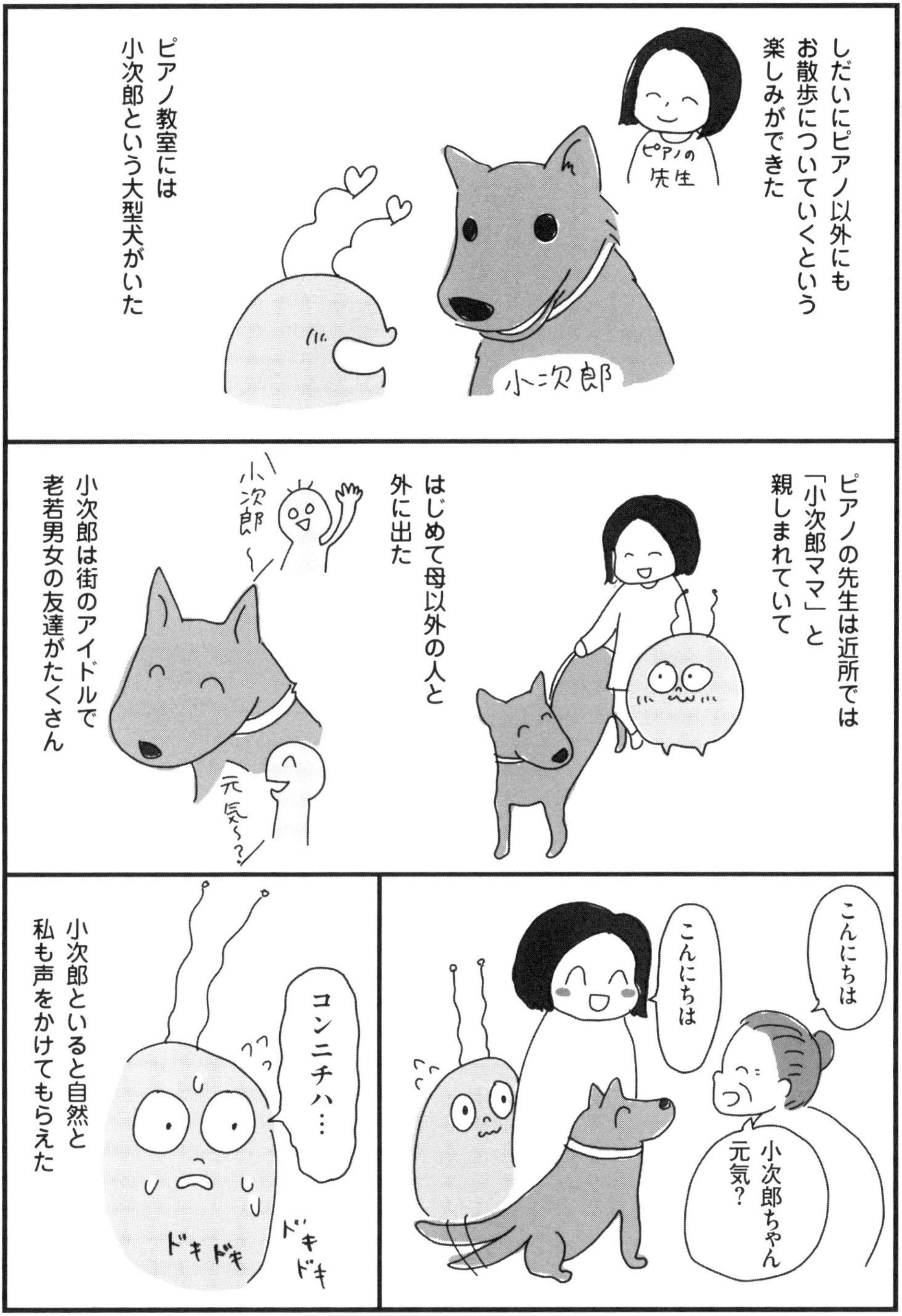
しだいにピアノ以外にも
お散歩についていくという
楽しみができた
ピアノの先生
小次郎
ピアノ教室には
小次郎という大型犬がいた
ピアノの先生は近所では
「小次郎ママ」と
親しまれていて
はじめて母以外の人と
外に出た
小次郎〜
元気〜？
小次郎は街のアイドルで
老若男女の友達がたくさん
こんにちは
こんにちは
小次郎ちゃん
元気？
コンニチハ…
ドキドキ
ドキドキ
小次郎といると自然と
私も声をかけてもらえた

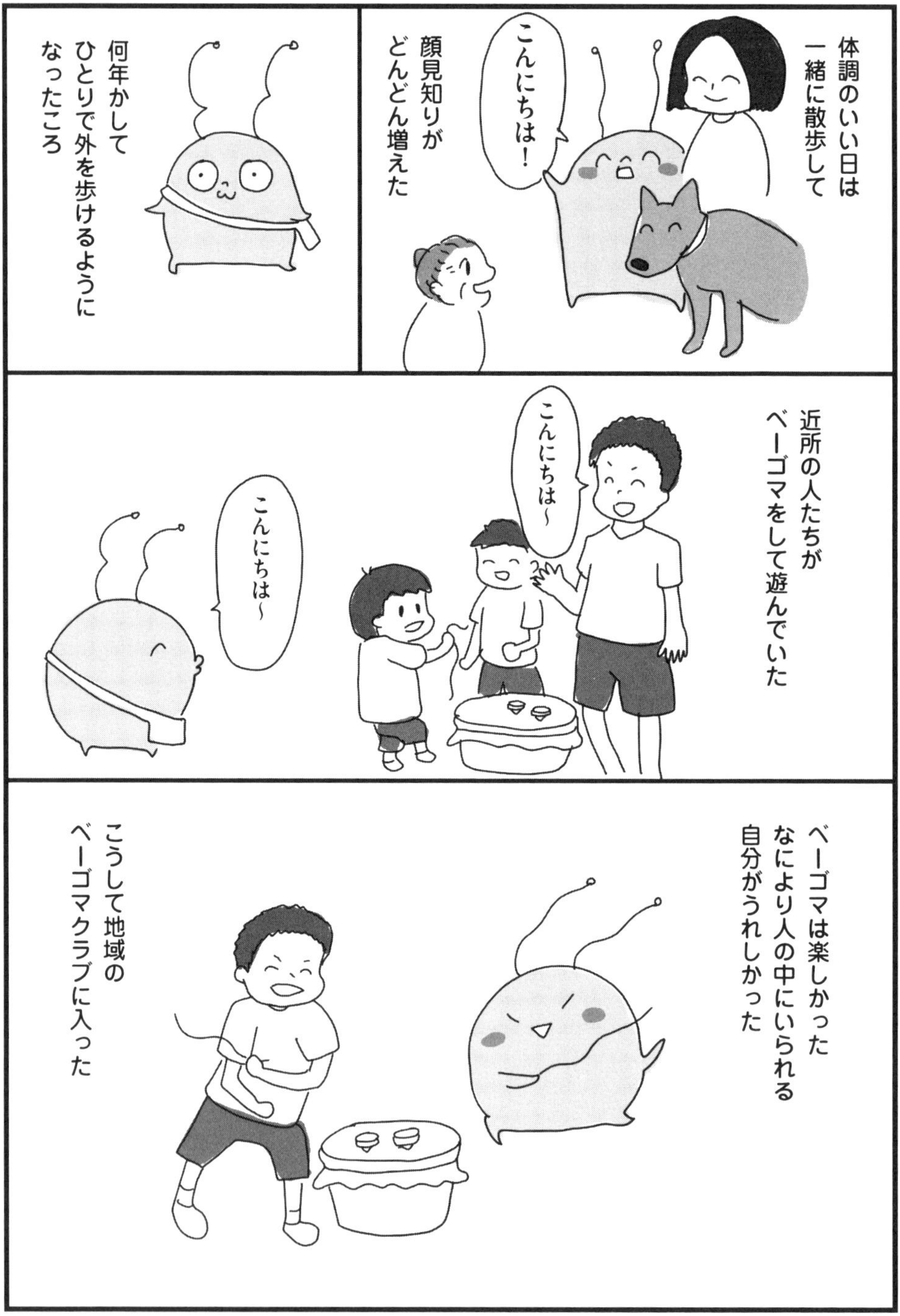

体調のいい日は一緒に散歩して
こんにちは!
顔見知りがどんどん増えた
何年かしてひとりで外を歩けるようになったころ
近所の人たちがベーゴマをして遊んでいた
こんにちは～
こんにちは～
ベーゴマは楽しかったなにより人の中にいられる自分がうれしかった
こうして地域のベーゴマクラブに入った

周りに与える影響

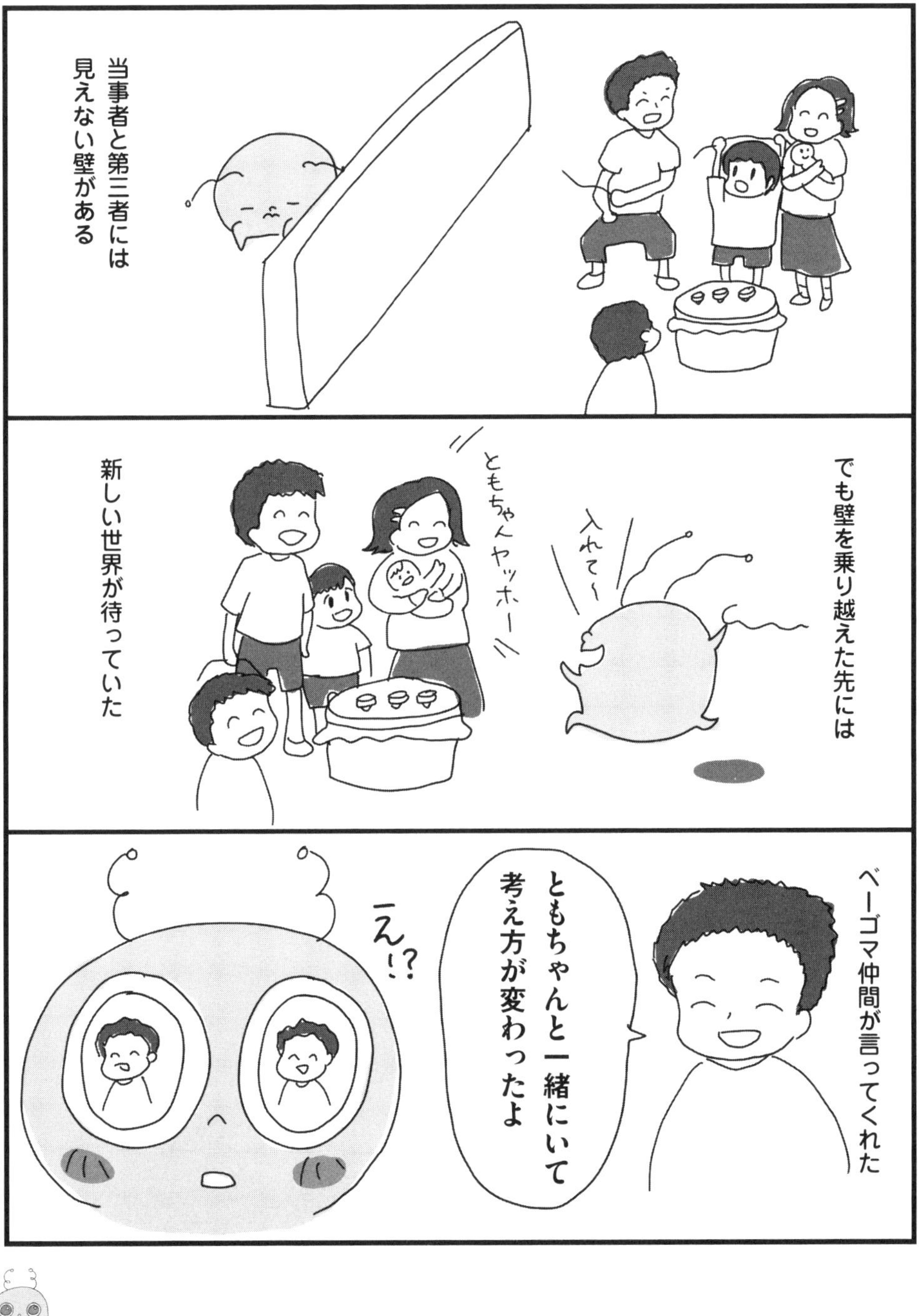

当事者と第三者には見えない壁がある
でも壁を乗り越えた先には
入れて～
ともちゃんヤッホー
新しい世界が待っていた
ベーゴマ仲間が言ってくれた
ともちゃんと一緒にいて考え方が変わったよ
え!?

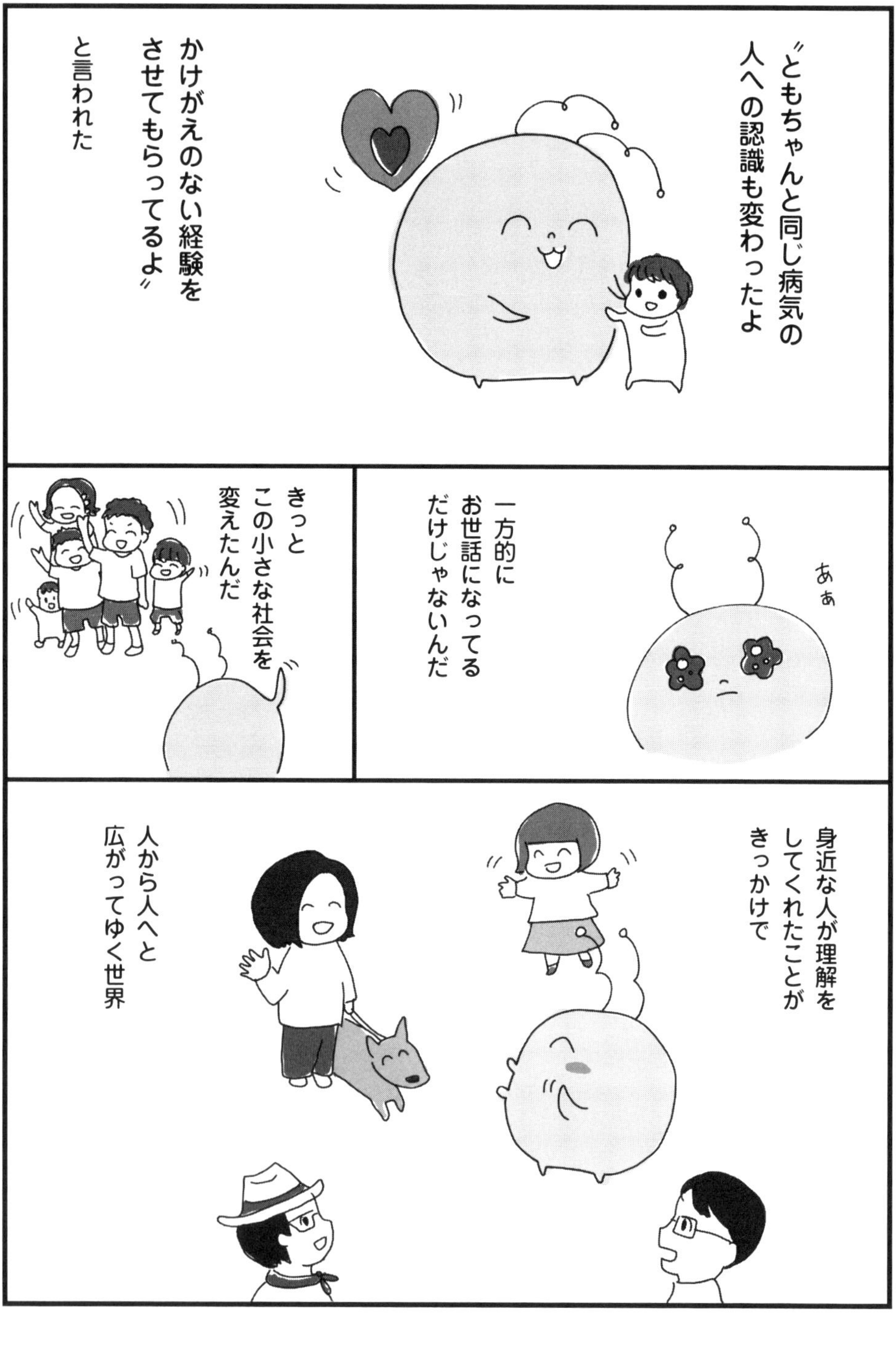
〝ともちゃんと同じ病気の人への認識も変わったよ
かけがえのない経験をさせてもらってるよ〟
と言われた
あぁ
一方的にお世話になってるだけじゃないんだ
きっとこの小さな社会を変えたんだ
身近な人が理解をしてくれたことがきっかけで
人から人へと広がってゆく世界

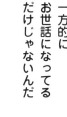

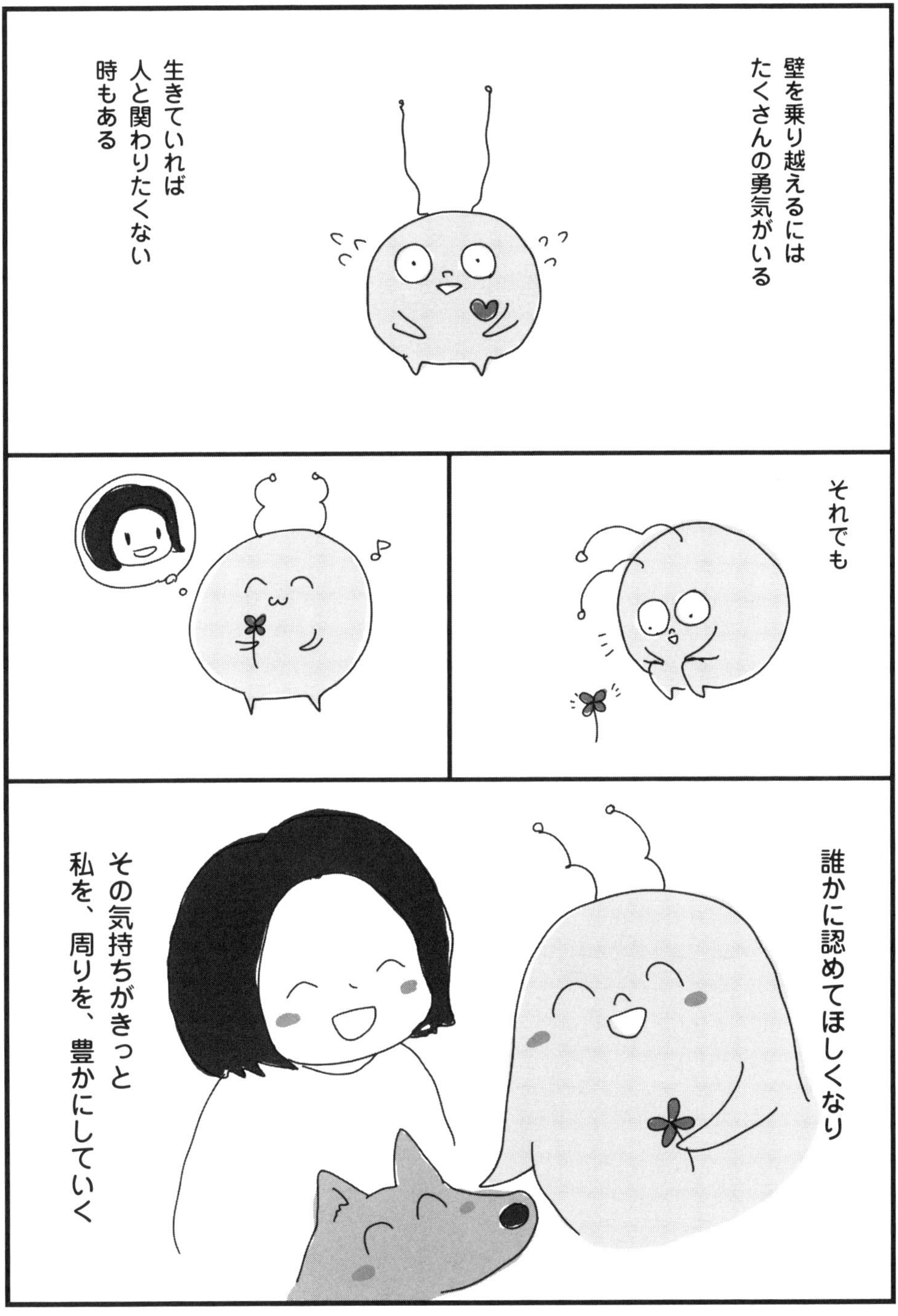
壁を乗り越えるには
たくさんの勇気がいる
生きていれば
人と関わりたくない
時もある
それでも
誰かに認めてほしくなり
その気持ちがきっと
私を、周りを、豊かにしていく

どうやって回復しよう

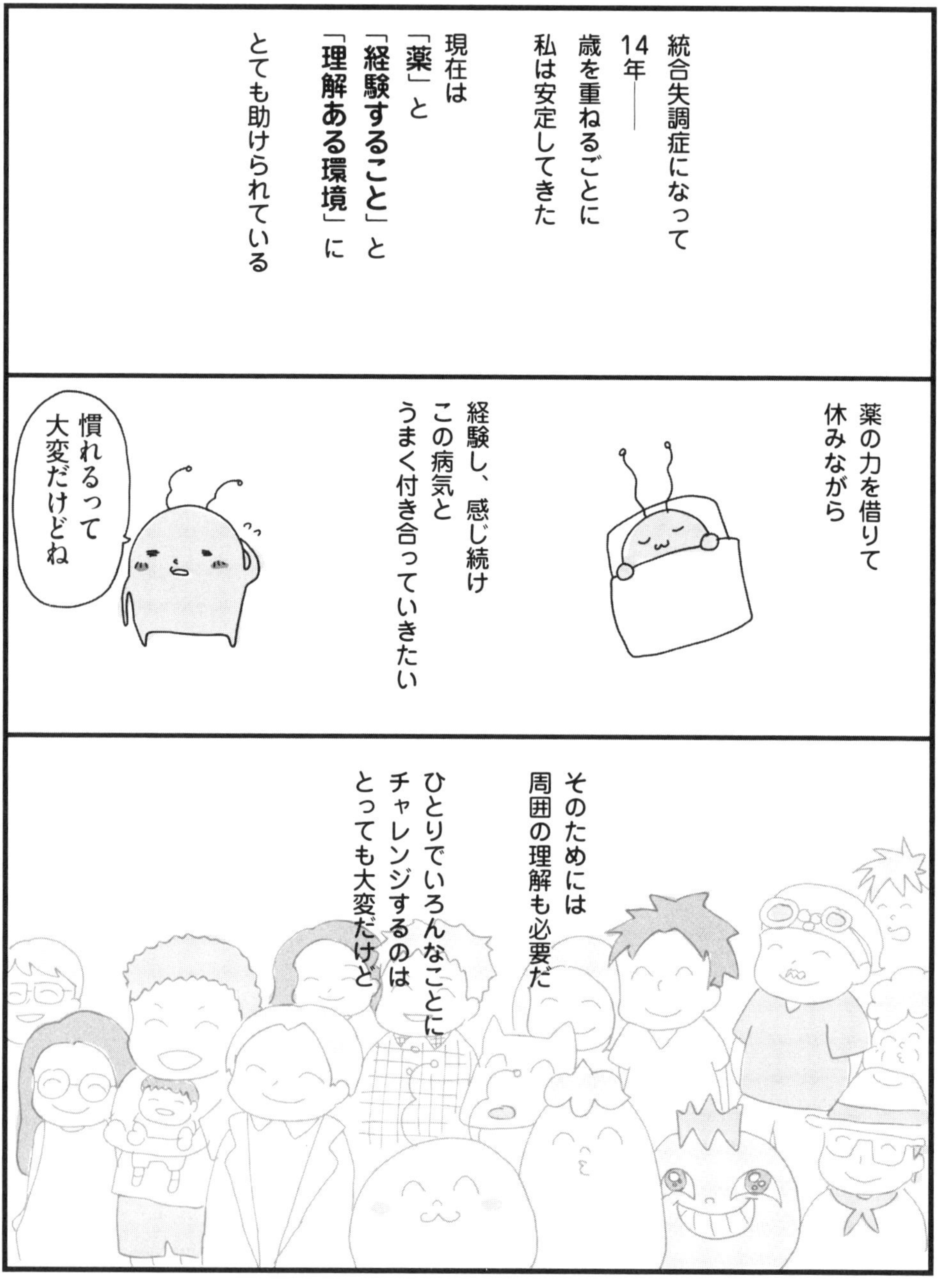
統合失調症になって
14年――
歳を重ねるごとに
私は安定してきた
現在は
「薬」と
「経験すること」と
「理解ある環境」に
とても助けられている
薬の力を借りて
休みながら
経験し、感じ続け
この病気と
うまく付き合っていきたい
慣れるって
大変だけどね
そのためには
周囲の理解も必要だ
ひとりでいろんなことに
チャレンジするのは
とっても大変だけど

統合失調症は
原因不明で
今の医療では
回復はできるが
治すことは
できない病気だ

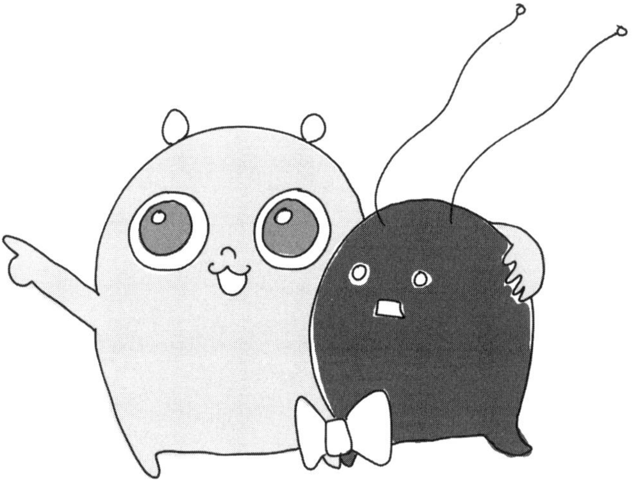

私は今日も
この相棒と
共生している

この本を見つけてくださった読者のみなさまへ

私の日常を描いた〝水色ともちゃん〟は、精神科医の西條朋行先生が西條クリニックのホームページにマンガブログとして掲載する場所を提供してくださったことで生まれました。

もし、ひとりでブログを始めていたらコメントやリアクションが気になって、7年間も続けられなかったと思います。

西條先生は言ってました。「ここがみんなのプラットホームのようになればいい」

その言葉のとおり、今、新しく出発しようとしてる私がいます。

発病してから私はひどく人生に対して投げやりになっていました。

私は、14歳で統合失調症として人生を歩み出さなければならなかった自分を思い出すたびに、「あの時、こうしてなかったら、病気にならなくて済んだかもしれない」と、自分の人生を悔いました。

それでも主治医の成重竜一郎先生や、精神保健福祉士の梅津正史さんに支えられ、今は、「この本を通して私の統合失調症を知ってもらいたい！」と自分の足で立ち上がることができました。

水色ともちゃんを見つけ、本にしようと根気強く寄り添ってくれた編集者の上村ふきさん、疲れた時に頓服と水を持ってきて優しく見守ってくれた母には、大変お世話になりました。

本当は感謝をスマートに伝えたいのですが、的確な言葉が浮かびません。
それでも、私の中で関わってくださった方々を思うと、温泉のように温かい涙があふれ出ることをこの場をかりて伝えさせてください。
この本は、同じ統合失調症と診断された方でも当てはまらないエピソードもあると思います。
１００人１００色の統合失調症の中の１つの症状に過ぎません。
この本が統合失調症のすべてではありません。ちがった症状で生きづらさを感じている方々もいます。
そんな時「ともちゃんはこうだけど、自分はこうなんだよ」と、この本が自分のことを話すきっかけになればうれしいです。
統合失調症のことと当事者が感じてる現実を大勢の人々に知ってもらえますように。
そして、当事者のみならず、互いに理解し合い、認め合う社会になりますように。
貴重な人生の時間の一部を水色ともちゃんに分けてくださったことを心より感謝いたします。
病気と仲良くなれない日もあるけど、悔しい日こそ、このあとがきを書いてる自分の姿を思い出したいと思っています。

２０１８年12月　ともよ

よくある質問

Q 統合失調症は遺伝しますか？

A 統合失調症になりやすい体質はあると考えられ、そうした体質は遺伝子的に規定される部分があるため遺伝する可能性がありますが、実際にそうした体質を持っていても統合失調症を発病しない人もいます。統合失調症の発病には体質だけでなく、ストレスやストレスへの耐性なども関係しているので、遺伝の要因だけでは説明することができません。少なくとも統合失調症がそのまま親から子へ遺伝するとは考えなくてよいでしょう。

Q 薬はいつまで飲む必要がありますか？

A 少なくとも病状の悪化がくり返し生じている人や、症状が持続している人については、症状を軽く抑えるためにも長期的に薬を飲み続けることが必要です。ただし、常時同じ量の薬を飲み続けなければならないわけではありません。統合失調症の発病は、体質、ストレス、ストレスへの耐性などのバランスが影響しているので、体質以外の要因をコントロールすることによって、ある程度までは薬の量を減らしていける可能性はあります。

Q 薬を使わずに統合失調症を治す方法はありますか？

A 統合失調症の急性期の状態では脳の激しい興奮によって判断力や理解力が著しく低下してしまうため、いわゆるカウンセリング的な手法で病状を改善させることはほぼ不可能です。現代医学の水準において、統合失調症の急性期の治療としては、やはり抗精神病薬を用いた薬物療法が最も標準的な治療法であると考えられています。全身麻酔をした上で、頭に通電する電気けいれん療法という治療法があります。薬が効きにくい場合や、副作用や合併症のために薬が使えない場合には用いられることがあります。電気けいれん療法は、統合失調症の急性期の症状に対しては薬物療法を凌ぐ有効性がありますが、全身麻酔が必要なため通常の外来診療の中でおこなうことが難しいことと、再発予防の効果に乏しいことが欠点として指摘されています。

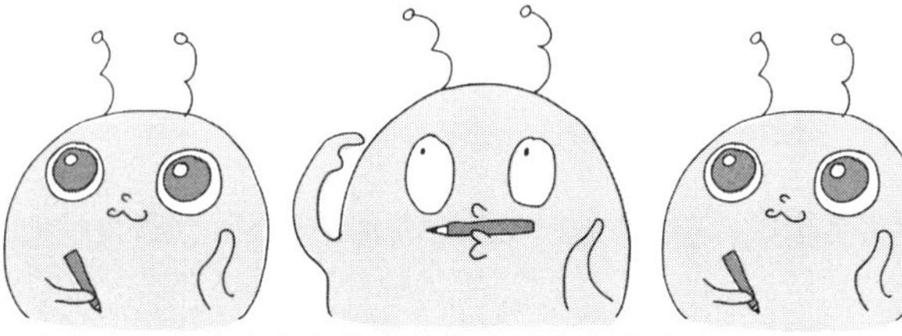

著者

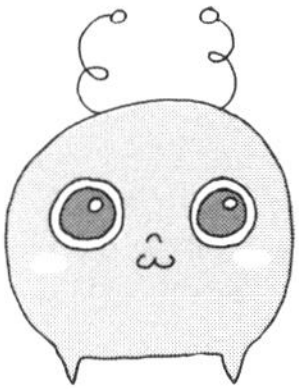

ともよ

イラストレーター／マンガ家。
日々に折り合いを付けながらその日を生きる人。1990 年、東京生まれ。
2004 年、14 歳の時に極度の不安や緊張を感じ始め、15 歳で統合失調症と診断。精神病院への入退院を繰り返す。2011 年より、web 上に自身の統合失調症の日常で感じたこと「水色ともちゃん」のマンガを描き始める。
絵、文字、写真などのツールで自分の世界を表現する。web や個展などで発信。
ほぼ毎日更新中「水色ともちゃん」：http://tomo4649.tumblr.com
ホームページ：http://mizutomo.info/index.html

解説者

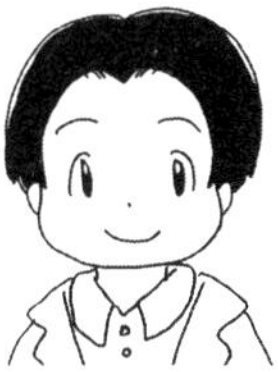

成重竜一郎（なりしげ・りゅういちろう）

医学博士、日本精神神経学会認定精神科専門医・指導医。
日本医科大学医学部卒業。東京都立梅ヶ丘病院、日本医科大学付属病院などを経て、現在は社会医療法人公徳会若宮病院児童精神科医長、日本医科大学非常勤講師。日本児童青年精神医学会認定医、子どものこころ専門医。専門は児童思春期精神医学。

編集協力：梅津正史
装　　幀：合同出版制作室
組　　版：酒井広美

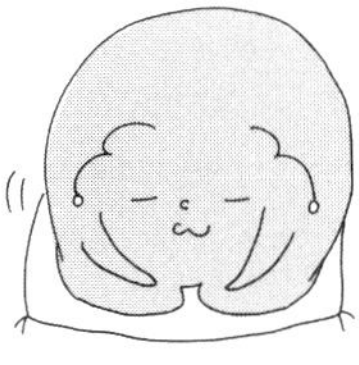

わたし中学生から統合失調症やってます。
――水色ともちゃんのつれづれ日記

2018年12月5日　第1刷発行
2020年2月20日　第2刷発行

著　者　ともよ
発行者　上野良治
発行所　合同出版株式会社
東京都千代田区神田神保町1-44
郵便番号　101-0051
電話　03（3294）3506
振替　00180-9-65422
HP　http://www.godo-shuppan.co.jp/
印刷・製本　株式会社シナノ

■刊行図書リストを無料進呈いたします。
■落丁・乱丁の際はお取り換えいたします。

ISBN978-4-7726-1371-2　NDC378　210 × 148